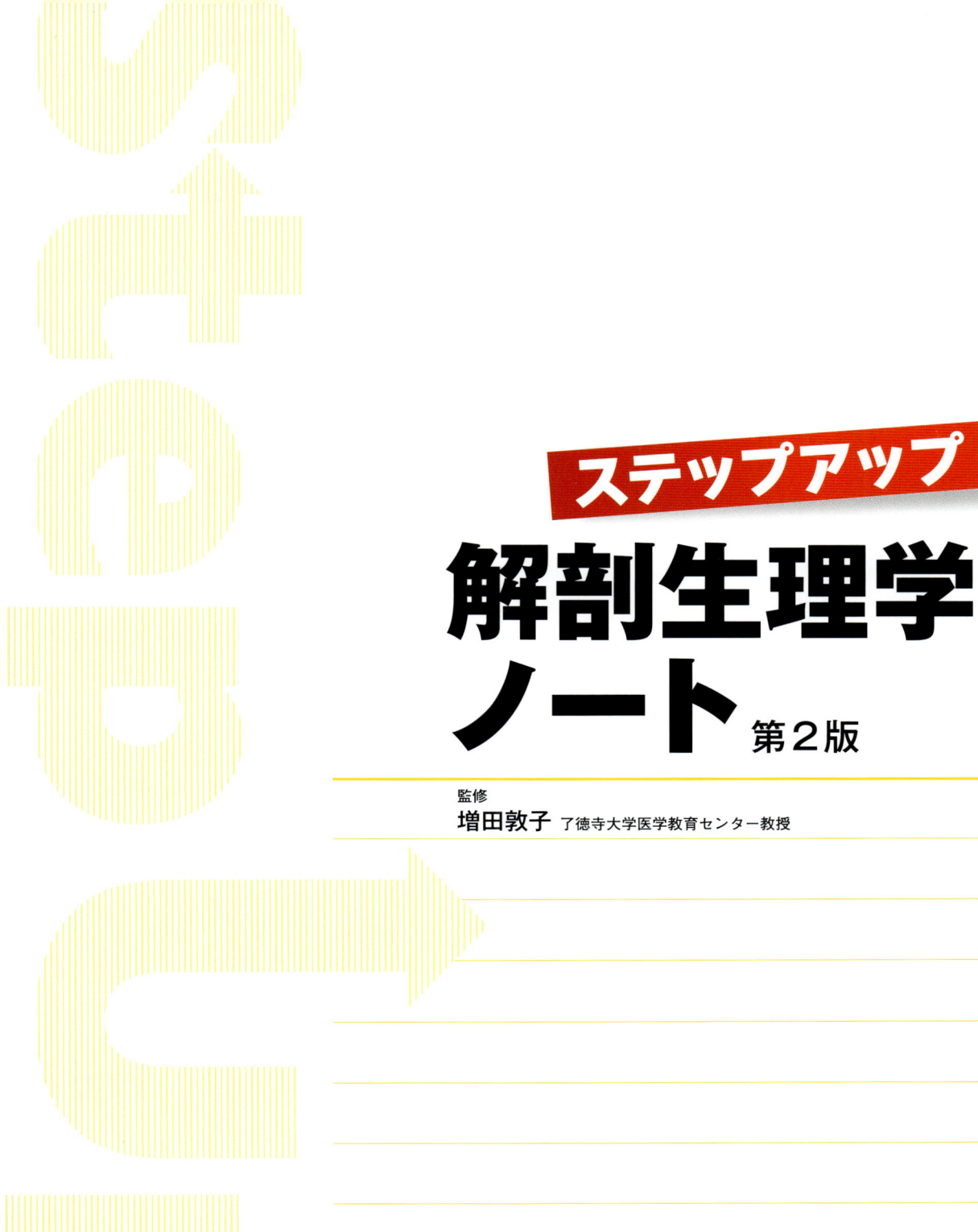

ステップアップ

解剖生理学ノート 第2版

監修
増田敦子 了徳寺大学医学教育センター教授

scio Publishers Inc.

サイオ出版

本書の使い方

「解剖生理学は覚えることがいっぱいだし、苦手」「難解な漢字がたくさんあって……」と嘆いている読者の皆さんのために、少しでも解剖生理学が身近なものになってもらいたい、そんな思いで企画しました。ですから、ここに取り上げた内容は基本的なことばかりです。

●各Chapteraとも解説をまとめ、重要語句を赤字にしたり、穴埋め記述式問題にしてあります。さらに解説に関連するイラストを載せ、視覚的にも理解しやすくしました。お手持ちの赤色チェックペンやチェックシートを活用することにより、暗記のために繰り返し使えるノートに早変わりします。

●実践問題として、看護師国家試験の過去問題より重要な問題を選択しました。問題を解くことで、苦手な箇所や復習が必要なポイントがわかります。理解度をチェックしましょう‼ 別冊の解答解説では、問題の内容が本文のどこに掲載されているかがわかるようにページ数を記載しました。「本文を読み、実践問題を解いて、解答を見る。そして再び本文に立ち戻る」。繰り返すことで、効率よく要点が身につきます。

●解説の左端にある「🌸」は、過去10年の看護師国家試験に出題された、もしくは関連した項目です。「🌸」を補足する知識を欄外（🌸•••▶）に示しました。

●別冊にある「塗って覚える！書いて覚える！カラーリングブック解剖学ノート」は、知識の再確認に使えます。色を塗ることで脳は活性化され、人体の構造が理解できます。

●難解な漢字を少しでも克服したいと考えている皆さんには、別冊に「読み書きできれば、解剖生理学がもっと身近に！ ちょっと難解⁉解剖学用語」を用意しました。これをクリアすれば、次にステップに行けます。

●臨床現場に出れば、解剖生理学の知識が求められます。その1つが数字。たとえば膀胱留置カテーテル。尿道の長さを理解していますか？ そんな皆さんのために「数字で読み解く！数字で見える！解剖生理学」を別冊に用意しました。

ステップアップノート編集委員会

Contents

Contents

Contents

Chapter 1 人体の構成、体温

1 細胞の構造

- ●ヒトの身体は細胞からなり、同じ構造と機能をもった細胞が集まり組織をつくっている。この組織がいくつか集まり特定の働きをする（① 　　　）をつくる。
- ●細胞は細胞膜でおおわれ、細胞の内部には（② 　　　）と細胞質がある。
- ●核（細胞核）は2重の核膜でおおわれている。その核膜には（③ 　　　）という孔があり、核の内部と核の外側の細胞質がつながっている。
- ●核の内部には、（④ 　　　）と微細な粒子状の染色質が散在している。細胞分裂期に染色質が棒状の（⑤ 　　　）になる。このなかに（⑥ 　　　）が含まれ遺伝子を形成している。
- ●細胞の内部において核以外の部分を細胞質といい、液性成分と細胞小器官からなる。細胞小器官には（⑦ 　　　）、ゴルジ装置、小胞体、リソソーム、リボソーム、中心小体などがある。
- ●ミトコンドリアは、細胞の活動のエネルギー源となる（⑧ 　ATP　DNA　）を産生する。
- ●リボソームは、核に含まれる遺伝子情報をもとに、（⑨ 　脂質　タンパク質　）を合成する。
- ●小胞体は、滑面小胞体と粗面小胞体の2種類がある。（⑩ 　　　）小胞体は脂質やステロイドの合成にかかわる。（⑪ 　　　）小胞体はタンパク質を合成する場として機能し、リボソームが付着している。
- ●ゴルジ装置は、粗面小胞体でつくられたタンパク質に（⑫ 　糖　コレステロール　）を結合させ、細胞の外に分泌するなどの機能をもつ。
- ●（⑬ 　　　）は、2つの中心子からできており、細胞分裂時の染色体の移動にかかわる。
- ●（⑭ 　　　）は、多数の加水分解酵素を含んだ球状の袋である。細胞内の不要な代謝物や細胞内に侵入した異物などを取り込み、酵素によって分解する。
- ●（⑮ 　　　）は、細胞の形状を維持し、細胞内の物質輸送などに関与している。タンパク質からなる微小管は、（⑮ 　　　）の一種である。
- ●細胞膜をつくる（⑯ 　　　）は、水になじむ親水性の部分と水になじまない疎水性の部分からなる。2層で存在し疎水性の部分同士がくっついて内側となり、親水性の部分が外側となる。このため細胞膜は、二重構造となっている。
- ●細胞膜は（⑰ 　全透膜　半透膜　）であり、水と特定の溶質だけを透過させる。
- ●細胞膜には、さまざまな機能をもつタンパク質が埋め込まれている。受容体タンパク質、チャネルタンパク質、イオンポンプタンパク質、酵素タンパク質などがある。
- ●細胞の大きさは、多くのものは直径（⑱ 　　　）μm程度である。きわめて大きいもの、たとえば卵細胞では直径200μmにも及ぶ。

> ●･･･▶ **細胞内でエネルギー産生や呼吸に関与するものはどれか？** 　ミトコンドリア。酸素を利用して、水と二酸化炭素、ATPを合成している。肝臓や筋肉、神経に多く存在する。

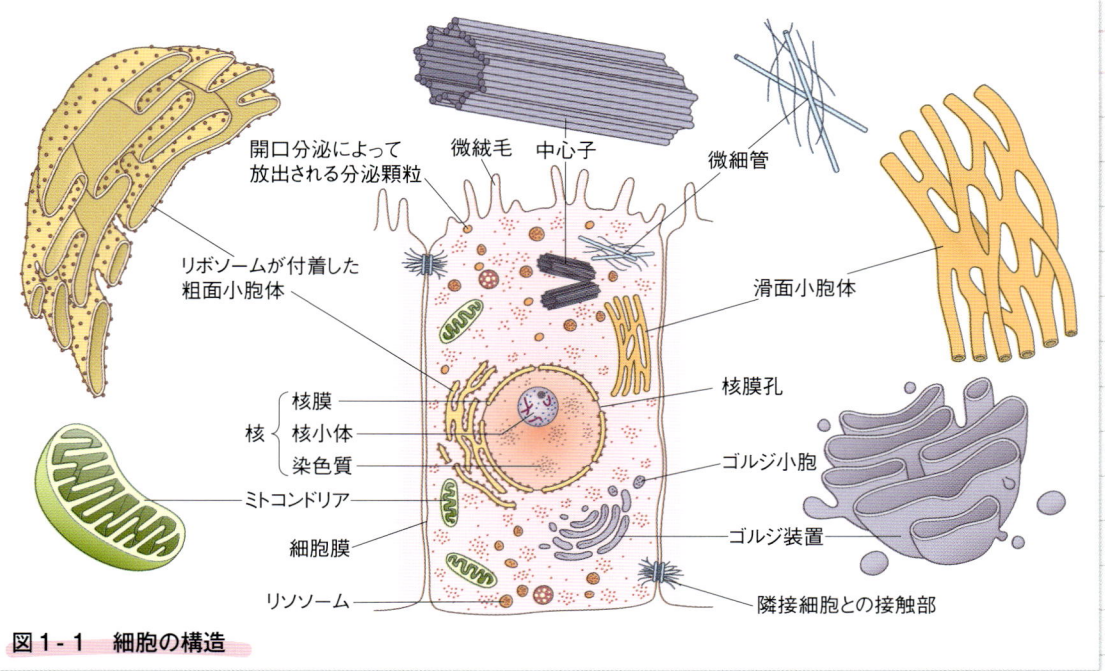

図1-1 細胞の構造

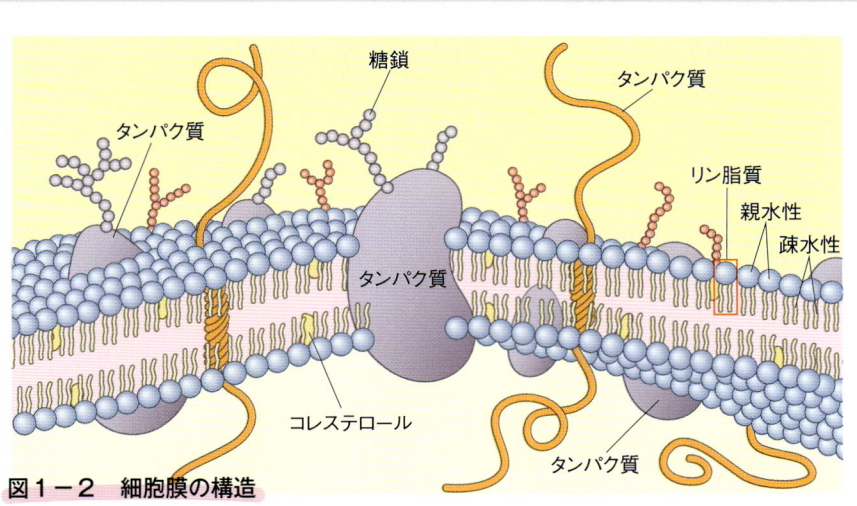

図1-2 細胞膜の構造

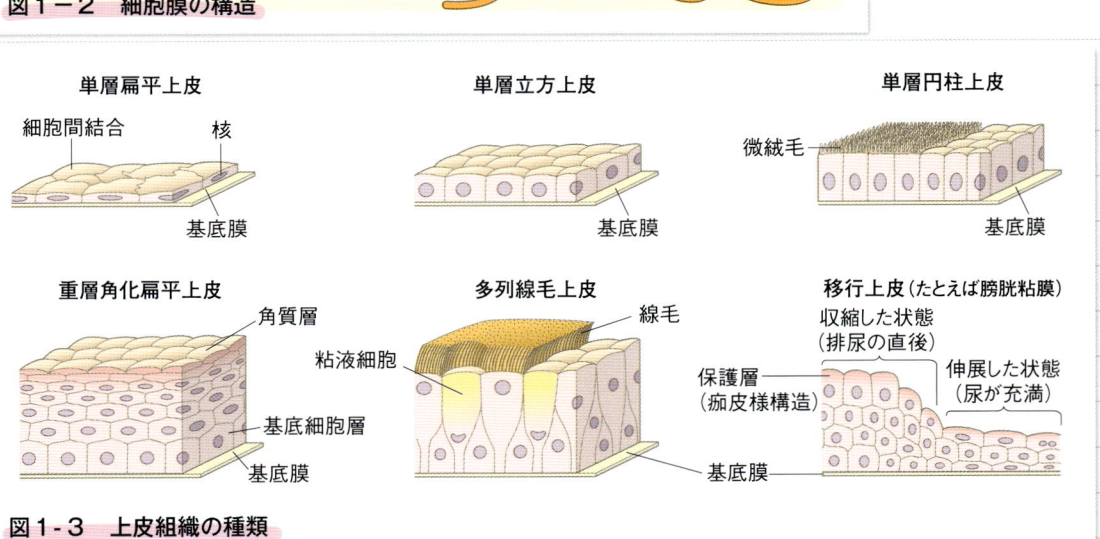

図1-3 上皮組織の種類

DNA を構成する塩基：アデニン（A）、チミン（T）、グアニン（G）、シトシン（C）
RNA を構成する塩基：アデニン（A）、ウラシル（U）、グアニン（G）、シトシン（C）

2 組織

- ある特定の構造と機能をもつ細胞が集合したものが（① ）である。
- ヒトの身体の組織には、上皮組織、支持組織、筋組織、（② ）組織がある。
- 上皮組織は、皮膚や消化管、呼吸器の管腔構造の内表面をおおう上皮細胞からなり、細胞の形により（③ ）上皮、立方上皮、円柱上皮、移行上皮に分けられる。
- 上皮組織は、細胞の配列の形により単層上皮、多列上皮、（④ ）上皮に分類される。
- 腺は、導管のある外分泌腺と導管のない（⑤ ）腺に分けられる。
- 外分泌腺は上皮組織の一部が落ち込んで生じたもので、（⑥ ）腺や唾液腺、涙腺、乳腺がある。内分泌腺は、（⑦ **ホルモン　リンパ** ）を血液に分泌する。
- 支持組織は身体を支えたり、互いを結びつける組織で、結合組織、軟骨組織、骨組織に分けられる。（⑧ ）やリンパのような液体成分も支持組織に分類される。
- 支持組織は、細胞同士の隙間が多く、その細胞が産生・分泌する細胞間質が豊富である。
- 筋組織は、運動をもたらす骨格筋、内臓の壁を形成する平滑筋、心臓の壁をつくる心筋に区別される。
- 骨格筋は四肢、体幹の筋のほか、舌や食道の上部、咽頭、喉頭の壁をつくる筋、横隔膜の筋も骨格筋である。横紋筋であり（⑨ ）筋である。
- 心筋は、心臓壁をつくる筋で横紋がみられ（⑩ ）筋である。
- 平滑筋は、消化管や泌尿・生殖器などの内臓の壁をつくる筋で（⑩ ）筋である。
- 神経組織は、情報を伝達したり情報処理にかかわる（⑪ ）細胞と、これの働きを助ける（⑫ ）細胞（グリア細胞）からなる。
- 神経細胞は（⑬ ）ともいい、核を中心とする神経細胞体とそのまわりの（⑭ ）という突起と軸索（神経線維）からなる。
- 神経細胞は、入力された刺激を電気信号として神経細胞にある突起から他の神経細胞の突起へと伝える。神経細胞同士の連絡部を（⑮ ）という。
- 神経膠細胞（グリア細胞）は神経細胞を血管などに固定したり、神経細胞と血管との栄養のやりとりに関与する。
- 中枢神経の神経膠細胞には星状膠細胞、小膠細胞、稀突起膠細胞があり、末梢神経には（⑯ ）細胞がある。
- 神経細胞の軸索のまわりを取り囲んでいる（⑰ ）（ミエリン鞘）は、神経膠細胞であり神経伝導の電気信号の絶縁構造として機能したり、神経機能を支援する役割を果たしている。
- （⑰ ）に取り囲まれている軸索を有髄線維、取り囲まれていない軸索を無髄線維という。
- （⑰ ）は、ある間隔ごとにくびれている。このくびれを（⑱ ）とよぶ。このくびれによって電気的に興奮が跳び跳びに伝わることを（⑲ **跳躍　興奮** ）伝導という。このため、有髄線維のほうが無髄線維よりも伝達速度が速い。

骨格筋

横紋筋であり、随意筋
体性神経系に支配される

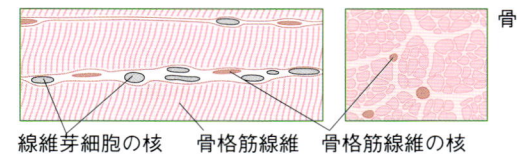

骨格に存在

線維芽細胞の核　　骨格筋線維　　骨格筋線維の核

心筋

横紋筋であり、不随意筋
自律神経系に支配される

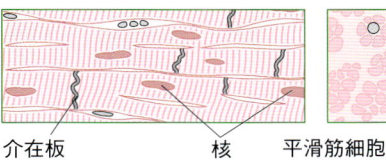

心臓に存在

介在板　　　　　核　　　平滑筋細胞

内臓筋（平滑筋）

平滑筋であり、不随意筋
自律神経系に支配される

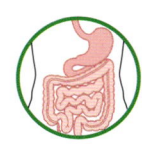

心臓以外の
中空性器官
に存在

図1-4　筋組織の分類

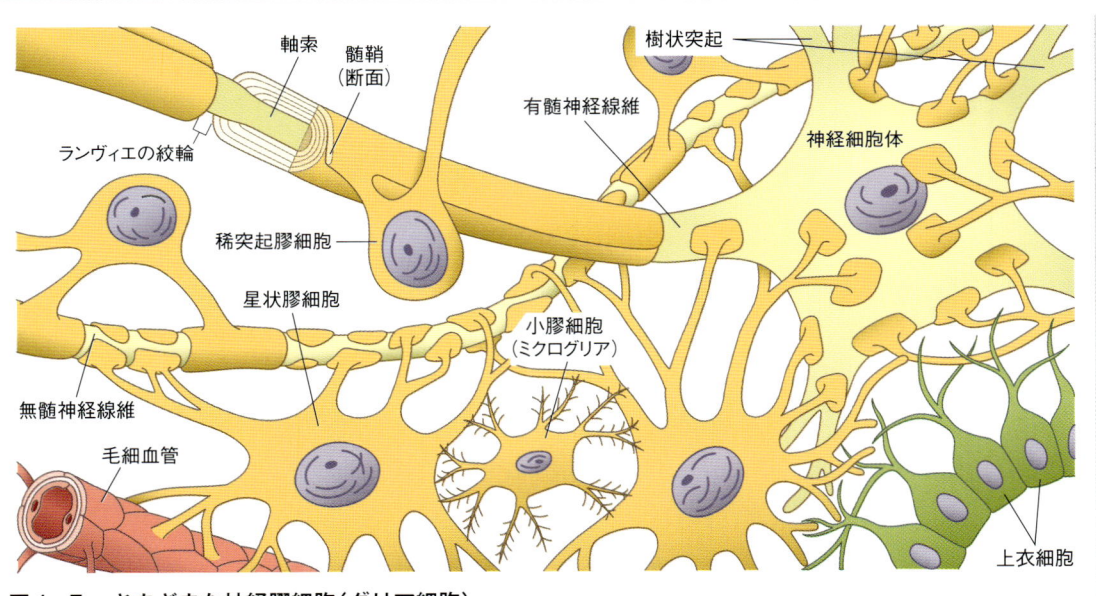

軸索　　髄鞘
　　　　（断面）

樹状突起

ランヴィエの絞輪

有髄神経線維

神経細胞体

稀突起膠細胞

星状膠細胞

小膠細胞
（ミクログリア）

無髄神経線維

毛細血管

上衣細胞

図1-5　さまざまな神経膠細胞（グリア細胞）

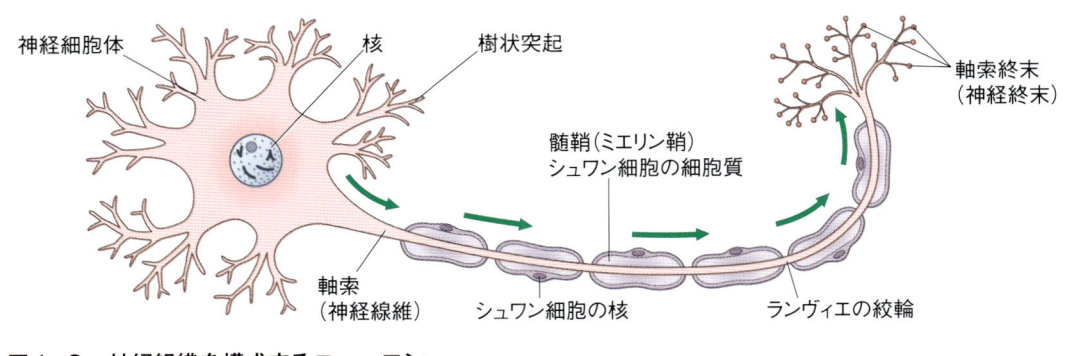

神経細胞体　　　　核　　　　樹状突起

軸索終末
（神経終末）

髄鞘（ミエリン鞘）
シュワン細胞の細胞質

軸索
（神経線維）　　　シュワン細胞の核　　　ランヴィエの絞輪

図1-6　神経組織を構成するニューロン

3 器官

- 組織が集まり、一定の形態をもち機能をもったものを（①　　　　）という。
- 器官は2つに分けられる。1つは内部が空洞の（②　　　　）器官で、気道や（③　　　　）など管状のものや胃や膀胱などの袋状のものである。（④　　　　）、筋層、漿膜の3つの層からなる。
- もう1つは、内腔がなく組織で埋まり、物質の生成や分泌を行っている（⑤　　　　）器官で、肝臓や（⑥　　　　）、膵臓などである。

4 体液

- ヒトの身体は体重の約60％が水分で占められており（①　　　　）という。そのうち、2/3（体重の40％）は細胞の内部を満たす細胞内液で、1/3（体重の20％）は（②　　　　）として存在する。
- （②　　　　）には体内を循環する主な液体として、間質液、（③　　　　）、リンパがある。（②　　　　）の3/4は間質液で、残りの1/4の大半は血液の液体成分である（③　　　　）である。
- 間質液は、血管から浸み出した（④　酸素　二酸化炭素　）や栄養素を細胞へ浸透させたり、細胞から放出された成分を血液に乗せる役割がある。
- 体液は電解質と非電解質に分けられ、さまざまな物質が溶けている。電解質には、ナトリウムイオン（Na^+）、カリウムイオン（K^+）、カルシウムイオン（Ca^{2+}）、マグネシウムイオン（Mg^{2+}）、塩化物イオン（Cl^-）、重炭酸イオン（HCO_3^-）、リン酸水素イオン（HPO_4^{2-}）などがある。非電解質は、グルコースや尿素、クレアチニンなどである。
- 細胞内液では電解質として、カリウムイオンが多く、細胞外液ではナトリウムイオンが多い。
- 電解質は、体液の（⑤　浸透圧　透過性　）やpHを調節したり、神経細胞や筋細胞が円滑に機能するための重要な役割を担っている。
- 細胞外液である間質液と血漿は、細胞が活動しやすい環境のために重要である。この環境は人体の内部にあるので（⑥　　　　）環境とよばれ、これに対して人体の皮膚の外の環境を外部環境という。
- 内部環境は、一定の範囲内で安定した状態になっている必要があるが、外部環境の変化や細胞からの老廃物などにより、絶えず変動している。人体には、これらの変化に感知して内部環境を一定に保とうとする（⑦　　　　）のしくみがある。

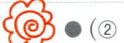 ····▶ **健常な成人の体重における水分の割合は？**　約60％。胎児は約90％、新生児は約75％、小児は約70％、高齢者は約50〜55％

中空性器官の構造

食道腺
粘膜上皮
粘膜固有層
粘膜筋板 ┐粘膜
粘膜下組織 ┘
内輪筋層 ┐筋層
外縦筋層 ┘
漿膜
（器官により外膜）
内腔

実質性器官の構造

小葉
（実質）
被膜
門
小葉間結合組織
（支質）
血管、神経、導管など

図1-7　器官の構造

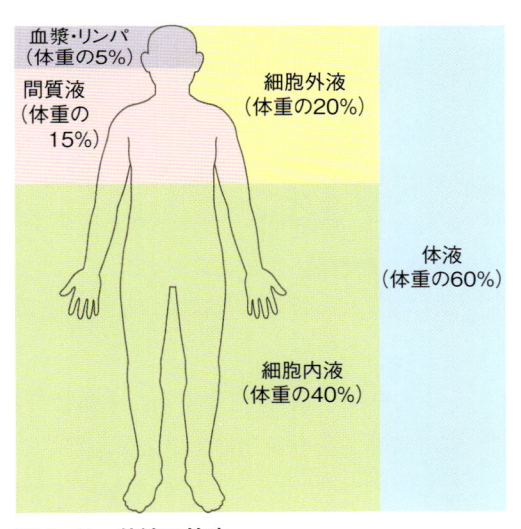

血漿・リンパ
（体重の5%）
間質液
（体重の
15%）
細胞外液
（体重の20%）
体液
（体重の60%）
細胞内液
（体重の40%）

図1-8　体液の比率

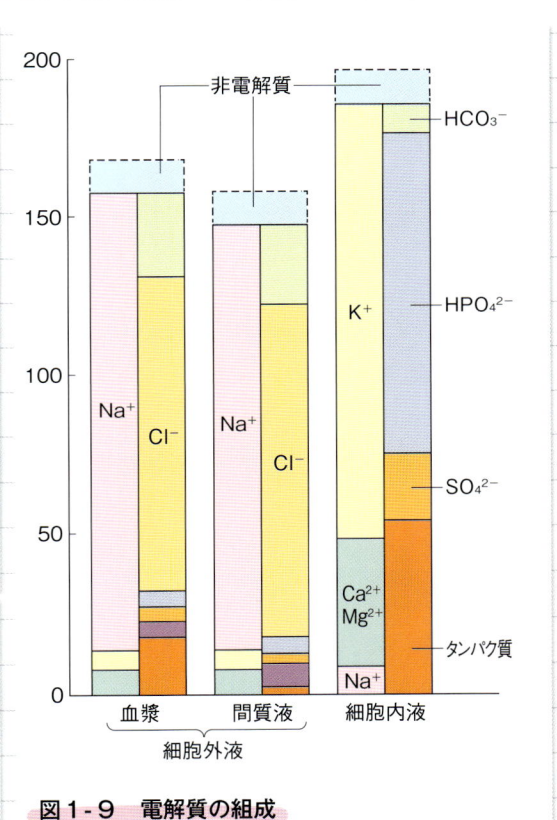

非電解質

HCO_3^-
Na^+　Cl^-　Na^+　Cl^-　K^+
HPO_4^{2-}
SO_4^{2-}
Ca^{2+}
Mg^{2+}
タンパク質
Na^+

血漿　間質液　細胞内液
細胞外液

図1-9　電解質の組成

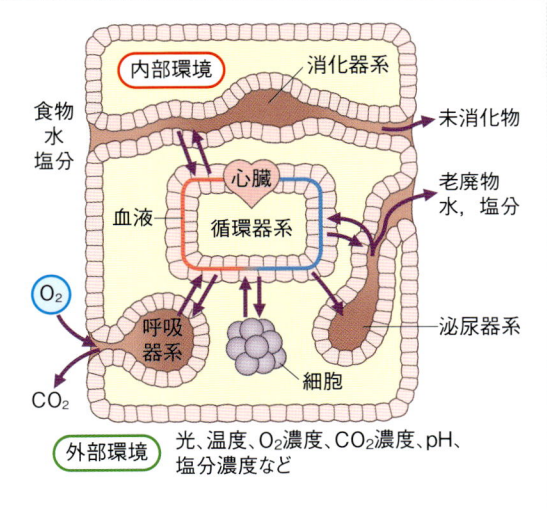

内部環境
消化器系
食物
水
塩分
未消化物
心臓
循環器系
血液
老廃物
水，塩分
O_2
呼吸
器系
CO_2
細胞
泌尿器系
外部環境　光、温度、O_2濃度、CO_2濃度、pH、
塩分濃度など

図1-10　内部環境と外部環境

5 ▶ 体温

- 体温を一定に保つには、体内で産生される熱と外部へ放散される熱のバランスがとれていなければならない。

- 熱の産生は細胞の代謝によるが、身体活動や食物摂取後、ふるえ、甲状腺ホルモンやアドレナリンによる代謝亢進などにより増える。

- 熱の放散は、呼吸に伴う放散、体表面からの伝導・放射、輻射、発汗に伴う蒸発による放散により起こる。

- 身体の中心部の温度を（① 中央 核心 ）温といい、直腸温に代表される。

- 日常の測定では直腸温ではなく、通常は（② ）温を測定する。日本人の腋窩温の平均は36.5℃である。

- 体温は、早朝睡眠時が最低となり、夕方に最高となる。1日を周期として変動することを（③ ）という。

- （④ ）にある体温調節中枢は、体温が基準値である（⑤ ）になるよう調節している。

- 皮膚や脳、腹部内臓などで感知された温度情報は視床下部に伝えられる。セットポイントよりも高すぎれば皮膚の血管拡張や発汗を起こし、（⑥ 熱産生 熱放散 ）を増加させる。

- セットポイントより低すぎれば、ふるえなどによって熱を産生し、皮膚の血管収縮などにより（⑥ 熱産生 熱放散 ）の減少がはかられる。

- 発熱物質などによって体温が正常範囲以上に上昇することを（⑦ ）という。発熱物質には、細菌、ウイルスなどの外因性発熱物質と体内で産生される内因性発熱物質がある。

- 内因性発熱物質がプロスタグランジンE_2を産生し、これが（⑧ ）中枢に作用してセットポイントを上昇させ、熱の産生を増やし、熱の放散を減らす。

- 発熱物質は体温調節中枢のセットポイントを上昇させる作用があり、その結果、体温は実際には低くないが、セットポイントよりは低いため悪寒（不快な寒気）がし、皮膚の血管収縮により熱放散を減少させる。同時に、ふるえが起こり、熱産生を増加させる。これにより、体温が上昇してセットポイントに達すると、皮膚血管の収縮やふるえも止まる。

- 解熱の場合、発熱物質がなくなるとセットポイントは正常範囲に下降するため、体温を下げようと発汗や血管拡張が起こる。

●┄┄▶ 細胞外液に比べて細胞内液で濃度が高いのは？　カリウム。細胞外液ではナトリウム濃度が高い。

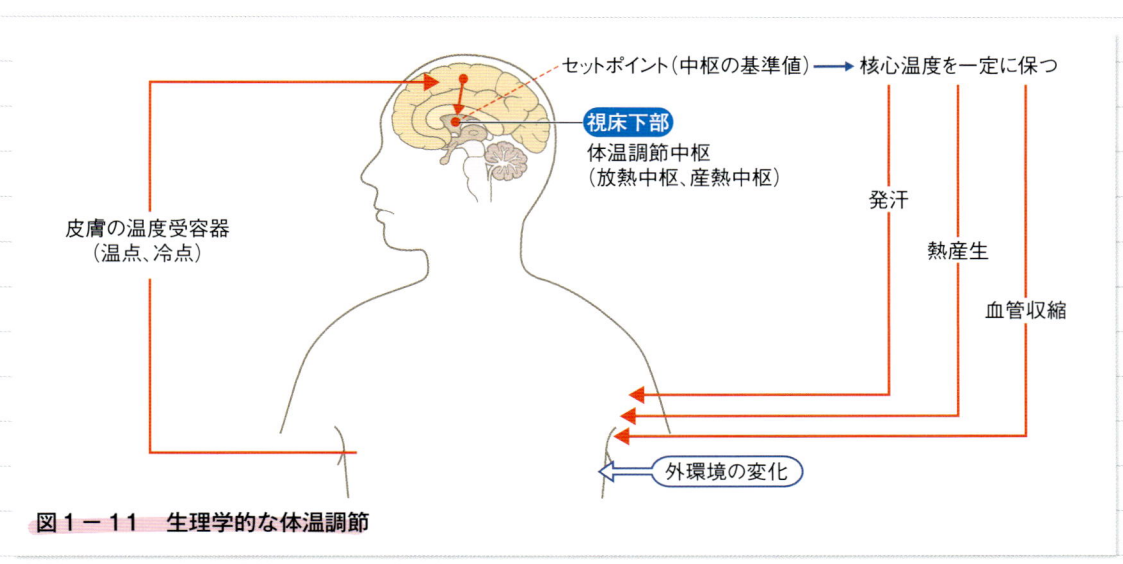

図1−11　生理学的な体温調節

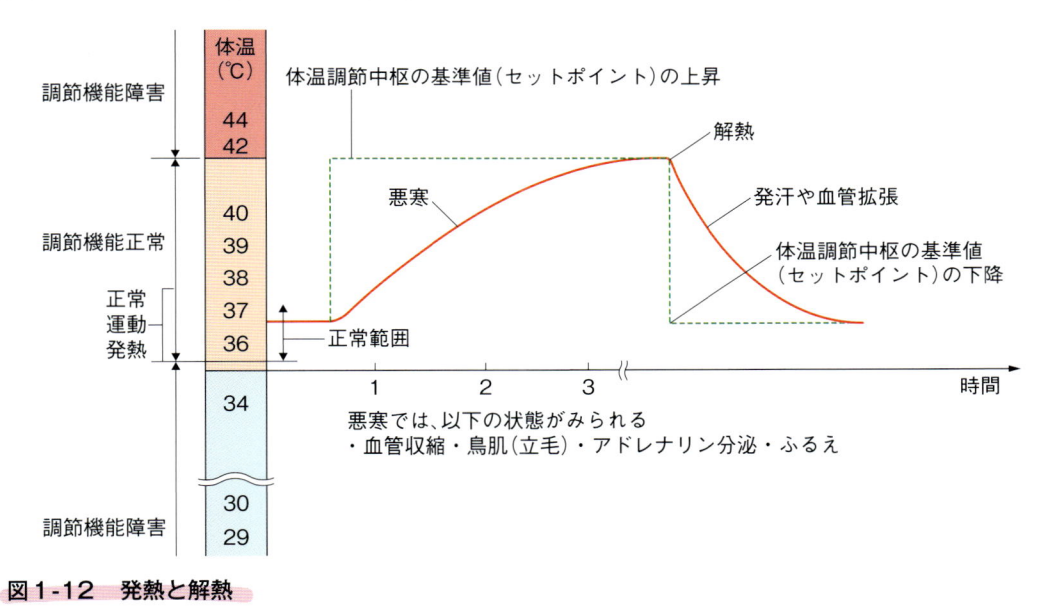

図1-12　発熱と解熱

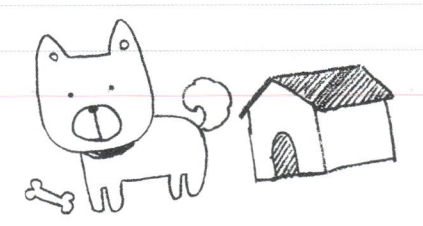

●····**体温の測定部位の温度差は？**　直腸温＞鼓膜温・口腔温＞腋窩温
- 腋窩温：36.5〜37.5℃
- 直腸温：腋窩温より0.5〜1℃高い
- 鼓膜温：腋窩温より0.4〜0.5℃高い
- 口腔温：腋窩温より0.4〜0.5℃高い

Chapter 2 血液

1 血液の成分

- 血液は、液体成分である血漿（けっしょう）と細胞成分である（①　　　　　）、白血球（はっけっきゅう）、血小板（けっしょうばん）に分かれ、血管内を流れる流動性の組織である。血液は、体重の約 1/13〔約（②　　　　）％〕を占める。
- 赤血球は、直径（③　　　〜　　　）μmの扁平（へんぺい）で中央部が凹んだ円盤状（えんばんじょう）の細胞である。
- 赤血球は核（かく）をもたず、血液 1μL 中に男性で約 500 万個、女性で約 430 万個ある。
- 赤血球の寿命は約 120 日で、肝臓または（④　副腎　脾臓　）で分解される。
- 赤血球には変形性があり、また酸素と結合する血色素〔（⑤　　　　　　）〕が含まれている。赤血球は肺から組織に酸素を運搬し、組織から肺に二酸化炭素を運搬する。
- 血液中のヘモグロビン濃度は、成人男性 14 〜 18g/dL、成人女性 12 〜 16g/dL である。
- 白血球は核をもち、赤血球よりも大きい。白血球は、血液 1μL 中に 3,500 〜 9,000 個あるが、炎症性（えんしょう）疾患のときは 2 万〜 3 万個に増加する。
- 白血球は、体内に侵入した異物を攻撃する（⑥　生体防御　フィードバック　）機構として働く。
- 白血球は、顆粒をもつ顆粒球（かりゅうきゅう）と顆粒をもたない無顆粒球（むかりゅうきゅう）に区別される。
- 顆粒球には、（⑦　　　　　　）、好酸球（こうさんきゅう）、好塩基球（こうえんききゅう）が、無顆粒球にはリンパ球と単球（たんきゅう）がある。白血球でいちばん多いのは（⑦　　　　）である。
- リンパ球は、（⑧　プロトロンビン　免疫グロブリン　）を産生して血液中に供給し、抗原性細胞を攻撃、破壊する。
- リンパ球の直径は 7 〜 10μm で顆粒をもたない。生体防御機構である免疫（めんえき）にかかわり、骨髄（こつずい）に由来する B リンパ球〔（⑨　　　　　　）〕と胸腺に由来する T リンパ球〔（⑩　　　　　　）〕がある。血液中のリンパ球の約 80 ％を T リンパ球が占める。
- 単球は直径 12 〜 20μm ほどの大きな細胞である。血管外へ遊走（ゆうそう）することができ組織内に定着して（⑪　　　　　）となる。
- 細菌感染の初期には、まず好中球（こうちゅうきゅう）が動員され細菌を取り込む。好中球よりやや遅れて動員されるマクロファージは、好中球よりも（⑫　　　　）作用が強く、細菌や寄生虫、死滅した細胞（好中球の死骸）などを取り込んで、分解、消化する。
- 血液の細胞成分である赤血球、白血球、血小板は、すべて（⑬　　　　）において、未分化の（⑭　　　　　　）（多能性幹細胞）より分化して生じる。これを造血（ぞうけつ）といい、胎生期には肝臓（かんぞう）や脾臓（ひぞう）も造血の場となる。
- 赤血球の新生は、（⑮　大腸　腎臓　）から分泌される（⑯　　　　　　）により促進される。

<hr>

🌸•••▶ **血漿と血清との違いは？**　（血漿）＝（血液）−（血球成分）。（血清）＝（血漿）−（フィブリノゲン）

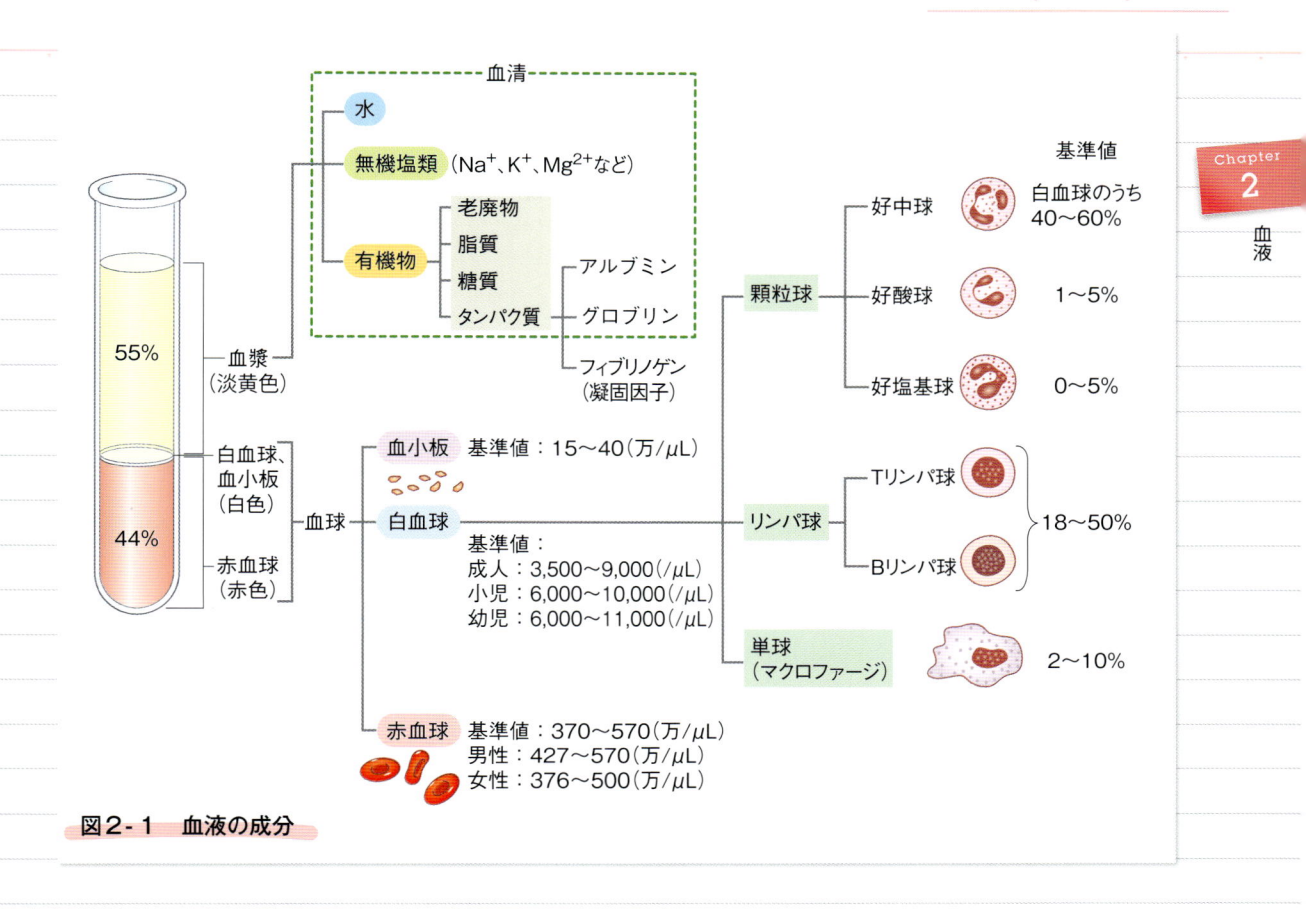

図2-1　血液の成分

2 ▶ 止血機構

● 血小板は直径2〜3μmで、1μL中に約15万〜40万個ある。寿命は7〜8日。核をもたず、巨核球(きょかくきゅう)が多数の細胞小片に分離することによってつくられ、出血時には(① 　　　　)を形成し、出血を止める。

● 出血すると血小板が出血部位に集まり血栓を形成する。これを(② 　　　　)止血という。

● 引き続き、血漿中のフィブリノゲンが(③ 　　　　)となり血栓の全体をおおい固めて止血する。これを(④ 　　　　)止血という。

3 ▶ 血液型

● 血液型の分類は、ABO式血液型とRh式血液型などに分類される。

● ABO式血液型は、A型抗原をもつものをA型、B型抗原をもつものをB型、両方もつものをAB型、両方ともももたないものをO型としている。

● Rh式血液型はRh因子の有無によりRh陽性(ようせい)(＋)型、Rh陰性(いんせい)(－)型に分類される。日本人ではRh陰性(－)型は1%以下である。

● ▶▶▶ **生体内で生じた血栓を溶解するのは？**　プラスミン。血餅や血栓を溶かす酵素(線溶系)

3 生体の防御機構

1 非特異的防御機構

- 一般的な異物の侵入を阻止したり排除したりする防衛機構として、非特異的防御機構（一般的防御機構、自然免疫）がある。
- 体外からの異物の侵入を防ぐことを担うのが皮膚や粘膜による障壁防御である。
- 皮膚の表面は（① 　　　　　）になっている。ほとんどの細菌は酸に弱いので、定着・増殖しにくい。一方、このような皮膚表面に適応した（② 　　　　　）菌として生息する細菌もおり、他の細菌の増殖を阻害している。
- 消化管、気道、尿路、生殖器などの表面をおおう（③ 　　　　　）は、病原微生物の侵入に対して防御している。しかし、皮膚に比べると防御力が弱いため、（④ 　**リゾチーム　リソソーム**　）という酵素など殺菌物質を含んだ粘液を分泌している。
- 胃では、（⑤ 　　　　　）を主成分とする胃酸による殺菌が行われる。胃酸はpH 1〜2の強酸であり、ほとんどの微生物が破壊される。
- 大腸内は多くの非病原性細菌の（⑥ 　　　　　）叢が定着しており、病原微生物の増殖を防止している。
- 鼻腔や気管、気管支の粘膜には（⑦ 　　　　　）があり、細菌などを吸着した粘液を鼻汁や痰として排除する。
- 腟には（⑧ 　　　　　）菌が常在しており、それが産生する乳酸により腟内は酸性に保たれており、他の細菌の増殖を妨げている。
- 皮膚や粘膜は異物の侵入を阻止し、細菌の増殖を抑える。しかし、体内に異物が入ったり、細菌の侵入によって組織が傷害されると、生体は（⑨ 　　　　　）反応を起こす。
- （⑨ 　　　　　）反応では、（⑩ 　　　　　）細胞や傷害された細胞から（⑪ 　　　　　）やブラジキニンが放出され、これらが血管を拡張させ発赤や血管透過性亢進による浮腫を引き起こす。
- 炎症を起こした組織からは（⑫ 　　　　　）が放出される。放出されたこの物質によって好中球は炎症を起こしている組織に集合して（⑬ 　　　　　）作用により細菌を除去する。
- 白血球、とくに好中球や（⑭ 　　　　　）は貪食作用により細菌を除去する。
- ウイルスに感染した細胞やがん細胞は、ナチュラルキラー細胞（NK細胞）により破壊される。

2 リンパ系

- リンパ系とは毛細血管から漏出した組織液の一部を再び静脈に流す管系で、リンパ管とリンパ節からなる。この組織液が毛細リンパ管に入り、リンパとよばれる。胸腺や扁桃、脾臓などの

●••••► **貪食作用の盛んな順は？**　好中球＞単球・マクロファージ＞好酸球＞リンパ球＞好塩基球

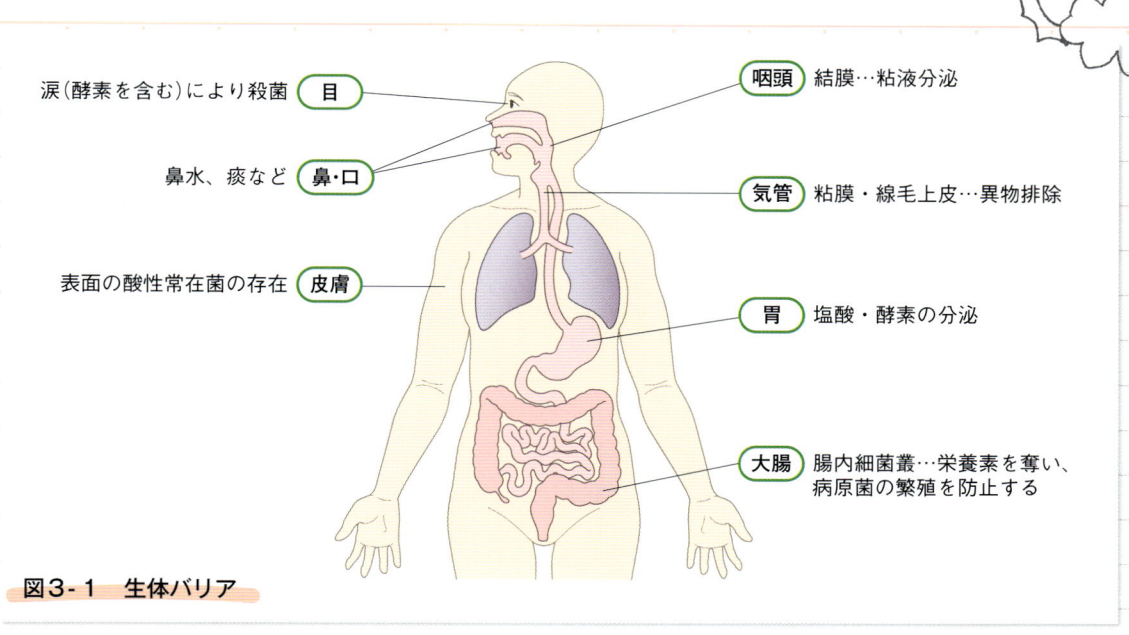

涙（酵素を含む）により殺菌　目

鼻水、痰など　鼻・口

表面の酸性常在菌の存在　皮膚

咽頭　結膜…粘液分泌

気管　粘膜・線毛上皮…異物排除

胃　塩酸・酵素の分泌

大腸　腸内細菌叢…栄養素を奪い、病原菌の繁殖を防止する

図3-1　生体バリア

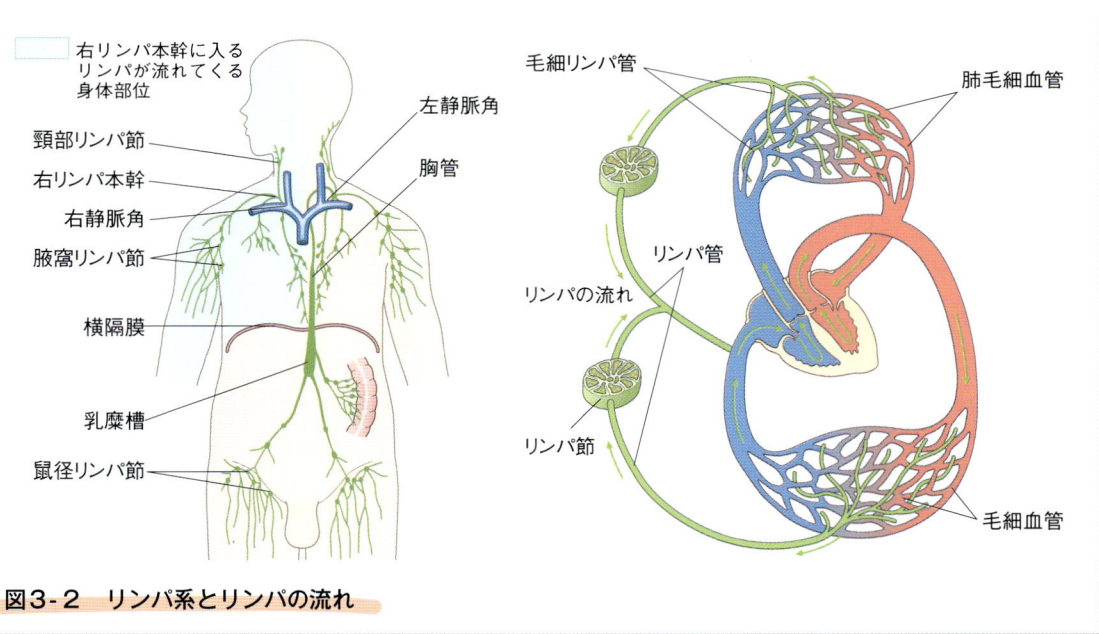

右リンパ本幹に入る
リンパが流れてくる
身体部位

頸部リンパ節
右リンパ本幹
右静脈角
腋窩リンパ節
横隔膜
乳糜槽
鼠径リンパ節

左静脈角
胸管

毛細リンパ管
肺毛細血管
リンパ管
リンパの流れ
リンパ節
毛細血管

図3-2　リンパ系とリンパの流れ

リンパ器官もリンパ系に含まれる。

● リンパ管は、リンパ節を経由しながら左上半身と下半身のリンパ管は（①　　　　　）に、右上半身のリンパ管は（②　　　　　　　　）に集まり、左右の**静脈角**に入る。

● リンパ管は、組織間隙に広がった毛細リンパ管が合流して太くなったもので、逆流を防止する多くの**弁**をもっている。リンパの流れは**静脈と同じ**で、リンパ管分節の収縮や蠕動運動による。

● 右リンパ本幹は右上半身のリンパを集め、（③　　　　　　　　　）に入る。

● **胸管**は左右の下半身と左上半身のリンパを集め、（④　　　　　　　　　）に入る。

静脈角とは？　内頸静脈と鎖骨下静脈の合流部

- ●リンパ節は米粒大からソラマメ大の器官で、腋窩リンパ節、頸部リンパ節などがある。
- ●リンパ節には、多くの（⑤　　　　）リンパ管が入り、リンパ門から（⑥　　　　）リンパ管が出る。
- ●リンパ節は濾過装置としての役割を果たしており、リンパ管を通って入ってきた細菌や異物をリンパ節が内包している（⑦　　　　）球や樹状細胞が処理している。
- ●腸管で吸収された脂肪は粒子が大きく毛細血管に入れないため、腸管を取り巻く中心乳糜管に入り、乳糜槽に合流して胸管に運ばれて静脈へと入る。
- ●リンパ性組織の扁桃には、口蓋扁桃、咽頭扁桃、舌扁桃があり、咽頭とその周辺にある。
- ●内臓の粘膜には、多くのリンパ球でつくられた小結節状のリンパ小節が散在している。このリンパ小節の集合体として代表的なものに、小腸粘膜のパイエル板がある。
- ●脾臓は、腹腔内の左上部にあり横隔膜と胃底部に接する。形は、卵円扁平状、重さ100〜200gである。内部にある実質は（⑧　脾髄　髄鞘　）とよばれ、赤血球に満ちた赤脾髄とリンパ球の集団のある部分の白脾髄がある。
- ●脾臓の働きは、（⑦　　　　）球の産生、古い赤血球・白血球・血小板の破壊、血中の細菌や異物の処理などがある。
- ●胸腺は、リンパ性器官であり、ここで（⑨　B細胞　T細胞　）が成熟・増殖する。

3 ▶ 特異的防御機構

- ●異物（抗原）を特異的に反応・処理する防衛機構を特異的防御機構（獲得免疫）という。
- ●免疫とは「自己」（自分であること）と「非自己」（自分でないこと）の区別といえる。
- ●免疫を実行するのはリンパ球であり、（①　　　　）免疫は主にB細胞（Bリンパ球）が、（②　　　　）免疫は主にT細胞（Tリンパ球）が担当する。
- ●リンパ球は、（③　　　　）の造血幹細胞から分化し、血液中に放出された後は胸腺（thymus）で成熟・増殖するリンパ球を（④　B細胞　T細胞　）、またリンパ節などで成熟・増殖するものを（⑤　B細胞　T細胞　）という。
- ●体内に微生物などの異物（抗原）が侵入すると、まず、マクロファージなどが抗原を貪食し、それを細胞膜上に提示する。これを（⑥　　　　）という。その抗原にヘルパーT細胞が反応し（⑦　アセチルコリン　インターロイキン　）を放出し、同じ抗原を識別するB細胞を活性化する。
- ●ヘルパーT細胞から刺激を受けたB細胞は分化して、（⑧　　　　）細胞となり抗体を産生する。この抗体により抗原が攻撃・排除される防衛機構を（①　　　　）免疫という。
- ●B細胞は抗体を産生する（⑧　　　　）細胞を分化するとともに、一部が（⑨　　　　）細胞となる。（⑨　　　　）細胞は、一度侵入してきた抗原を記憶しておく機能がある。
- ●抗体はタンパク質であり免疫グロブリン（Ig）ともよばれ、血漿中のγグロブリンにあたる。
- ●免疫グロブリン（Ig）には、IgG、IgM、IgA、IgE、IgDの5種類があり、IgGが最も多い。。
- ●抗体が抗原であるウイルスに結合すると、ウイルスは細胞に侵入して増殖することができなく

●••••▶ **毛細リンパ管で吸収された組織液や脂肪は？**　リンパ管→胸管または右リンパ本幹→静脈

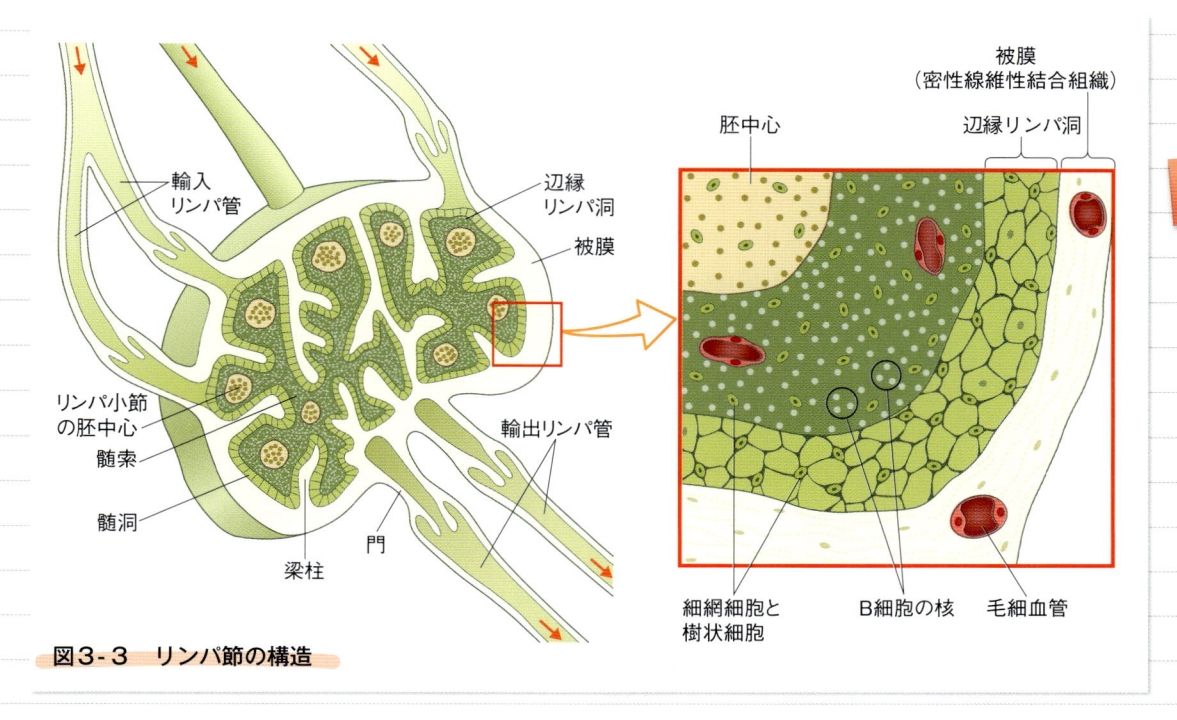

胚中心

被膜
（密性線維性結合組織）

辺縁リンパ洞

輸入
リンパ管

辺縁
リンパ洞

被膜

リンパ小節
の胚中心

髄索

髄洞

門

梁柱

輸出リンパ管

細網細胞と
樹状細胞

B細胞の核

毛細血管

図3-3　リンパ節の構造

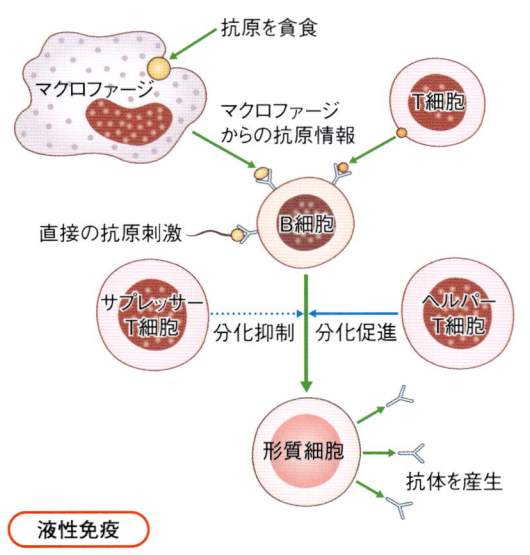

抗原を貪食

マクロファージ

マクロファージ
からの抗原情報

T細胞

直接の抗原刺激

B細胞

サプレッサー
T細胞

分化抑制　分化促進

ヘルパー
T細胞

形質細胞

抗体を産生

液性免疫

抗原刺激を受けたB細胞はヘルパーT細胞、サプレッサーT細胞の制御を受けながら形質細胞へと分化する。形質細胞からは抗体が産生され、好中球による貪食作用を活性化させる

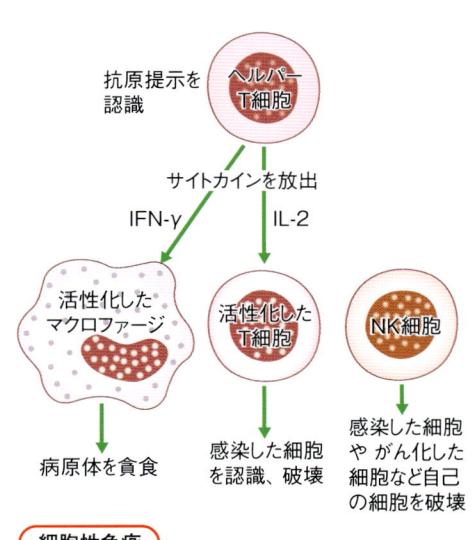

抗原提示を
認識

ヘルパー
T細胞

サイトカインを放出

IFN-γ　　　　IL-2

活性化した
マクロファージ

活性化した
T細胞

NK細胞

病原体を貪食

感染した細胞
を認識、破壊

感染した細胞
や がん化した
細胞など自己
の細胞を破壊

細胞性免疫

ヘルパーT細胞から放出されたサイトカインによって活性化したマクロファージやT細胞によって、病原体が貪食されたり、感染細胞が破壊される

図3-4　液性免疫と細胞性免疫

血液中に最も多い抗体は？　IgG（免疫グロブリンの約80％）。胎盤を通過できる唯一の抗体

なる。これをウイルスの中和という。

●抗体が抗原である細菌に結合すると、白血球が貪食しやすくなる。このように貪食を促進させる作用を（⑩　　　　　　）作用という。

●T細胞の一種である（⑪　　　　　　）性T細胞（キラーT細胞）は、抗原が侵入してしまった感染細胞やがん細胞・移植細胞を攻撃・破壊する防衛機構である（⑫　　　　）免疫を担当する。そのほかに、活性化されたマクロファージなども（⑫　　　　）免疫にかかわる。

●アレルギー反応はⅠ型〜Ⅴ型に分類される。一般にいうアレルギー反応とは（⑫　　　）型とⅣ型の反応の一部であり、それ以外は（⑬　　　　　　）疾患という。

●Ⅰ型アレルギー反応は、化学伝達物質による即時型反応である。抗原が肥満細胞に接着したIgE抗体と結合すると、肥満細胞から（⑭　　　　　　　　）が放出され炎症反応をが起こる。花粉やダニの糞などを抗原とした花粉症や気管支喘息がこれにあたる。重症化してⅠ型アレルギー反応が全身性になると、（⑮　　　　　　　　）ショックが起こり、致死的になる場合がある。

●Ⅱ型アレルギー反応は、主にIgG抗体とIgM抗体による細胞傷害反応である。何らかの原因によって自分の細胞が異物と認識され免疫反応が起こる。溶血性貧血や特発性血小板性紫斑病などがこれにあたる。

●Ⅲ型アレルギー反応は、抗原抗体に補体が加わった免疫複合体が起こす全身・局所の傷害反応である。全身性エリトマトーデス（SLE）や亜急性細菌性心内膜炎などがこれにあたる。

●Ⅳ型アレルギー反応は、細胞性免疫による遅延型反応である。結核菌やウイルスに感染した細胞を細胞傷害性T細胞が主役で攻撃するが、同時に正常細胞をも傷害する。関節リウマチや移植時の初期拒絶反応、ツベルクリン反応さらに化粧品や金属・漆などによる接触皮膚炎などがこれにあたる。

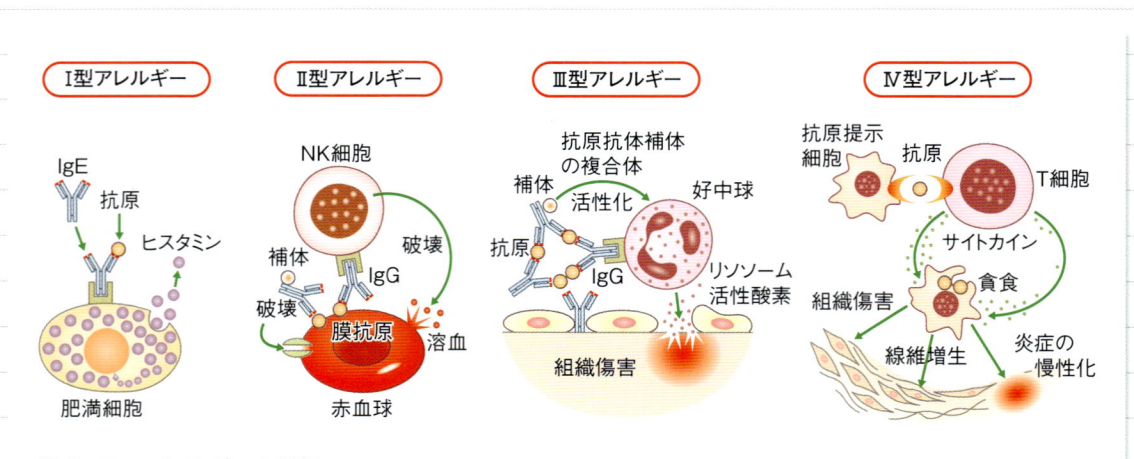

図3-5　アレルギーの種類

Chapter 4 循環器系

1 循環とは

●<ruby>酸素<rt>さんそ</rt></ruby>や栄養を血液に乗せて全身へ運び、不要となった<ruby>代謝産物<rt>たいしゃさんぶつ</rt></ruby>や<ruby>二酸化炭素<rt>にさんかたんそ</rt></ruby>などを運ぶ器官を（①　　　　　　　）系という。

●循環器系は<ruby>脈管系<rt>みゃっかんけい</rt></ruby>ともよばれ、（②　　　　　　　）系とリンパ系に分けられる。

●血管系は、（③　　　　　　　）や<ruby>動脈<rt>どうみゃく</rt></ruby>、<ruby>毛細血管<rt>もうさいけっかん</rt></ruby>、<ruby>静脈<rt>じょうみゃく</rt></ruby>からなる。

●動脈や静脈の壁は、（④　　　　　　　）、中膜、外膜の３層に区別される。

●動脈は、心臓から全身へ新鮮な血液である（⑤　　　　　　　）を運ぶ血管である。動脈は心臓から毛細血管に向かって血液を送る血管であり、肺動脈、<ruby>臍動脈<rt>さいどうみゃく</rt></ruby>を除く動脈には（⑥　　　　　）が多く、（⑦　　　　　　　）が少ない（⑤　　　　　　　）が流れる。

●静脈は、二酸化炭素や<ruby>老廃物<rt>ろうはいぶつ</rt></ruby>を含んだ血液である（⑧　　　　　　）を全身から回収し、心臓→肺へ戻す役割のある血管である。

●静脈は毛細血管から心臓のほうへ血液を導く血管であり、肺静脈、<ruby>臍静脈<rt>さいじょうみゃく</rt></ruby>を除く静脈には（⑥　　　　　）が少なくなり、（⑦　　　　　　　）が多い（⑧　　　　　　）が流れる。

●循環器系は、（⑨　　**ホルモン　ニューロン**　）の輸送や体内の水分、体温調節にもかかわっている。

2 心臓

●血液循環の原動力である（①　　　　　）は<ruby>横紋筋<rt>おうもんきん</rt></ruby>からなる<ruby>中空性器官<rt>ちゅうくうせいきかん</rt></ruby>で、胸部中央やや左側の<ruby>横隔膜<rt>おうかくまく</rt></ruby>上の左右肺に挟まれたところに位置する。

●心臓の外側は（②　　**縦隔　心嚢**　）に包まれ、内腔は<ruby>右心房<rt>うしんぼう</rt></ruby>と<ruby>右心室<rt>うしんしつ</rt></ruby>、<ruby>左心房<rt>さしんぼう</rt></ruby>と<ruby>左心室<rt>さしんしつ</rt></ruby>の４室に分けられる。心房と心室、心室と動脈の間には血液が逆流しないよう（③　　　）が存在し、血液は心房→心室→動脈の方向のみに流れる。

●右心房と右心室の間の右房室弁は３枚の<ruby>弁膜<rt>べんまく</rt></ruby>からなり（④　　　　　　）弁ともいう。

●左心房と左心室の間の左房室弁は２枚の弁膜からなる<ruby>二尖弁<rt>にせんべん</rt></ruby>で（⑤　　　　　　）弁ともいう。

●右心室と肺動脈との間には<ruby>肺動脈弁<rt>はいどうみゃくべん</rt></ruby>があり、左心室と大動脈の間には（⑥　　　　　　）弁がある。ともに３枚のポケット状の<ruby>半月弁<rt>はんげつべん</rt></ruby>である。

●心臓の壁は内側から（⑦　　　　　　　）、<ruby>心筋層<rt>しんきんそう</rt></ruby>、<ruby>心外膜<rt>しんがいまく</rt></ruby>の３層で構成される。

●心臓には交感神経と副交感神経が分布している。これらの神経は<ruby>拍動<rt>はくどう</rt></ruby>の増減にかかわっている。

●心臓を栄養する血管を（⑧　　　　　　）動脈という。<ruby>大動脈弁<rt>だいどうみゃくべん</rt></ruby>を過ぎるとすぐに上行大動脈から分岐する最初の動脈の枝で左右一対向かい合っており、心臓全体に動脈血を送っている。

●心臓を栄養した血液は、（⑨　　　　　　　　　　）に集められて右心房に戻る。

🌸 ┄► 動脈の血流の原動力は？　心臓の拍出力
　　　静脈の血流の原動力は？　骨格筋の収縮

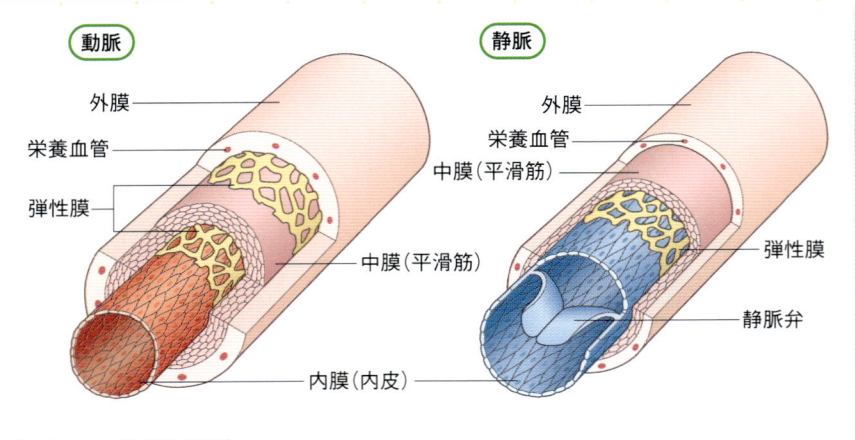

図4-1　動脈と静脈

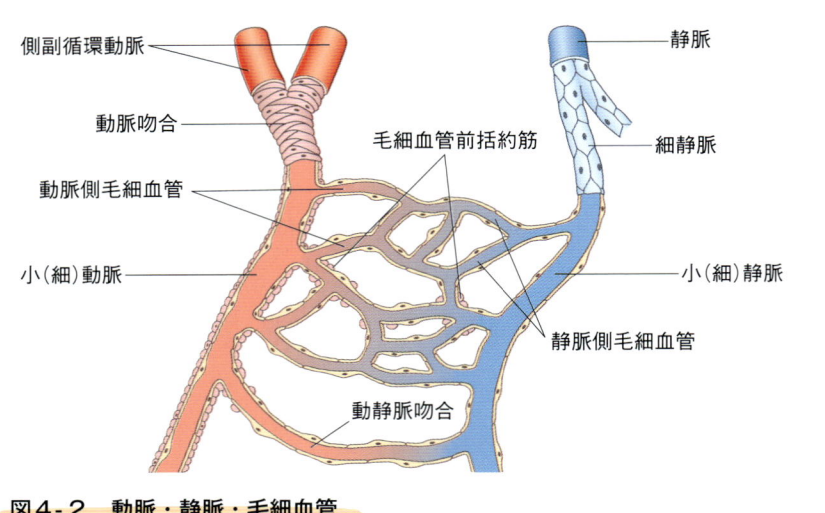

図4-2　動脈・静脈・毛細血管

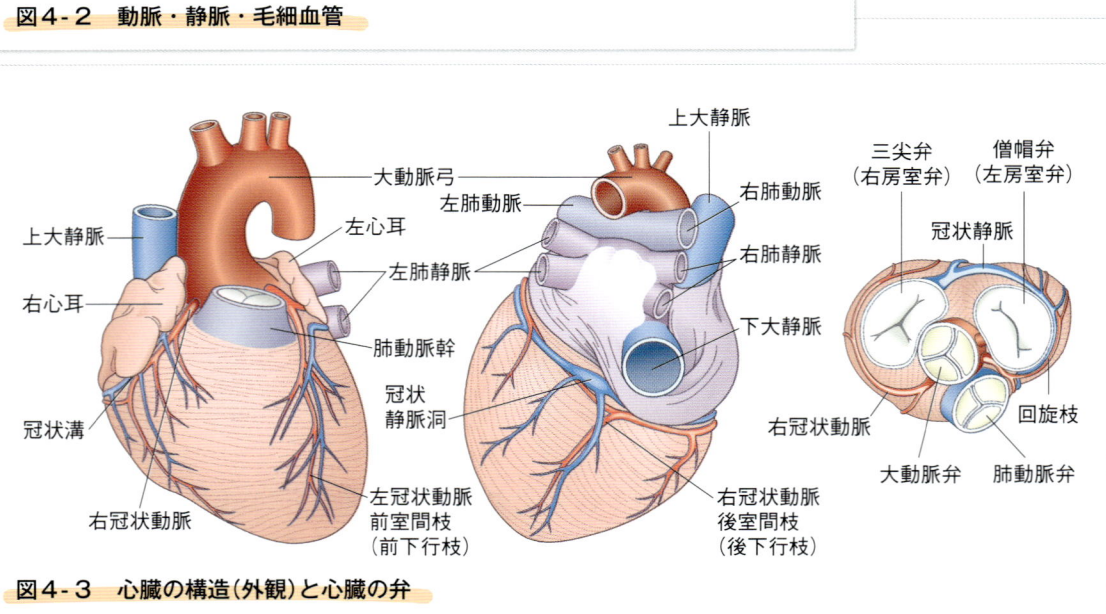

図4-3　心臓の構造（外観）と心臓の弁

3　心臓の働き

- ●心臓は、心筋細胞の電気的刺激により収縮と弛緩（しかん）を繰り返し、（①　**伝達　ポンプ**　）機能として血液を全身に送り出している。
- ●心筋は横紋筋であり、不随意筋（ふずいいきん）である。また（②　**自動能　他動能**　）をもつ特殊な心筋もある。
- ●心拍数（しんぱくすう）は、成人で安静時約（③　　～　　）回/分である。女性は男性に比べ心拍数が多い。
- ●血管内の血液の圧力を（④　　　　）という。
- 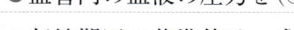●収縮期圧の基準値は、成人で（⑤　　　～　　　）mmHg、拡張期圧は80 ～ 84mmHgである。

4　刺激伝導系

- ●心筋には固有心筋のほかに、特殊な心筋の配列がある。これを（①　　　　　　　　）という。
- ●右心房の上端で上大静脈の開口部の近くにある特殊な心筋の集合部である洞房結節（どうぼうけっせつ）は、心臓のペースメーカー〔（②　　　　　　　　　）〕とよばれる。心拍のリズムはここで決められる。
- ●洞房結節から発せられた刺激は左右の心房に伝わり、心房筋を興奮・収縮させ、（③　　　　　　　　）に伝わる。
- ●房室結節（ぼうしつけっせつ）に伝わった刺激は（④　　　　　　）を下行して、心室中隔（しんしつちゅうかく）に馬乗りするように左脚（さきゃく）と右脚（うきゃく）に分かれ、心室に至る。
- ●心室中隔（しんしつちゅうかく）の下端部に到達すると刺激は、左右の脚から分岐した（⑤　　　　　　　　　　）により、心室筋、乳頭筋（にゅうとうきん）へと伝達される。
- ●刺激伝導系を通じて伝わっていく刺激によりまず心房、次いで心室という順で収縮・弛緩を繰り返している。この刺激が発生する電位を記録した曲線を（⑥　　　　　　）という。

5　循環

- ●血液は、体内の一定方向に循環しており、肺循環（はいじゅんかん）と（①　　　　　　　　）に分類される。
- ●肺循環は心臓を出た血液が（②　　　　　　　　）を通って左右の肺に分布し、毛細血管となり再び心臓に戻る循環路であり、その機能は静脈血を（③　　　　　　　　）にして心臓へ返すことである。
- ●肺循環は右心室→肺動脈→肺→肺静脈→（④　　　　　　　　）である。
- ●体循環（たいじゅんかん）は、心臓から血液が出て全身に至り毛細血管となり、心臓に戻る循環の経路である。左心室→上行大動脈（じょうこう）→大動脈弓（きゅう）（かこう）→下行大動脈（胸大動脈（きょうだい）＋腹大動脈（ふくだい））→全身の器官・組織→上・下大静脈→（⑤　　　　　　）に帰る。
- ●体循環の機能は、全身の組織に（⑥　　　　　）や栄養を与え、組織から二酸化炭素と老廃物を受け取り、心臓に持ち帰ることである。

●••••▶ **部位と流れる血液の組み合わせは？**　肺動脈—静脈血、肺静脈—動脈血、右心房—静脈血、左心室—動脈血

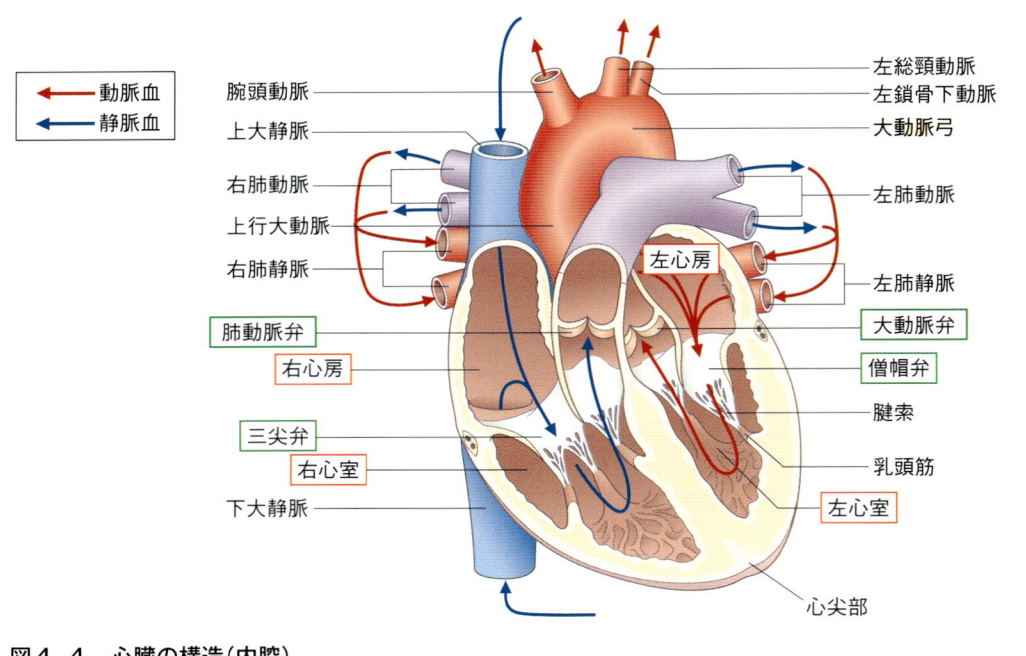

図4-4　心臓の構造（内腔）

動脈血
静脈血

腕頭動脈
上大静脈
右肺動脈
上行大動脈
右肺静脈
肺動脈弁
右心房
三尖弁
右心室
下大静脈

左総頸動脈
左鎖骨下動脈
大動脈弓
左肺動脈
左肺静脈
左心房
大動脈弁
僧帽弁
腱索
乳頭筋
左心室
心尖部

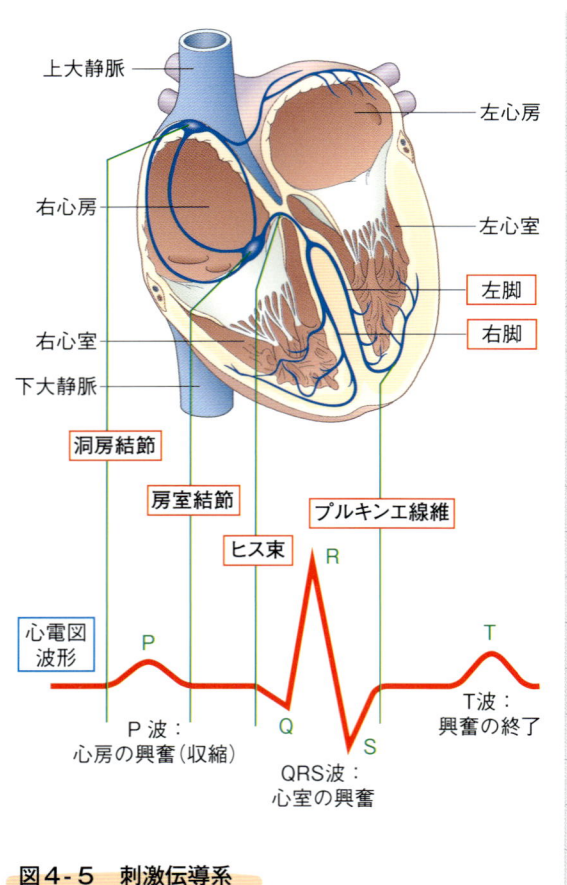

図4-5　刺激伝導系

上大静脈
右心房
右心室
下大静脈
左心房
左心室
左脚
右脚

洞房結節
房室結節
ヒス束
プルキンエ線維

心電図波形

P
R
T
Q
S

P波：
心房の興奮（収縮）

QRS波：
心室の興奮

T波：
興奮の終了

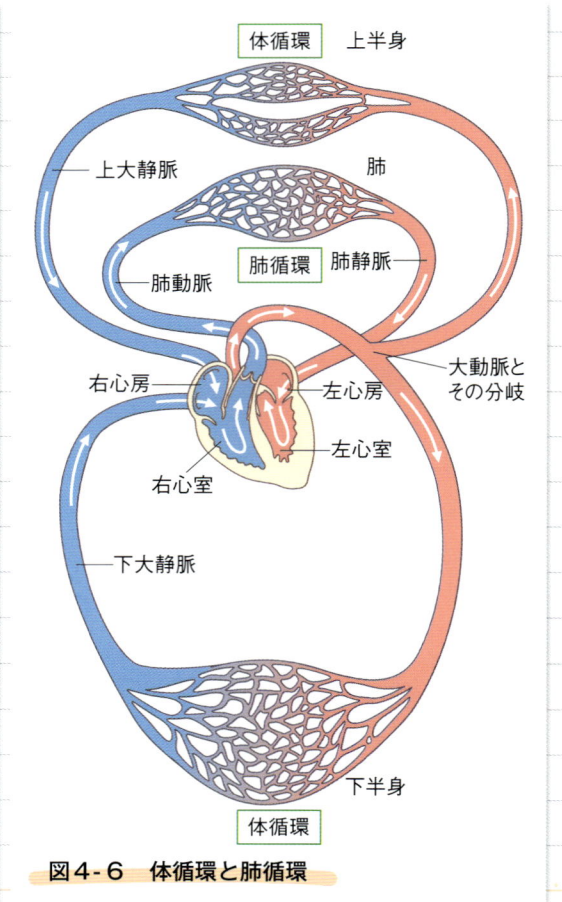

図4-6　体循環と肺循環

体循環　上半身
上大静脈
肺動脈
肺循環　肺静脈
右心房
右心室
下大静脈
肺
大動脈とその分岐
左心房
左心室
体循環　下半身

循環血液量を増加させるホルモンは？　アルドステロン。腎臓の遠位尿細管に作用し、Na^+再吸収、K^+排泄を促進→水の再吸収の促進により循環血液量が増加。

6 動脈系と静脈系

動脈

- 大動脈弓からの枝は3本あり、（①　　　　　　　）動脈、左総頸動脈、左鎖骨下動脈である。
- 人体の右側のみに存在する腕頭動脈からは（②　　　　　　　）動脈と右鎖骨下動脈が分岐する。
- 左右の総頸動脈は甲状軟骨上縁の高さで（③　　　　　　　）動脈と内頸動脈に分かれる。
- 外頸動脈は、上甲状腺動脈、舌動脈、（④　　　　　　　）動脈に分かれる。
- 内頸動脈は、眼動脈、前大脳動脈、（⑤　　　　　　　）動脈などを分岐する。
- 🌀 内頸動脈の枝は、鎖骨下動脈から分岐する（⑥　　　　　）動脈が合流してつくる脳底動脈と交通動脈とつながり大脳動脈輪〔（⑦　　　　　　　）の動脈輪〕を形成し、脳全体に血液を送る。
- 鎖骨下動脈は、椎骨動脈、内胸動脈などを出した後、（⑧　　　　　）動脈→上腕動脈→橈骨動脈／尺骨動脈となる。橈骨動脈と尺骨動脈は、手掌で深掌動脈弓と浅掌動脈弓をつくる。
- 🌀 下行大動脈は、横隔膜までを胸大動脈、横隔膜から下を（⑨　　　　　）動脈という。
- 胸大動脈は、（⑩　　　　　　　）動脈、気管支動脈、食道動脈を分岐する。
- 🌀 腹大動脈は、（⑪　　　　　　　）動脈、上腸間膜動脈、下腸間膜動脈、腎動脈を分岐する。
- 腹大動脈は、第4腰椎で左右の（⑫　　　　　）動脈に分かれる。さらに外腸骨動脈と内腸骨動脈に分かれる。
- 外腸骨動脈は、鼠径靭帯の下を通り、（⑬　　　　　）動脈となる。
- 大腿動脈は、膝関節の後面を通る部分は（⑭　　　　　）動脈とよばれ、この動脈は前後の脛骨動脈を分岐し、前脛骨動脈は足背動脈をつくる。
- 後脛骨動脈から腓骨動脈が起こる。
- 足背動脈は足底部の深いところで足底動脈弓をつくる。

静脈

- 心臓に戻る大静脈は（⑮　　　　　）静脈と下大静脈がある。
- 脳からの静脈は硬膜静脈洞を経て頸静脈孔に集まり（⑯　　　　　）静脈に流れる。
- 🌀 胃や腸、脾臓、膵臓などの消化器官からの静脈が集まり（⑰　門脈　脈絡叢　）となって、吸収された栄養を含む血液は肝臓に運ばれ、肝臓を経由して下大静脈へ注ぐ。
- 肝硬変などによって肝臓を通る血行に障害が起こると食道静脈瘤、腹壁の皮静脈の怒張である（⑱　　　　　　　）、痔核をまねくことがある。
- （⑲　奇　腰　）静脈は、肋間静脈、気管支静脈、食道静脈などからの静脈血を上大静脈に運ぶ。
- 上肢と下肢の静脈には、動脈に沿って走行する深静脈と皮下を走行する皮静脈がある。
- 上肢の代表的な皮静脈には、（⑳　　　　　）静脈と（㉑　　　　　　　）静脈があり、両者は肘窩部で吻合し（㉒　　　　　　　）静脈をつくる。ここは成人の静脈血採血によく用いられる。
- 下肢の代表的な皮静脈には、（㉓　　　　　　）静脈と（㉔　　　　　　）静脈があり、（㉓　　　　　　）静脈は大腿静脈に、（㉔　　　　　　）静脈は膝窩静脈に注ぐ。

🌀 ⋯⋯ **体表から触知される主な動脈は？**　浅側頭、顔面、総頸、上腕、橈骨、大腿、膝窩、後脛骨、足背動脈など

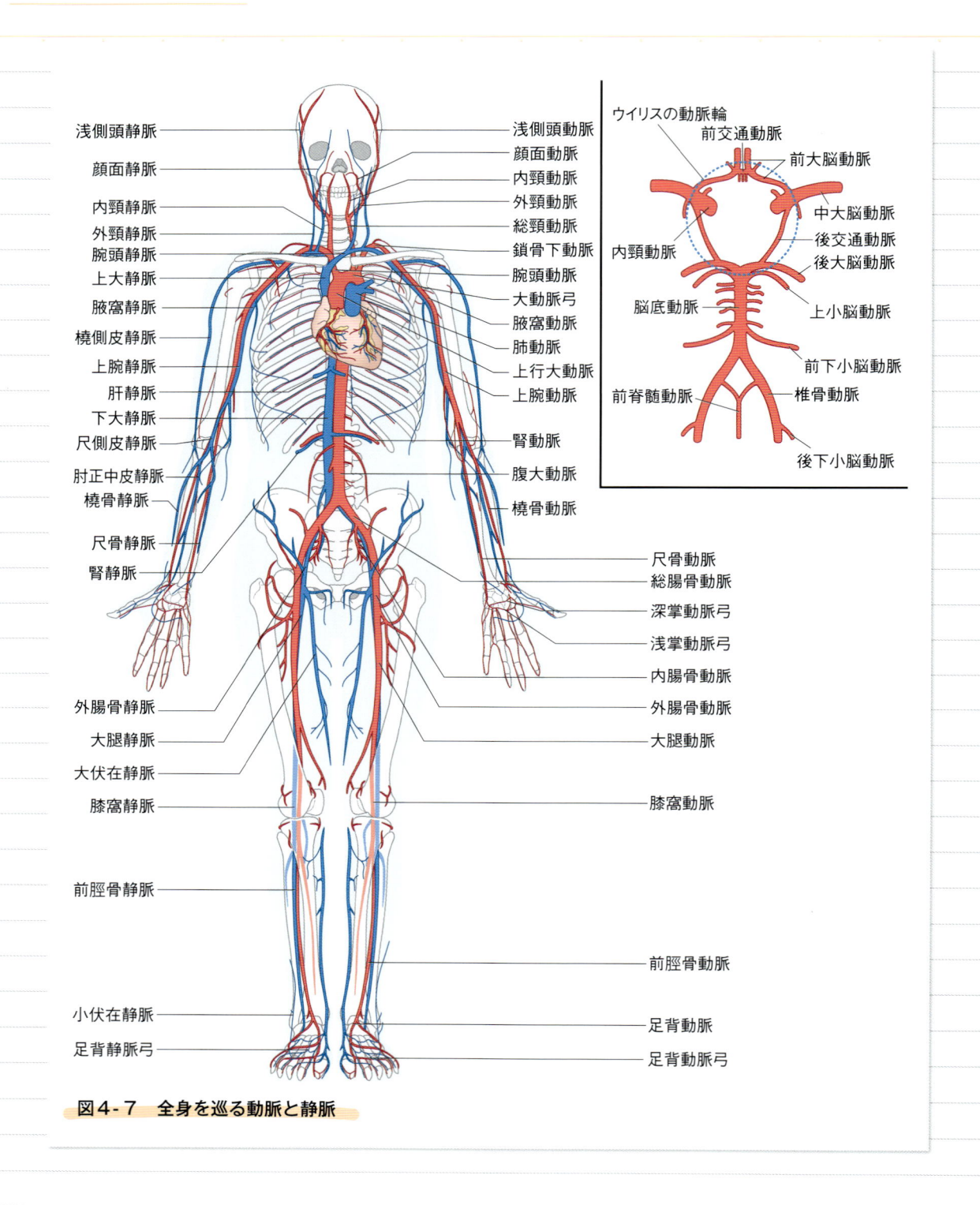

図4-7　全身を巡る動脈と静脈

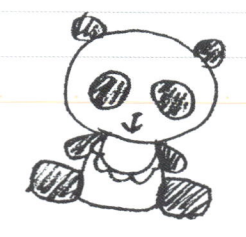

- 胎児は肺や消化器官、腎臓などが機能を果たしていないため、これらの機能は(① 　　　　　)を介して行われる。
- 胎盤から酸素と動脈血を運ぶ(② 　　　　　)は、臍帯を通って胎児の肝臓に入り、一部が静脈管(アランチウス管)を通って下大静脈から右心房に入る。そのため、胎児の大動脈血はすべて動脈血と静脈血が混合している。
- 臍動脈は胎児の左右の(③ 　　　　　)動脈から出た2本の血管である。
- 上大静脈から右心房に戻った血液は右心室に入るが、肺呼吸が行われていないため、肺動脈への血液の大部分は肺に入らず、動脈管(ボタロー管)を通って大動脈に流れ込む。
- 下大静脈から右心房に入った血液は右心室から肺、左心室へと流れる肺循環を経由する必要がないため、心房中隔に開いている(④ 　　　　　)を通り、左心房へ流れる。

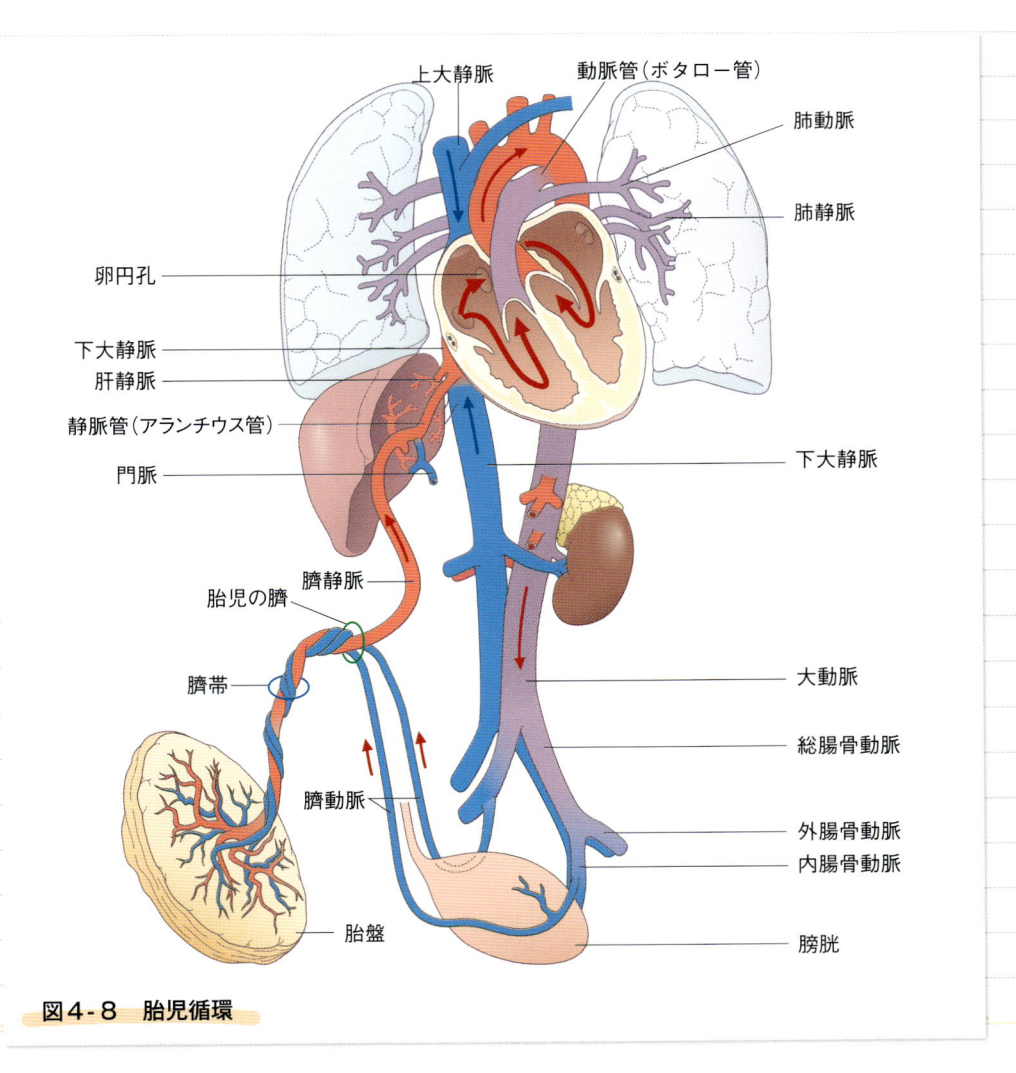

図4-8　胎児循環

 胎児の酸素飽和度の高い血液はどこ？ 　臍静脈は胎盤からの酸素飽和度の高い血液を胎児に送り込む。

27

Chapter 5 呼吸器系

1 鼻腔

- 鼻は外鼻、鼻腔、副鼻腔からなる。鼻腔から喉頭までを（①　　　　　）という。
- 左右1ずつ開いている外鼻孔の奥は頭蓋骨に属する多くの空洞がある。これらのうち、前頭洞、上顎洞、篩骨洞、蝶形骨洞を（②　　　　　）という。
- 鼻腔を左右に分けている壁を（③　　　　　）という。
- 鼻腔の側壁は（④　　　　　）、中鼻甲介、下鼻甲介とよばれる薄い骨を芯にした粘膜の襞を形成している。それぞれの鼻甲介にそって、上鼻道、中鼻道、下鼻道に区分される。
- 鼻中隔の一部に血管に富む粘膜の肥厚がみられ、ここを（⑤　　　　　）の部位という。外傷を受けやすく、鼻出血の好発部位として有名である。

2 咽頭・喉頭

- 鼻腔の奥に位置し、頭蓋の底辺部から喉頭や食道につながる部分を（①　　　　）という。
- 咽頭の後上部の粘膜下に咽頭扁桃があり、炎症により肥大したものを（②　　　　　）といい、小児にみられる。
- 咽頭の前下部からに続く部分を（③　　　　）という。食道の前側に位置し気管へと続く。
- 喉頭は、喉頭蓋軟骨、披裂軟骨、甲状軟骨、（④　　　　）軟骨などの軟骨からなる。
- 飲食物を飲み込むとき、喉頭に入らないように（⑤　　　　）が喉頭口のふたをする。
- 喉頭には、前庭ヒダと声帯ヒダがある。声帯ヒダにより狭められた部分を（⑥　　　　）といい発声器官である。

3 気管・肺・縦隔

気管

- 喉頭に続き、左右の気管支に分かれるまでの約10cmの管を（①　　　　）という。
- （②　　　　　）とは、第4～5胸椎の高さで左右の気管支に分岐する部位のことである。
- 気管支は左右の肺門から肺に入り、葉気管支、区域気管支、気管支枝、小葉間細気管支、終末細気管支、呼吸細気管支、肺胞管、肺胞嚢、肺胞へと分岐する。
- 気管支は左右差があり、（③　　　　　）は太く短く、傾斜角度は25度くらいであり、誤嚥により気管に入った異物は（③　　　　　）に入りやすい。

左気管支：長さ約5cm、太さ約12mm、分岐角度45°
右気管支：長さ約3cm、太さ約15mm、分岐角度25°（右気管支に異物が入りやすい）

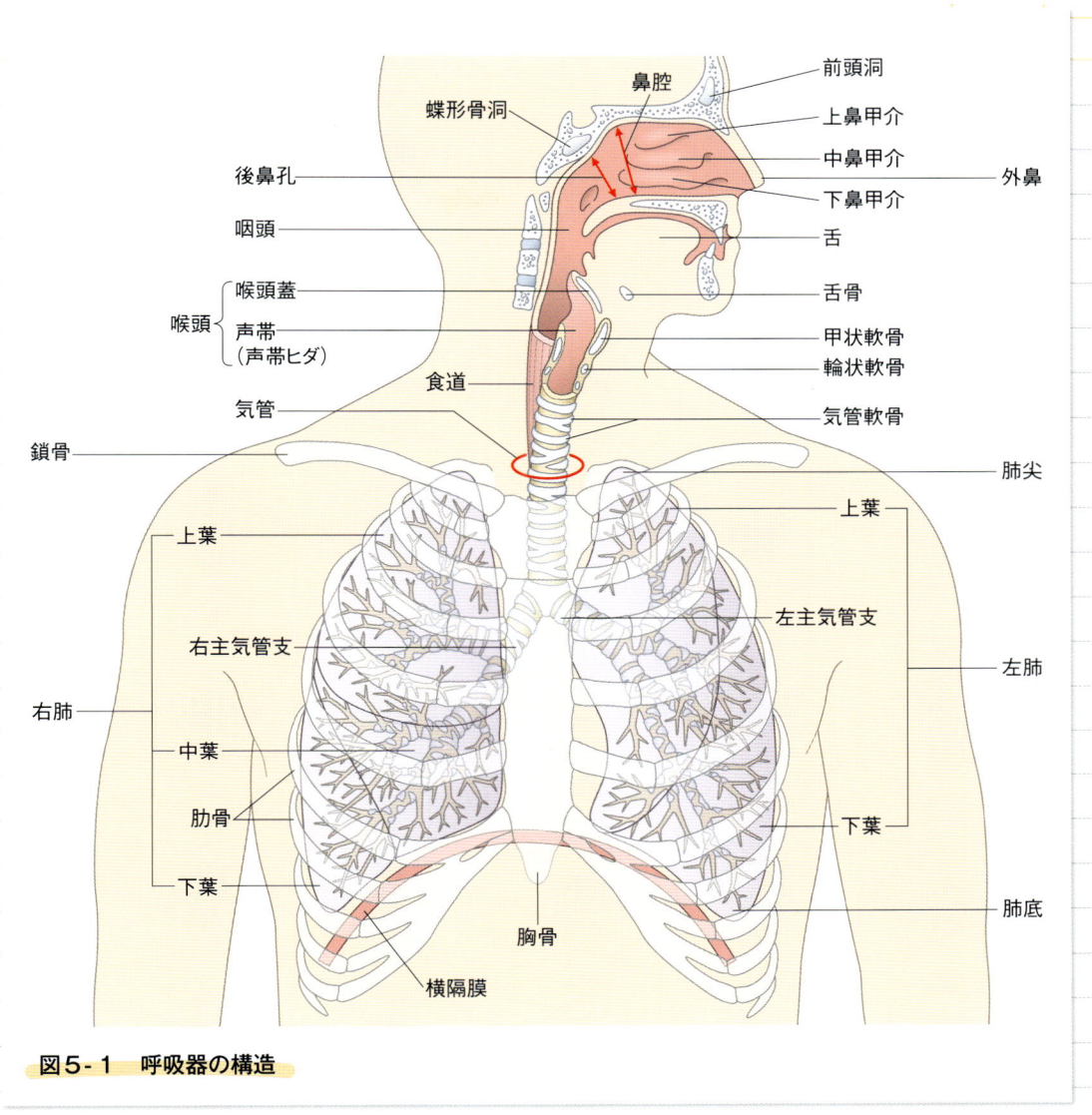

図5-1 呼吸器の構造

図中のラベル（上部より）：

前頭洞、鼻腔、蝶形骨洞、上鼻甲介、中鼻甲介、外鼻、後鼻孔、下鼻甲介、咽頭、舌、喉頭蓋、舌骨、声帯（声帯ヒダ）、喉頭、甲状軟骨、輪状軟骨、食道、気管、気管軟骨、鎖骨、肺尖、上葉、上葉、左主気管支、右主気管支、左肺、右肺、中葉、肋骨、下葉、下葉、肺底、胸骨、横隔膜

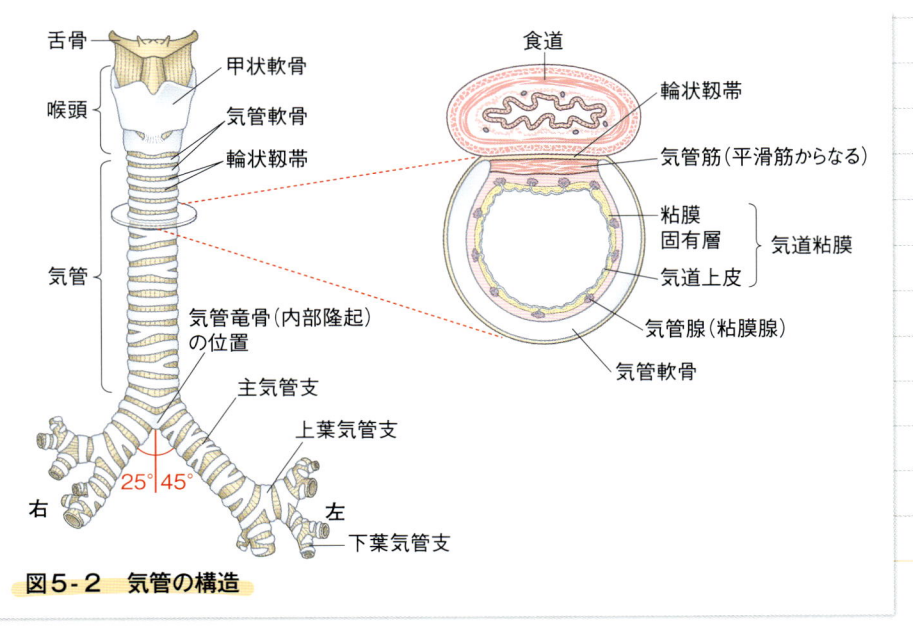

図5-2 気管の構造

図中のラベル：

舌骨、甲状軟骨、喉頭、気管軟骨、輪状靱帯、気管、気管竜骨（内部隆起）の位置、主気管支、上葉気管支、右 25°、45° 左、下葉気管支

食道、輪状靱帯、気管筋（平滑筋からなる）、粘膜、固有層、気道粘膜、気道上皮、気管腺（粘膜腺）、気管軟骨

肺

- ●肺は、胸腔内の左右離れた位置に2つある。右肺は3葉、左肺は2葉からなる。
- ●肺は胸膜とよばれる2枚の漿膜におおわれる。2枚の漿膜の間は(④　　　　　)とよばれ、少量の漿液で潤われており、肺の拡張・収縮による肺と胸壁との摩擦を防いでいる。
- ●2枚の胸膜とは、肺を直接包む肺胸膜〔(⑤　　　　　)胸膜〕と、これが肺門部で折れ返り胸腔内壁になっている(⑥　　　　　)胸膜である。この2枚の胸膜の間の圧を(⑦　　　　　)といい、常に陰圧(大気圧より低い)である。

縦隔

- ●左右の肺に挟まれた胸腔の中隔をつくっている部分を(⑧　　　　)という。上部と下部に区分される。上方は開放(胸郭上口)されており、下方は(⑨　　　　)でふさがれている。
- ●縦隔には、(⑩　　　　)、気管、気管支、食道、大動脈、上大静脈、迷走神経、胸管、胸腺、奇静脈などがおさまっている。

4 ▶ 呼吸運動・外呼吸／内呼吸

- ●肺胞で血液との間で行われる酸素と二酸化炭素のガス交換を(① **外　内**)呼吸という。
- ●血液中に取りこまれた酸素は、全身の組織・器官を構成する細胞に運ばれ、利用される。その結果生じる二酸化炭素は血液によって肺に運ばれる。このように、血液と個々の細胞で行われるガス交換を(② **外　内**)呼吸という。
- ●肋間筋の運動で胸郭を変形させることで行う呼吸を(③　　　　)呼吸という。
- ●横隔膜の上下運動により行われる呼吸を(④　　　　)呼吸という。
- ●成人の呼吸数は(⑤　　　～　　　)回／分で、体温上昇や運動、精神的興奮などで増加する。
- ●安静時に1回の呼吸で出入りする空気の量を(⑥　　　　　　)といい、約500mLである。
- ●息をいっぱい吸い込み、そしてできるだけ呼出したときの呼吸量を(⑦　　　　　)という。成人男性で3～4L、女性で2～3Lである。
- ●最大努力で呼出しても肺胞内には空気が残る。これを(⑧　　　　　)といい1～1.5Lである。肺活量と残気量を合わせて(⑨　　　　　　)という。
- ●血液中の酸素は、赤血球内の(⑩　　　　　　　)に結合して各組織へと運ばれる。
- ●静脈血中の二酸化炭素(CO_2)は、ほとんどが水と反応して重炭酸イオン(HCO_3^-)の形で運ばれる。肺でCO_2に戻って呼気となる。

5 ▶ 呼吸の調節

- ●呼吸中枢は、血液のO_2分圧やCO_2分圧、pHのセンサーである化学受容器や肺の伸展受容器などからの情報によって、呼吸を調節している。

***

>> **呼気のガス組成**：N_2(約80％)、O_2(約16.5％)、CO_2(約3.8％)。
> **吸気(外気)のガス組成**：N_2(約80％)、O_2(約20％)、CO_2(約0.04％)

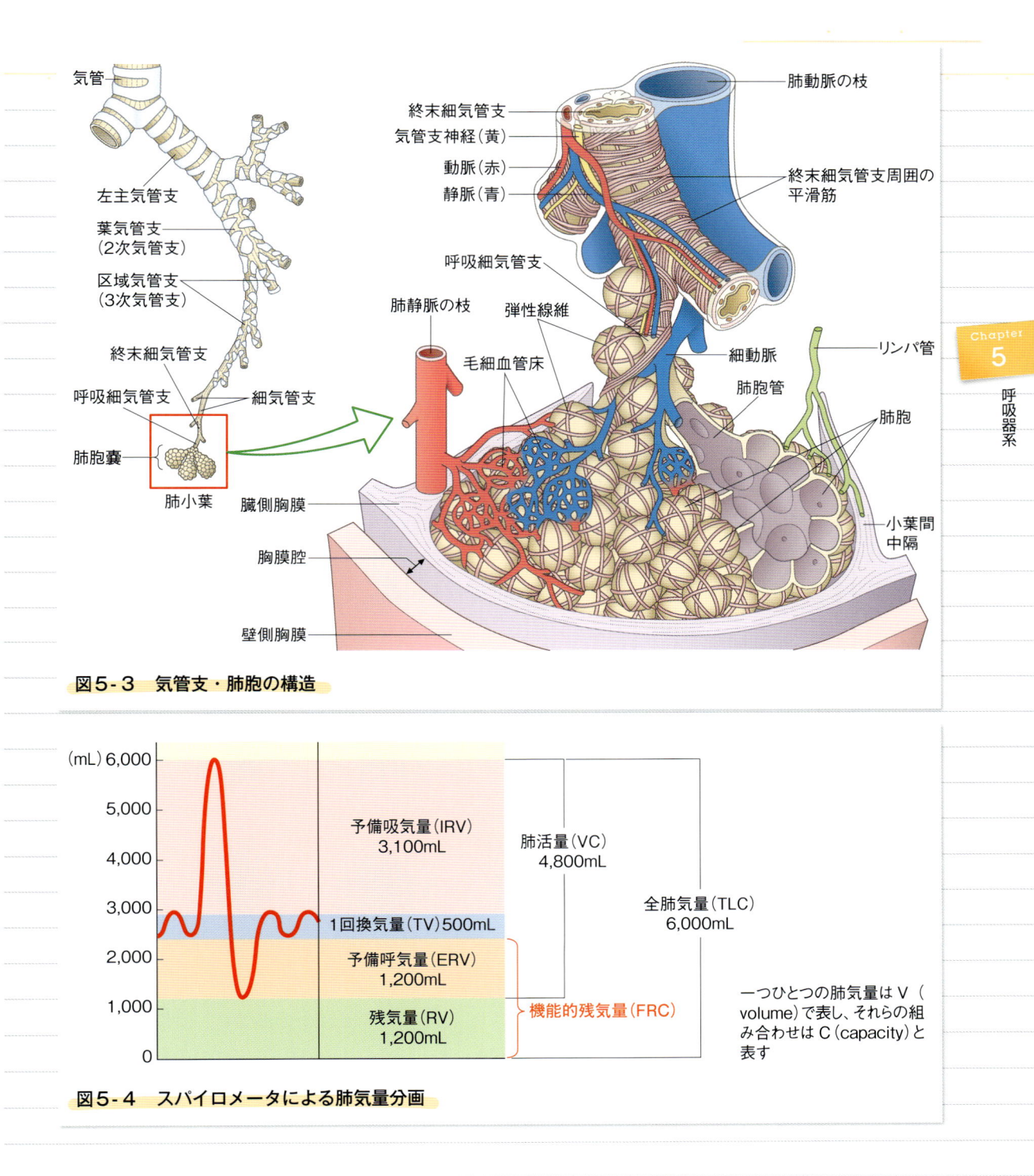

図5-3 気管支・肺胞の構造

気管
左主気管支
葉気管支（2次気管支）
区域気管支（3次気管支）
終末細気管支
呼吸細気管支
細気管支
肺胞嚢
肺小葉

肺動脈の枝
終末細気管支
気管支神経（黄）
動脈（赤）
静脈（青）
終末細気管支周囲の平滑筋
呼吸細気管支
肺静脈の枝
弾性線維
毛細血管床
細動脈
リンパ管
肺胞管
肺胞
小葉間中隔
臓側胸膜
胸膜腔
壁側胸膜

（mL）6,000

5,000

4,000

3,000

2,000

1,000

0

予備吸気量（IRV）3,100mL
肺活量（VC）4,800mL
全肺気量（TLC）6,000mL
1回換気量（TV）500mL
予備呼気量（ERV）1,200mL
残気量（RV）1,200mL
機能的残気量（FRC）

一つひとつの肺気量は V（volume）で表し、それらの組み合わせは C（capacity）と表す

図5-4 スパイロメータによる肺気量分画

● 頸動脈小体（けいどうみゃくしょうたい）と大動脈小体にO₂分圧の低下を検出する呼吸の（① **中枢 末梢** ）化学受容器がある。頸動脈小体は内頸動脈と外頸動脈の分岐部、大動脈小体は大動脈弓の内側にある。

● 呼吸中枢（こきゅうちゅうすう）は（② ）と（③ ）にある。

● 延髄にはCO₂分圧の上昇、pHの低下を検出する呼吸の（④ **中枢 末梢** ）化学受容器がある。

🌸 ‥‥▶ **安静時の胸腔内圧は？** −5〜−10cmH₂O。呼気時、吸気時ともに胸腔内は陰圧。肺胞内は吸気時に陰圧となり空気が流入、呼気時は陽圧になる。

31

Chapter 6 神経系

1 神経系とは

- 神経系は、（①　　　　）神経系と末梢神経系からなる。
- 中枢神経系は、（②　　　）および脊髄からなる。脳は、大脳、間脳（視床、視床下部）、脳幹（中脳、橋、延髄）、小脳に区分される。脊髄は、頸髄、胸髄、腰髄、仙髄に区分される。
- 解剖学的に脳や脊髄からの情報を身体各部に伝え、また身体各部からの情報を脳や脊髄に伝える神経系を（③　　　　）神経系という。
- 脳に出入りする末梢神経は（④　**12　31**　）対あり（⑤　　　　）神経とよぶ。脊髄に出入りする末梢神経は（⑥　**12　31**　）対あり、（⑦　　　　）神経とよぶ。
- 末梢神経を機能的に分類すると、体性神経系と自律神経系に分けられる。自律神経系はさらに（⑧　　　　）神経と（⑨　　　　）神経に分けられる。

2 頭蓋内

- 脳は頭蓋腔内に、脊髄は脊柱管内に納められている。
- 成人の脳の重さは約**1,300g**である。
- 中脳、橋、延髄を（①　　　）という。間脳も含めて（①　　　　）ということもある。
- 脳や脊髄は、（②　　　　）という3層の膜におおわれている。最外層は硬膜、最内層は脳や脊髄をおおう軟膜、中間層はクモ膜という。
- クモ膜と軟膜の間はクモ膜下腔といい、（③　　　　）液で満たされている。
- 脳の内部の空所を脳室といい、左右の（④　　　　）、第3脳室、第4脳室の4つの部屋に分かれている。第3脳室と第4脳室は中脳水道で連絡している。
- 側脳室、第3脳室、第4脳室の壁の（⑤　　　　）から脳脊髄液が分泌され、それらはすべての脳室と脊髄の中心管を満たしている。さらに、第4脳室の3つの孔（左右2つの外側口のルシュカ孔と正中口のマジャンディー孔）からクモ膜下腔を満たしている。
- クモ膜下腔に入った脳脊髄液は、頭頂部に多数みられる（⑥　　　　）から（⑦　　　　）静脈洞に注ぐ。

3 脊髄

- 脊髄は頸部から仙部に至る（①　　　　）のなかに髄膜（硬膜、クモ膜、軟膜）に包まれて存在する長さ**40cm**ほどの円柱状の構造である。第1～第2腰椎の高さで終わり、その下方は

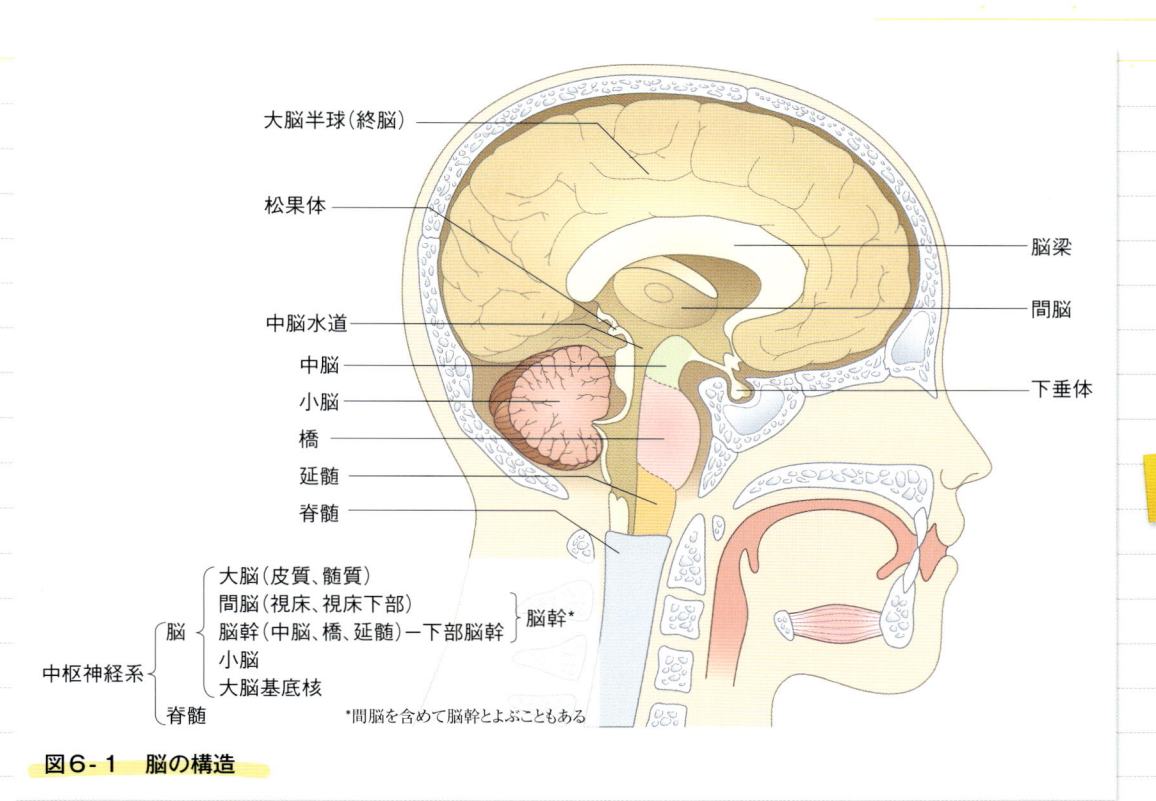

図6-1　脳の構造

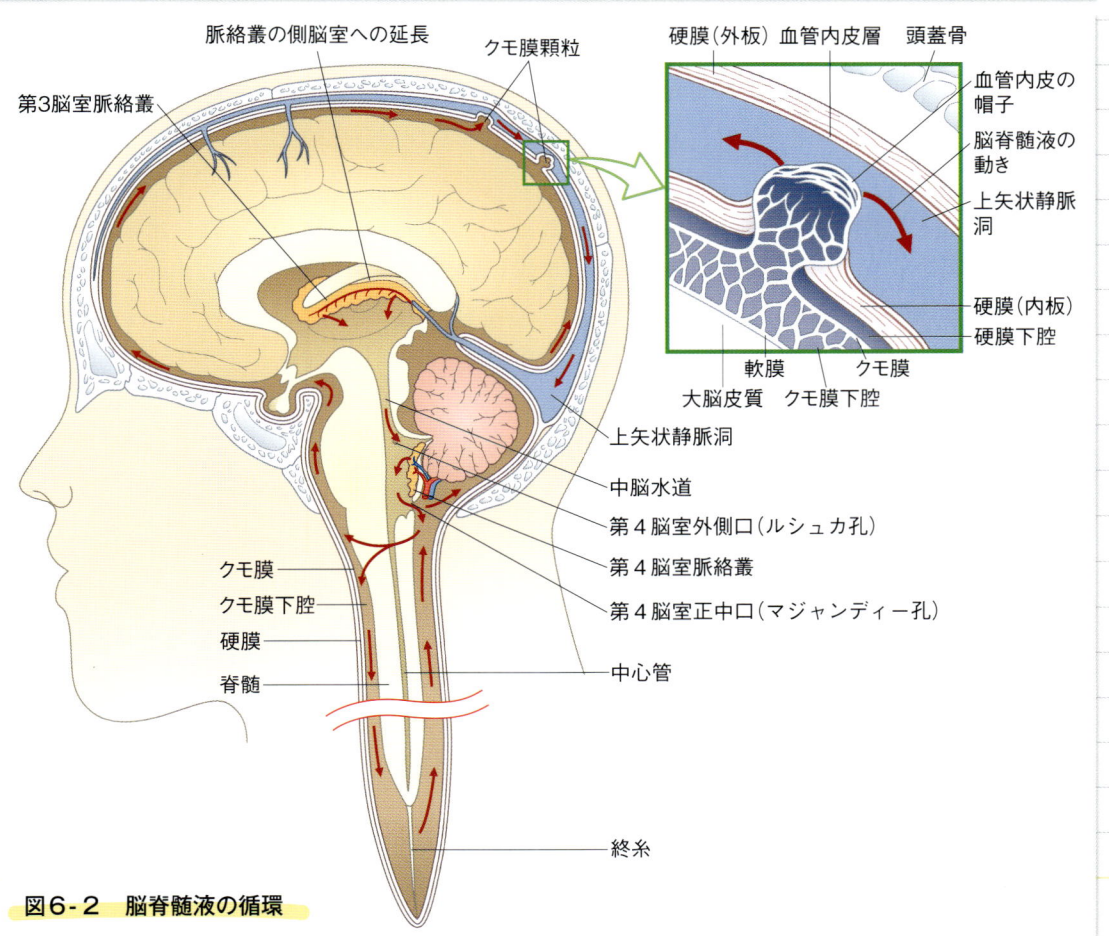

図6-2　脳脊髄液の循環

馬尾となる。

- ●延髄から連なる脊髄の頸髄と腰髄はそれぞれ太くなっており、頸膨大と腰膨大とよばれる。
- ●脊髄横断面の中央部は（②　　　　　　）といい、周辺を白質という。
- ●灰白質の前部を（③　　　　　　）といい、ここに骨格筋を支配する運動神経細胞が集合している。また、後部の後角には、脊髄神経後根からの知覚情報を感受する神経細胞が集合している。
- ●白質は、（④　　　　　　）、側索、後索に分かれる。ここを上行性と下行性の情報を伝える神経線維が通っている。
- ●脊髄は、運動性の情報を伝える神経線維の通路である（⑤　　　　　　）と、知覚性の情報を伝える神経線維の通路である後根に分かれる。

4 ▶ 脳幹：中脳・橋・延髄

中脳

- ●中脳は、間脳と橋の間にあり、大脳脚、被蓋、中脳蓋からなる。
- ●大脳脚は、錐体路をはじめ、大脳と脊髄を結ぶ神経線維の通路である。
- ●被蓋は、神経核と神経線維の伝導路をなし、中央部に赤核、大脳脚と被蓋の境界部に黒質がある。
- ●中脳蓋には、それぞれ2つずつの上丘と下丘があり、あわせて（①　　　　　　）という。上丘は視覚、下丘は聴覚に関係する。
- ●中脳には、（②　　　　　　）神経、滑車神経、三叉神経の神経核がある。
- ●中脳の神経核以外の運動核には、赤核、黒質、内側縦束核がある。

橋

- ●橋は、中脳と延髄の間、小脳の腹側に位置する。橋背部では第4脳室の底、菱形窩を形成する。
- ●錐体路に加え、大脳皮質と反対側の小脳皮質を結ぶ皮質橋路の線維が含まれる。
- ●橋には、三叉神経、外転神経、顔面神経、内耳神経の神経核がある。

延髄

- ●延髄は、脊髄の上端に連続する部分で橋はその上に続く。
- ●延髄は、脳の終端部で脊髄の上端部に続き、上方が太い円錐形をしている。
- ●延髄と橋からは多くの脳神経が起こるため、これらの脳神経をつくる神経細胞体の集合部（③　神経核　ニューロン　）が延髄と橋にみられる。集合部は、脳神経の起始核ともよばれる。
- ●延髄の前面に左右対称の（④　　　　　　）という膨らみがある。ここは運動神経の通路（錐体路）である。
- ●錐体路系の神経線維が錐体で左右が交叉する。これを（⑤　　　　　　）という。
- ●延髄には、呼吸中枢、心臓中枢、血管運動中枢、嚥下中枢、嘔吐中枢などの（⑥　体性神経　自律神経　）中枢がある。また、延髄には、舌咽神経、迷走神経、副神経、舌下神経の神経核がある。

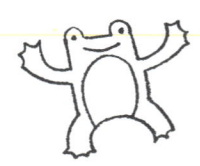

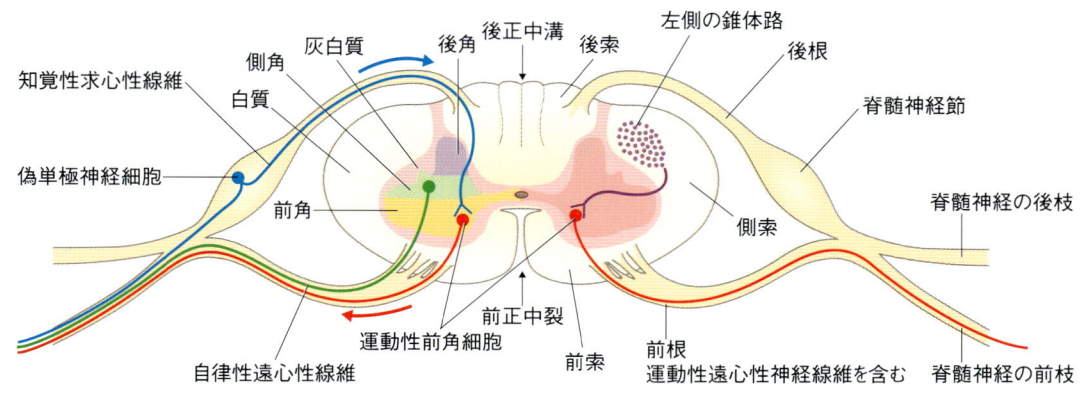

図6-3　脊髄の構造

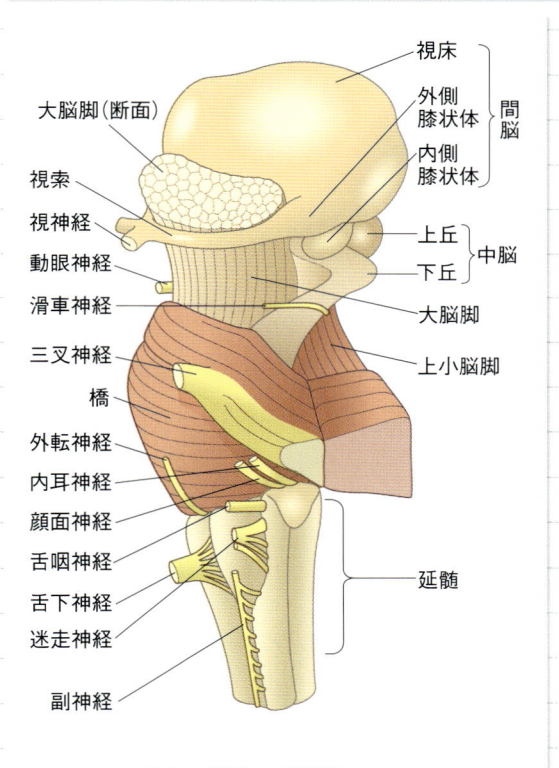

図6-4　脳幹の構造と脳神経

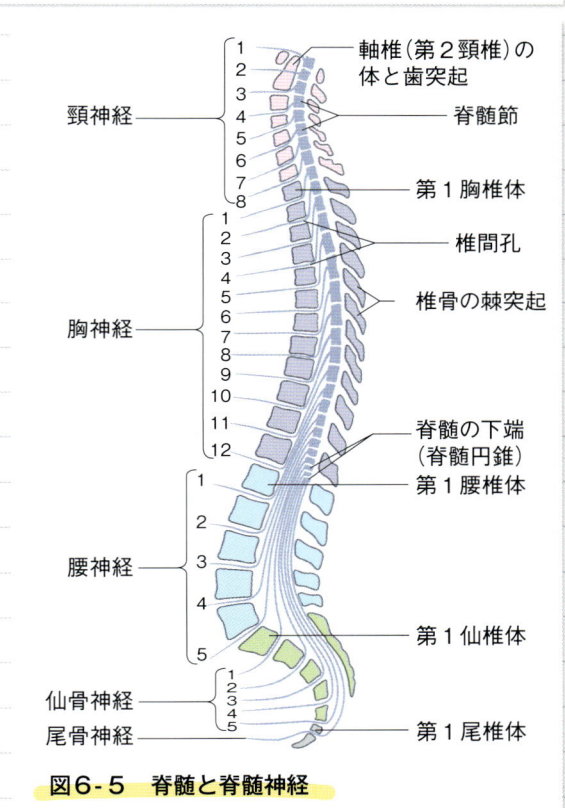

図6-5　脊髄と脊髄神経

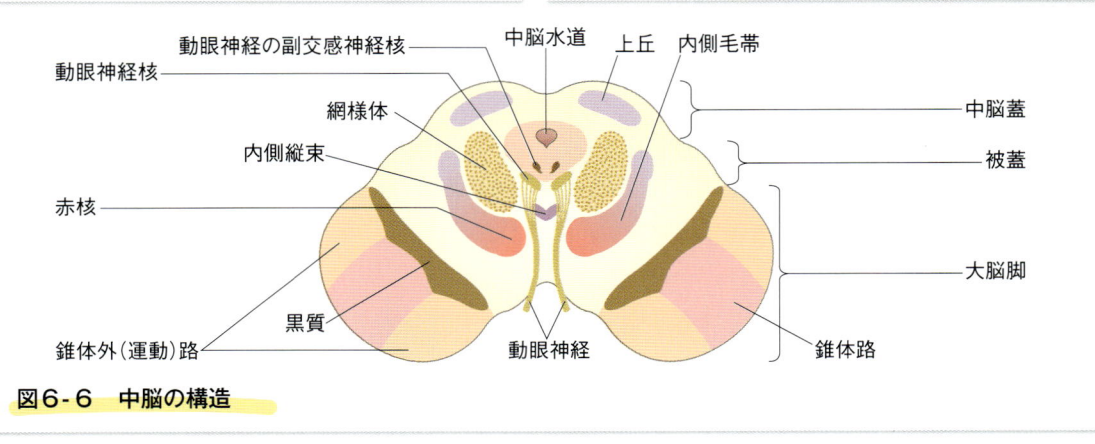

図6-6　中脳の構造

35

5 ▶ 間脳：視床・視床下部

●間脳は、視床と視床下部からなる。視床下部の前方先端には、（①　　　　　　　　）が連なっている。

●視床の後部には（②　**視覚　聴覚**　）に関与する内側膝状体、（③　**視覚　聴覚**　）に関与する外側膝状体がある。

●視床は、（④　　　　　　）感覚や深部感覚、その他の諸感覚の中継所として重要である。

●視床下部は（⑤　**呼吸調節　体温調節**　）や摂食、飲水、睡眠などの中枢があると同時に、（⑥　　　　　　）神経の最高中枢である。また、下垂体ホルモンの分泌調整をする。

6 ▶ 小脳

●小脳は左右の小脳半球とこれに挟まれた虫部からなる。終脳の後下方で橋と延髄の背側にあり第4脳室の天井をつくっている。

●小脳は3つの小脳脚により、中脳、橋、延髄と連結する。上小脳脚は中脳と連結し、中小脳脚は橋と、下小脳脚は延髄と連結する。

●小脳外表部の皮質は3層構造であり、分子層、（①　　　　　　　　　）細胞層、顆粒層である。

●中心部の髄質には、（②　**歯状　尾状**　）核など小脳核と総称される神経細胞の集合部がある。

●小脳の機能は、（③　**皮膚　筋**　）の緊張、平衡機能、（④　**情動行動　姿勢反射**　）、随意運動の調整である。

7 ▶ 大脳

●大脳は大脳縦裂により左右の（①　　　　　　　　）に分けられる。左右の大脳半球は脳梁によってつながっている。大脳半球の表面は多くの溝とその間に膨らみ〔（②　　　　　）〕がある。

●主な溝は、中心溝〔（③　　　　　　　　）溝〕、外側溝〔（④　　　　　　　　）溝〕、頭頂後頭溝などである。

●大脳半球の表面は溝により、（⑤　　　　　　　）、頭頂葉、側頭葉、後頭葉に区分される。

●大脳は、嗅脳、外套、脳梁、脳弓、透明中隔、大脳基底核に分けられる。外套は大脳半球の主体をなし、（⑥　　　　　　　　）と大脳髄質からなる。大脳の内部には側脳室がある。

●大脳皮質は灰白質（神経細胞）の層であり、大脳髄質は白質（神経線維）の集まりである。大脳髄質のなかに（⑦　　　　　　　　）とよばれる神経細胞の集合部がみられる。

●大脳基底核には、被殻、淡蒼球、尾状核、前障がある。被殻と淡蒼球を合わせてレンズ核、被殻と尾状核を合わせて（⑧　　　　　）という。

●大脳皮質には感覚や運動に関係する機能の中枢があり、これらは特定の部分に限定して分布しており、機能局在という。

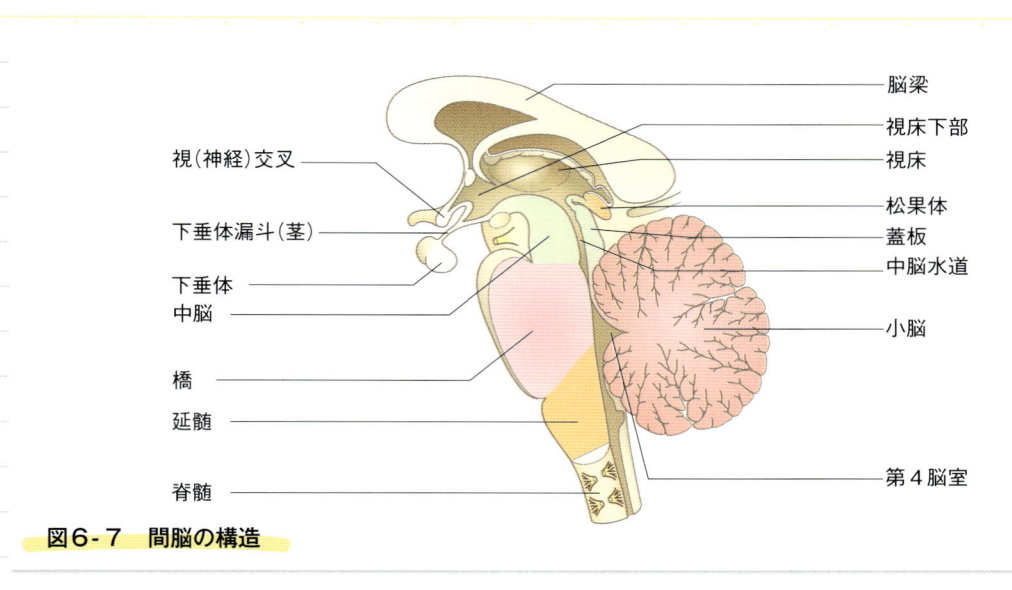

図6-7　間脳の構造

- 脳梁
- 視床下部
- 視床
- 松果体
- 蓋板
- 中脳水道
- 小脳
- 第4脳室
- 視(神経)交叉
- 下垂体漏斗(茎)
- 下垂体
- 中脳
- 橋
- 延髄
- 脊髄

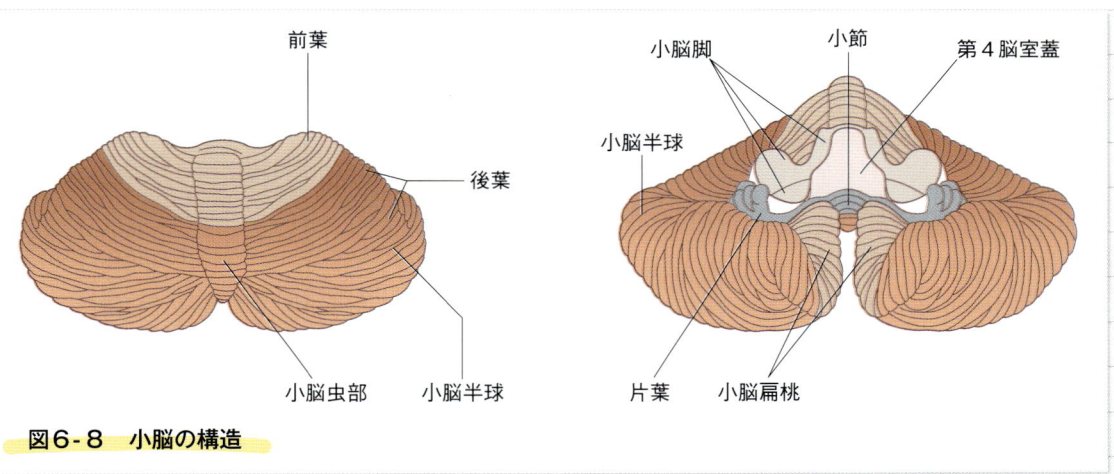

図6-8　小脳の構造

- 前葉
- 後葉
- 小脳虫部
- 小脳半球
- 小脳脚
- 小節
- 第4脳室蓋
- 小脳半球
- 片葉
- 小脳扁桃

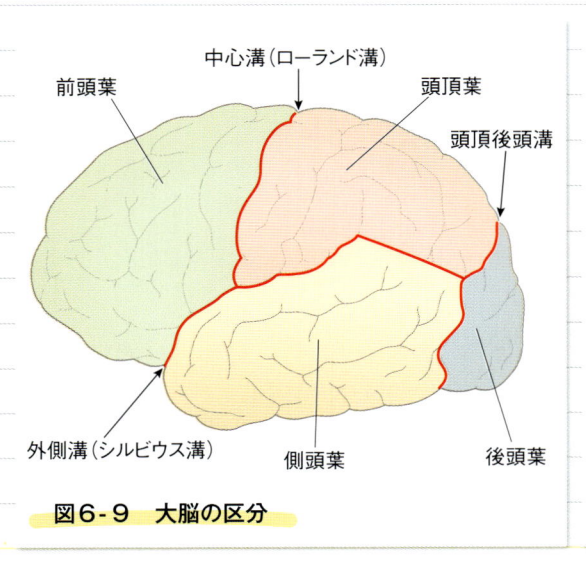

図6-9　大脳の区分

- 中心溝(ローランド溝)
- 前頭葉
- 頭頂葉
- 頭頂後頭溝
- 外側溝(シルビウス溝)
- 側頭葉
- 後頭葉

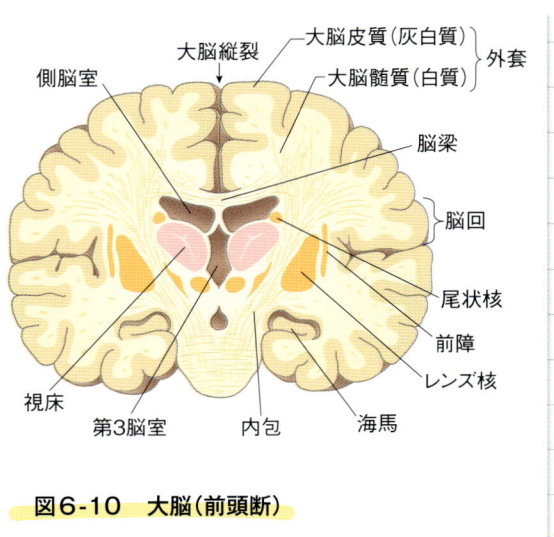

図6-10　大脳(前頭断)

- 大脳縦裂
- 大脳皮質(灰白質)
- 大脳髄質(白質)
- 外套
- 側脳室
- 脳梁
- 脳回
- 尾状核
- 前障
- レンズ核
- 海馬
- 視床
- 第3脳室
- 内包

- 前頭葉は主に（⑨　**運動　嗅覚**　）を担う領域である。
- 側頭葉は主に（⑩　**視覚　聴覚**　）、嗅覚、味覚や言語、記憶などを担う領域である。
- 後頭葉は主に（⑪　**視覚　聴覚**　）を担う領域である。
- 頭頂葉は主に皮膚による感覚や関節の位置・距離感などを識別する（⑫　**平衡覚　深部感覚**　）を担う領域である。
- 視覚野は、後頭葉の後下端部にあり、光や色彩の情報を統合し認識する。
- 聴覚野は、側頭葉の上内側面にあり、内耳で感受した音の情報を認識する。
- 🌸運動性言語中枢は（⑬　　　　　　　　）の中枢ともよばれる。前頭葉の外側下部に位置し、この部位が障害されると音を聞くことはできても意味のある言葉を話せなくなる。
- 🌸感覚性言語中枢は（⑭　　　　　　　　）の中枢ともよばれ、聴覚野の後方にある。この部位の障害により音を感受できても言葉の意味が理解できなくなる。
- 大脳の深部で脳梁を囲む部位を（⑮　　　　　　　　）という。嗅脳、帯状回、海馬、海馬回、扁桃体などがあり、生命維持に必要な本能的な行動と情動行動の機能をつかさどる。

8 ▶ 神経伝導路

- 大脳髄質は大脳半球の白質部で、その大部分が有髄神経線維である。この線維は走行方向により、連合線維、交連線維、投射線維の３つに区別でき、それぞれ集束して（①　　　　　　　）（神経路）をつくる。
- 伝導路のうち、連合線維は同一半球内の異なる領域を結ぶ。交連線維は左右の半球を連結する。投射線維（上行性伝導路と下行性伝導路）は、大脳皮質と脊髄、末梢の各部を結ぶ。
- 🌸上行性伝導路は、末梢の感覚器官からの知覚情報を（②　　　　　　　　）に伝える。体性感覚路、視覚路、聴覚路、平衡覚路、味覚路、嗅覚路などがあり感覚性伝導路ともいう。
- 🌸下行性伝導路は、大脳皮質の運動野から末梢へ向かい全身の骨格筋に連絡する。運動性伝導路ともいう。（③　　　　　　　　）と錐体外路の２系統がある。
- 🌸錐体路は骨格筋の（④　**随意　不随意**　）運動を支配する神経路である。運動野から起こる神経線維が内包、中脳、橋、延髄を通り、大部分は延髄の錐体で左右に（⑤　　　　　　　）する。
- 錐体外路は、骨格筋の運動や協調運動などを反射的に（⑥　**随意的　不随意的**　）に支配する神経路である。
- 末梢神経とは、中枢神経から枝分かれして目、耳、皮膚、手足、内臓など身体各部に向かって全身に網の目のように張り巡らされている神経をいう。
- 末梢神経は、中枢神経からの指令を身体各部位に伝えたり、各部位からの情報や刺激を中枢に伝える働きをする。脳に出入りする（⑦　　　　　）神経と脊髄に出入りする（⑧　　　　　　）神経がある。
- 脊髄神経は、脊髄の両側に出入りする末梢神経である。左右対になっており（⑨　　　　）対からなる。前根、後根により脊髄の前外側と後外側から出入りする。

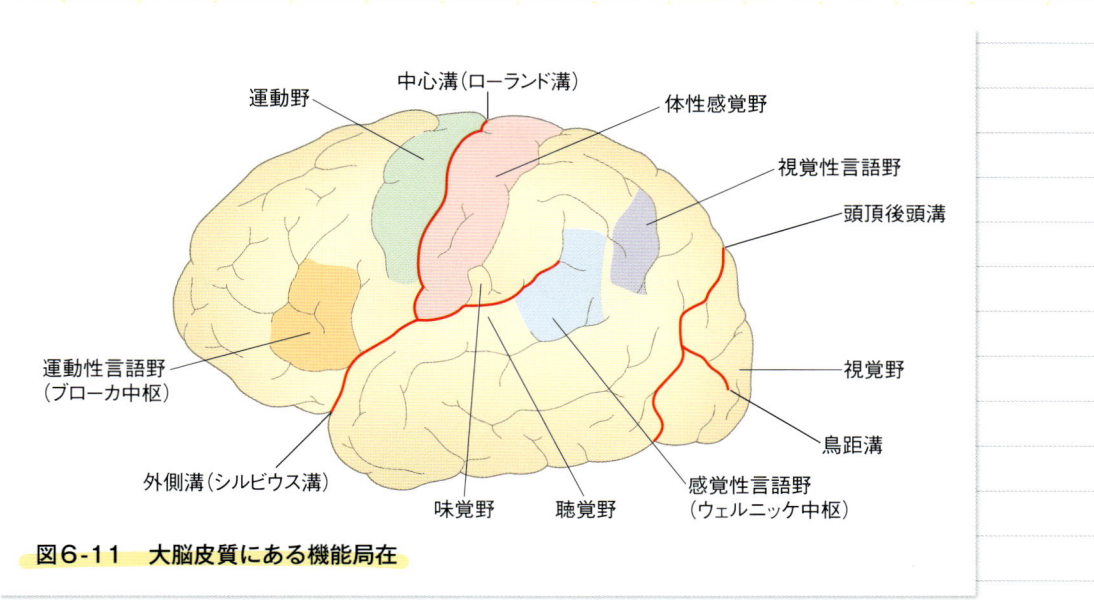

図6-11　大脳皮質にある機能局在

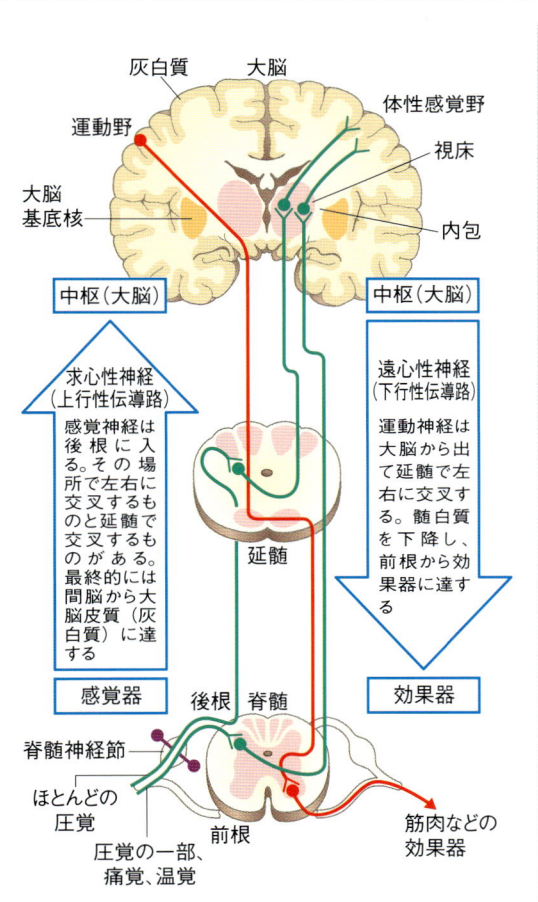

図6-12　神経伝導路

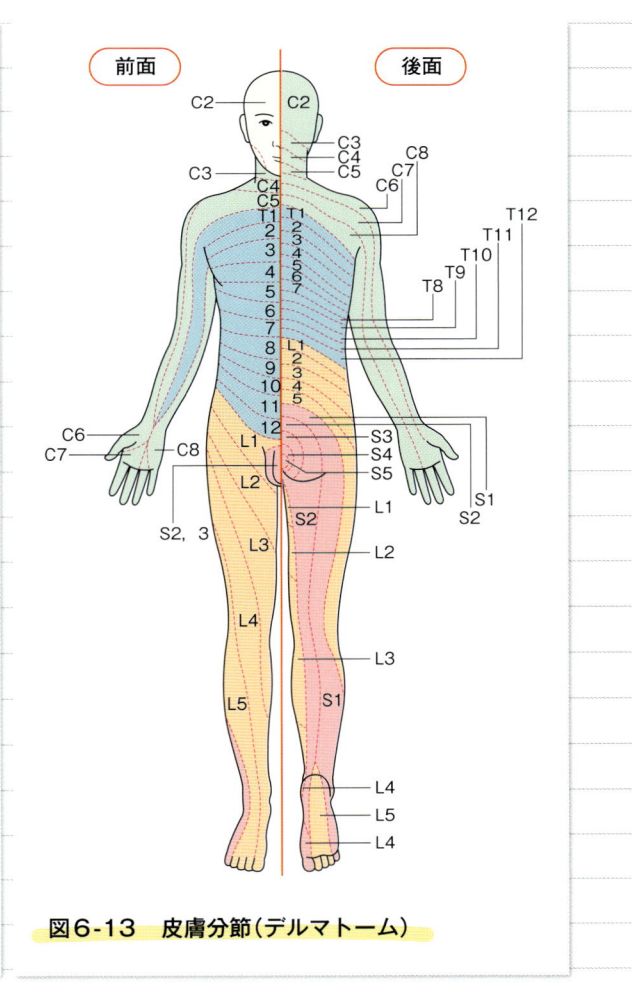

図6-13　皮膚分節（デルマトーム）

- 前根は(⑩　　　　　)神経の伝導路であり、後根は(⑪　　　　　)神経の伝導路である。後根は途中に脊髄神経節をつくり、前根と合わさり椎間孔を通る。その後、前枝と後枝に分かれる。
- 前枝は、体幹の外側面や前面、上肢・下肢の皮膚や筋に分布する。前枝は神経叢をつくる。
- 後枝は、後頭部、頸部、体幹の背面の皮膚や脊柱両側の筋に分布する。
- 脊髄神経は、頸神経(⑫　　　　)対、胸神経(⑬　　　　)対、腰神経(⑭　　　　)対、仙骨神経(⑮　　　　)対、尾骨神経(⑯　　　　)対の31対に区別される。
- 頸神経叢(C1〜C4)の枝は、頸部前外側部の皮膚と舌骨下筋群、斜角筋群などに分布する。
- 腕神経叢(C5〜T1)は強大な神経叢であり、上肢を動かす筋と上肢の皮膚に分布する。
- 肋間神経(T1〜T12)は神経叢をつくらず、肋間動脈、肋間静脈とともに、肋骨の下縁に沿って走行する。肋間筋や腹壁の筋を支配するとともに胸部、腹部の前面と側面の皮膚知覚にかかわる。肋間神経の枝は、T1の一部が腕神経叢に、T12の一部が腰神経叢に分布する。
- 腰神経叢(T12〜L4)の枝は、下腹部、鼠径部、大腿の皮膚と筋に分布する。L4の一部が、仙骨神経叢に分布する。
- 仙骨神経叢(L4〜S4)は強大な神経叢であり、下肢の大半の皮膚と筋を支配する。
- 体表の皮膚に分布する知覚神経の神経支配を皮膚分節〔(⑰　　　　　　　)〕という。

9 ▶ 上肢の神経支配：腕神経叢

- 上肢を支配する神経は、腕神経叢である。
- 正中神経、尺骨神経、橈骨神経、筋皮神経、腋窩神経が重要である。
- (①　　　　　)神経は、上腕動脈とともに上腕の内側を肘窩に向かって下行する。前腕の屈筋群と母指球の筋を支配しつつ、手掌に分布する。この神経の麻痺によって(②　　　　)が起こる。
- (③　　　　　)神経は、母指球筋以外の手指の屈筋を支配する神経で、手掌と手背の尺側半(小指側)の皮膚知覚にかかわる。また、尺側手根屈筋・深指屈筋を支配し、この神経の麻痺によって(④　　　　)が起こる。
- (⑤　　　　　)神経の支配領域は、手を含む上肢すべての伸筋に枝を与え、上肢伸側の皮膚知覚にかかわる。この神経の麻痺により(⑥　　　　)の状態が起こる。
- (⑦　　　　　)神経は、上腕の３つの屈筋(烏口腕筋、上腕二頭筋、上腕筋)を支配し、前腕の皮膚知覚にもかかわる。
- (⑧　　　　　)神経は、腋窩から肩に向かって三角筋を支配し、その付近の皮膚知覚にもかかわっている。

10 ▶ 下肢の神経支配：腰神経叢／仙骨神経叢

- 下肢を支配する神経は、腰神経叢と仙骨神経叢である。
- 腰神経はL1〜L5までで、腰神経叢はT12とL1〜L4の前枝によってつくられる。

●▶ **手に見られるの主な神経麻痺は？**　正中神経麻痺：猿手、尺骨神経麻痺：鷲手、橈骨神経麻痺：下垂手

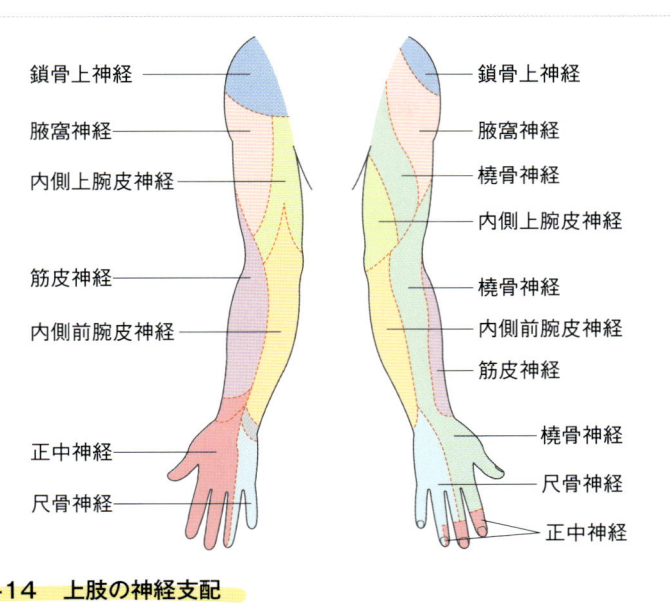

図6-14 上肢の神経支配

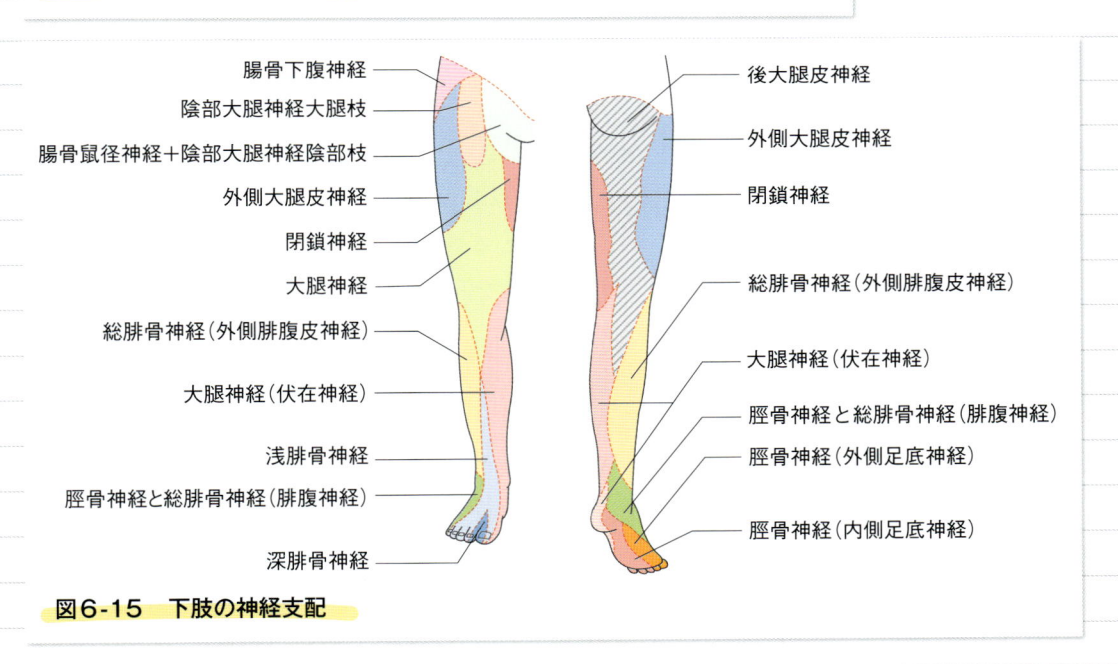

図6-15 下肢の神経支配

● 腰神経叢からの枝は、筋枝、腸骨下腹神経、腸骨鼠径神経、陰部大腿神経、外側大腿皮神経、

（①　　　　）神経と閉鎖神経がある。

● 仙骨神経叢は、L4〜L5、S1〜S4の前枝である。筋枝、上殿神経、下殿神経、後大腿皮神経、

（②　　　　）神経の枝がある。

● （②　　　　）神経は全身で最大の末梢神経で、大腿屈筋群を支配する筋枝、総腓骨神経、下腿

の屈筋群、足底の筋を支配する（③　　　　）神経に分かれる。

41

11 脳神経

● 脳神経は、脳に出入りする左右（①　　　　）対の神経である。頭蓋底の孔を通って頭部、頸部および体幹の内臓に分布する。

● 嗅神経は嗅覚を支配する。鼻腔粘膜の嗅神経から嗅球までの細枝である。

● 視神経は視覚に関係する。眼球の網膜より起こり下垂体の前で（②　　　　　　　）をつくり、間脳の視床（外側膝状体）に入る。

● （③　　　　）神経は、眼球運動を行う外眼筋のうち、上直筋、下直筋、内側直筋、下斜筋、上眼瞼挙筋を支配する。副交感神経線維を含み、これらが毛様体神経節を通って、眼球内の瞳孔括約筋と毛様体筋に分布する。

● （④　　　　）神経は、眼球を動かす上斜筋（かつて滑車筋とよばれていた）を支配する。

● （⑤　　　　）神経は脳神経で最大の神経である。橋の外側から出て三叉神経節をつくり、眼神経、上顎神経、下顎神経の3枝に分かれ顔面の皮膚や歯に分布する。下顎神経は咀嚼筋を支配する。

● （⑥　　　　）神経は、眼球を外方に回転させる外側直筋を支配する。

● （⑦　　　　）神経は、表情筋を支配する運動線維と舌の前方2/3の味覚線維、唾液分泌の副交感神経線維からなる混合性神経である。

● （⑧　　　　）神経は、聴覚と平衡覚を支配する。内耳道で（⑨　　　　　　）をつかさどる蝸牛神経と（⑩　　　　　　）をつかさどる前庭神経に分かれる。

● （⑪　　　　）神経は、舌の後方1／3の味覚にかかわる知覚神経を含むとともに、嚥下にかかわる咽頭筋を支配する運動神経を含む。耳下腺の分泌を調節する副交感神経をも含む混合性神経である。

● （⑫　　　　）神経は、延髄から始まる運動性、知覚性のほかに副交感神経を含んだ混合性神経である。枝である（⑬　　鼓索　　反回　　）神経は喉頭筋を支配し発声に関与する。

● 迷走神経は、延髄から起こり頸静脈孔を出て、内頸静脈と総頸動脈に挟まれて頸部を下行し、胸部、食道の両側を下がり、食道裂孔を通って腹部内臓にまで分布している。咽頭や声帯、食道の運動と感覚にかかわる。

● （⑭　　　　）神経は、運動性の神経で胸鎖乳突筋と僧帽筋を支配し、頸部の運動にかかわる。

● （⑮　　　　）神経は、延髄から始まる運動性神経で、内舌筋と外舌筋を支配し、舌の運動にかかわる。

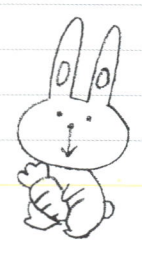

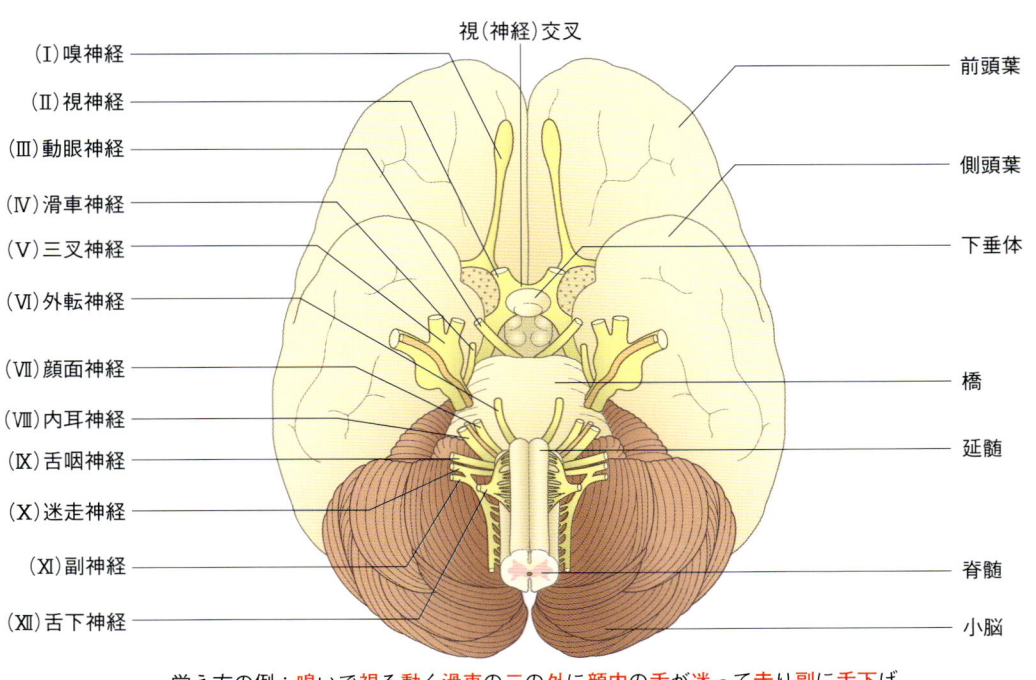

視(神経)交叉

- （I）嗅神経
- （II）視神経
- （III）動眼神経
- （IV）滑車神経
- （V）三叉神経
- （VI）外転神経
- （VII）顔面神経
- （VIII）内耳神経
- （IX）舌咽神経
- （X）迷走神経
- （XI）副神経
- （XII）舌下神経

- 前頭葉
- 側頭葉
- 下垂体
- 橋
- 延髄
- 脊髄
- 小脳

覚え方の例：嗅いで視る動く滑車の三の外に顔内の舌が迷って走り副に舌下げ

図6-16　脳神経

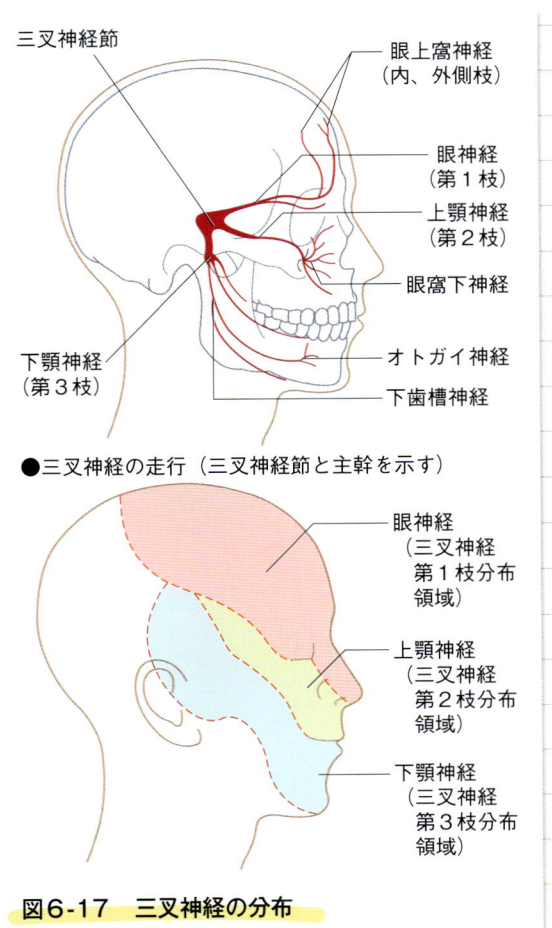

- 三叉神経節
- 眼上窩神経（内、外側枝）
- 眼神経（第1枝）
- 上顎神経（第2枝）
- 眼窩下神経
- 下顎神経（第3枝）
- オトガイ神経
- 下歯槽神経

●三叉神経の走行（三叉神経節と主幹を示す）

- 眼神経（三叉神経第1枝分布領域）
- 上顎神経（三叉神経第2枝分布領域）
- 下顎神経（三叉神経第3枝分布領域）

図6-17　三叉神経の分布

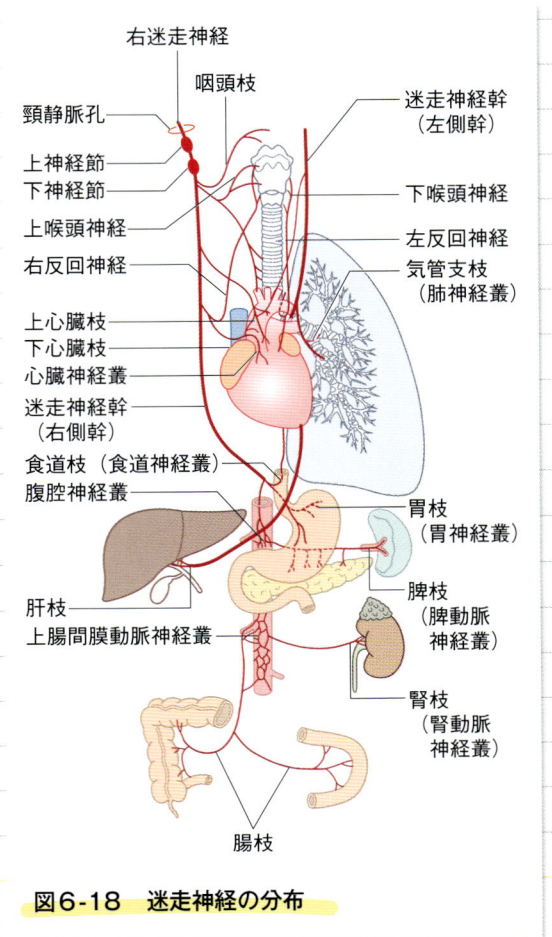

- 右迷走神経
- 咽頭枝
- 頸静脈孔
- 上神経節
- 下神経節
- 上喉頭神経
- 右反回神経
- 上心臓枝
- 下心臓枝
- 心臓神経叢
- 迷走神経幹（右側幹）
- 食道枝（食道神経叢）
- 腹腔神経叢
- 肝枝
- 上腸間膜動脈神経叢
- 迷走神経幹（左側幹）
- 下喉頭神経
- 左反回神経
- 気管支枝（肺神経叢）
- 胃枝（胃神経叢）
- 脾枝（脾動脈神経叢）
- 腎枝（腎動脈神経叢）
- 腸枝

図6-18　迷走神経の分布

12 自律神経

- 末梢神経である自律神経は、意志とは無関係に反射的に（① **骨格と筋　内臓**　）の機能を調節する自律性をもつ。
- 大部分の臓器は自律神経である（②　　　　）神経と（③　　　　）神経の両方に支配されており、これを（④　　　　　　）という。
- 交感神経は、生体を活動に適した状態にする神経である。
- 副交感神経は、休んだり、リラックスしているときに働く神経である。
- 交感神経と副交感神経は同じ器官に分布していて、互いに（⑤ **拮抗　協力**　）して作用する。
- 自律神経は、末梢の臓器に到達する間にシナプスを介して、次の神経に情報を伝達する。シナプス部位にみられる神経細胞の細胞体の集団が自律神経節で交感神経節と副交感神経節がある。
- 脳・脊髄の中枢神経内の神経細胞から神経節までを（⑥　　　　）線維といい、神経節から末梢の臓器までの部分を（⑦　　　　）線維という。
- 交感神経の節前線維の細胞体は、第1胸髄から第2腰髄の間の脊髄側角にある。
- 副交感神経の節前線維の細胞体は、中脳、延髄と第2〜4仙髄にある。
- 仙髄に起始核をもつ副交感神経は（⑧　　　　　　）神経に含まれて走行し、下行結腸から直腸下部までの消化管と骨盤内臓、生殖器を支配する。
- 中脳、延髄からの副交感神経は脳神経のうち、（⑨　　　　　）神経、顔面神経、舌咽神経、迷走神経の4に含まれて走行する。それぞれの支配する器官の近くの神経節で節後ニューロンに接続し、節後線維となって目的の器官に分布する。
- 舌咽神経とともに走行する副交感神経は、節前線維が耳神経節を経て節後線維となり、（⑩ **涙腺　耳下腺**　）に分布して分泌を促進する。
- 交感神経の節後線維末端から放出される伝達物質がノルアドレナリンであることから、交感神経節後線維はアドレナリン作動性線維ともいう。副交感神経では伝達物質がアセチルコリンであるため、副交感神経節後線維はコリン作動性線維ともいう。節前線維は、交感神経・副交感神経のどちらもアセチルコリンが放出されるので、コリン作動性線維である。

⚘····神経伝達物質とは？

アセチルコリン	運動神経、副交感神経、交感神経節前ニューロン
カテコールアミン（ドパミン）	線条体
カテコールアミン（ノルアドレナリン）	交感神経節後ニューロン
セロトニン	視床下部、辺縁系
ヒスタミン	視床下部
γ-アミノ酪酸（GABA）	小脳、大脳皮質、海馬
グルタミン酸（Glu）	脳幹、大脳皮質
サブスタンスP	痛覚ニューロン

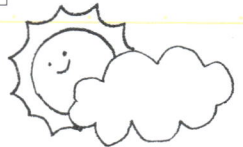

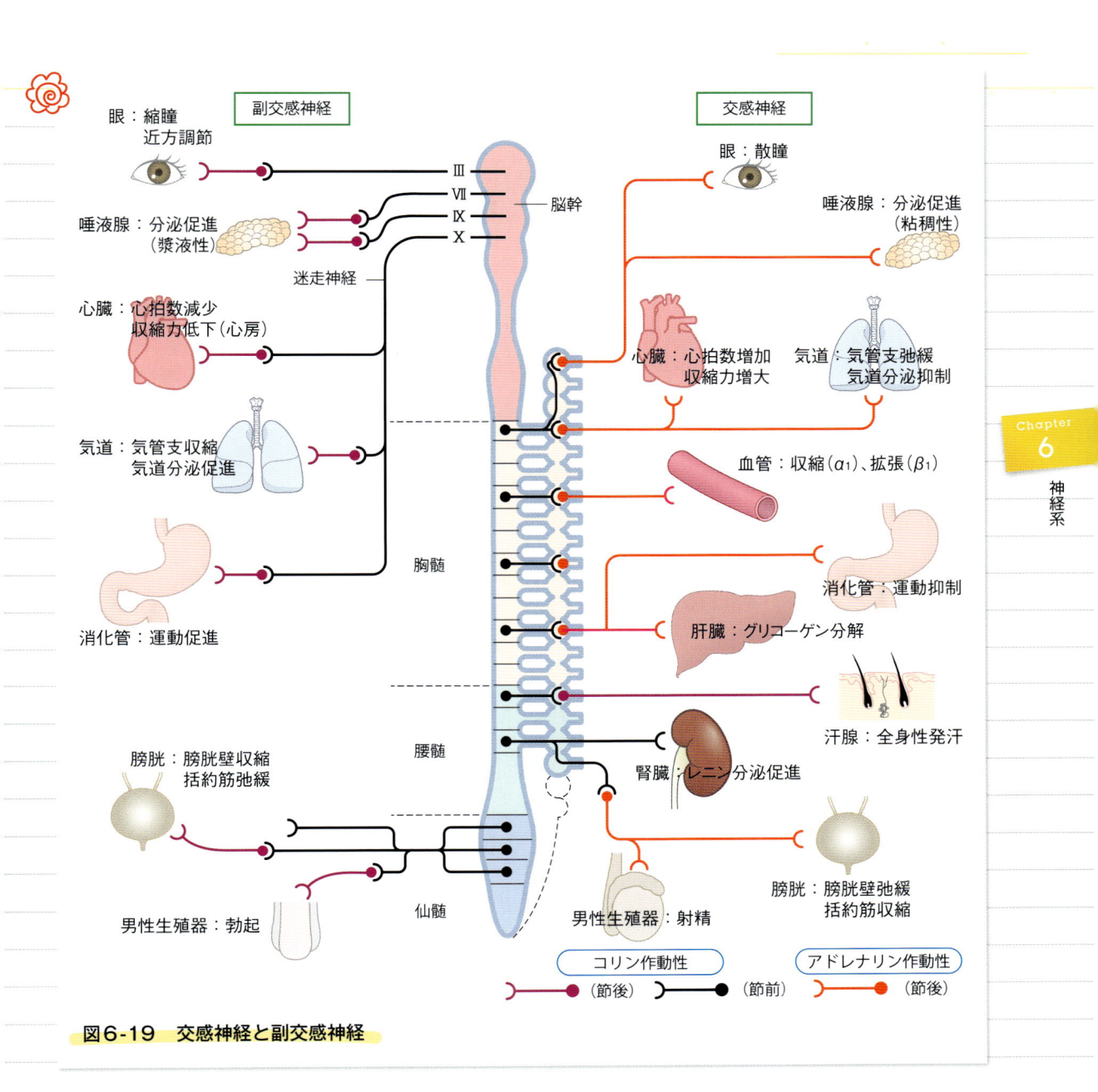

副交感神経

眼：縮瞳
　　近方調節

唾液腺：分泌促進
　　　　（漿液性）

迷走神経

心臓：心拍数減少
　　　収縮力低下（心房）

気道：気管支収縮
　　　気道分泌促進

消化管：運動促進

膀胱：膀胱壁収縮
　　　括約筋弛緩

男性生殖器：勃起

脳幹

胸髄

腰髄

仙髄

交感神経

眼：散瞳

唾液腺：分泌促進
　　　　（粘稠性）

心臓：心拍数増加
　　　収縮力増大

気道：気管支弛緩
　　　気道分泌抑制

血管：収縮（α_1）、拡張（β_1）

消化管：運動抑制

肝臓：グリコーゲン分解

汗腺：全身性発汗

腎臓：レニン分泌促進

膀胱：膀胱壁弛緩
　　　括約筋収縮

男性生殖器：射精

コリン作動性　●（節後）　○━━●（節前）

アドレナリン作動性　●（節後）

図6-19　交感神経と副交感神経

副交感神経の作用は？

エネルギーを補充（休息時）する際に働くのが副交感神経。エネルギーを消費する際に働くのが交感神経

	副交感神経	交感神経
瞳孔	縮瞳	散大
気管支平滑筋	収縮	拡張（弛緩）
心拍数	減少	増加
血管	拡張（弛緩）	収縮
消化管運動	促進	抑制
発汗	ー	促進
立毛筋	ー	収縮
膀胱括約筋（排尿）	促進（弛緩）	収縮
生殖器	勃起	射精

Chapter 6 神経系

45

13 ▶ 睡眠

●睡眠は（①　　　　　）睡眠と（②　　　　　　　）睡眠に分けられ、周期的に交互にこれらの状態が繰り返されている。

●ノンレム睡眠はレム睡眠ではないという意味で、ノンレム睡眠という。また、（③　**徐波　逆説**　）睡眠ともいう。副交感神経が優位になるため、心拍数、体温、代謝などは（④　**増加　低下**　）する。入眠時の浅い眠りから深い眠りへと4段階に分けられ、第4段階が最も深い。

●レム睡眠は（⑤　**徐波　逆説**　）睡眠ともいう。心拍数、呼吸数は（⑥　**増加　低下**　）する。大脳皮質は不規則に活動しているため、（⑦　　　　　）眼球運動が生じたり、夢をみたりする。一方で、身体は休息状態であるため、骨格筋は（⑧　**緊張　弛緩**　）する。

●乳幼児では成人よりもレム睡眠が多い。高齢者では成人よりもレム睡眠が（⑨　**増加　減少**　）する傾向になる。

●早朝に向けて、深いノンレム睡眠が減少しレム睡眠が長くなっていく。

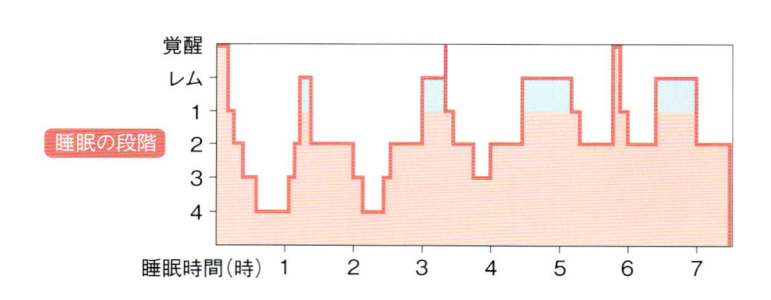

図6-20　睡眠の段階

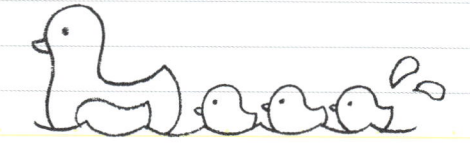

Chapter 7 骨格系

1 骨の分類

- 骨は全身に大小およそ **200個**あり、人体の（①　　　　）の役割や（②　　　　）の保護、筋の起始部・停止場所、骨髄での（③　　　　）、電解質の貯蔵などの働きがある。
- 頭部の骨を（④　　　　）骨、体幹部分を**体幹骨**、上肢部分を**上肢骨**、下肢部分を**下肢骨**という。
- 骨は形により、（⑤　　　　）骨、**短骨**、**扁平骨**、**含気骨**に分類される。
- 上腕や前腕、大腿や下腿などの長くて円筒形の骨を長骨という。両端を（⑥　　　　）、中央部を（⑦　　　　）という。
- 短くて不規則な形をしている**手根骨**、**足根骨**などを（⑧　　　　）骨という。
- 脳を保護する**頭蓋骨**や**肩甲骨**を（⑨　　　　）骨という。
- 骨内部に**多数の空洞**をもつ骨で**上顎骨**や**側頭骨**などを（⑩　　　　）骨という。

2 骨の構造

- **骨膜**は結合組織からなり、**シャーピー線維**で骨表面に固着しており、血管・神経が分布している。骨を**保護**し、**成長**や**再生**の役割がある。
- 骨の表層で骨組織が層板状に配列している骨質を（①　　　　）質とよぶ。中心管ともよばれる（②　　　　）管が縦に走り、そのなかを**血管**が通る。周囲の同心円状の層板を**ハバース層板**という。
- **ハバース管**を横方向に連結して骨の内部と表層部をつなぐのが（③　　　　）管である。貫通管ともよばれる。
- 骨の**深層**や**骨端**部分にある骨質を（④　　　　）質とよぶ。海綿様の小腔をもち、**骨髄**により満たされている。**骨髄**は、**赤色骨髄**と**黄色骨髄**に分けられる。
- 赤色骨髄は（⑤　　　　）組織を含む。造血機能が失われると、（⑥　　　　）組織に置き換えられて**黄色骨髄**になる。
- 骨は骨膜直下において、常に骨吸収と骨形成をバランスよく繰り返し再構築されている。骨吸収は（⑦　　　　）細胞によって、骨形成は（⑧　　　　）細胞によって行われる。

3 骨の発生、成長

- 人体の大部分の骨は、最初に軟骨性のひな形をつくり、それが骨組織に置き換えられ、この様式でつくられる骨を（①　　　　）骨という。

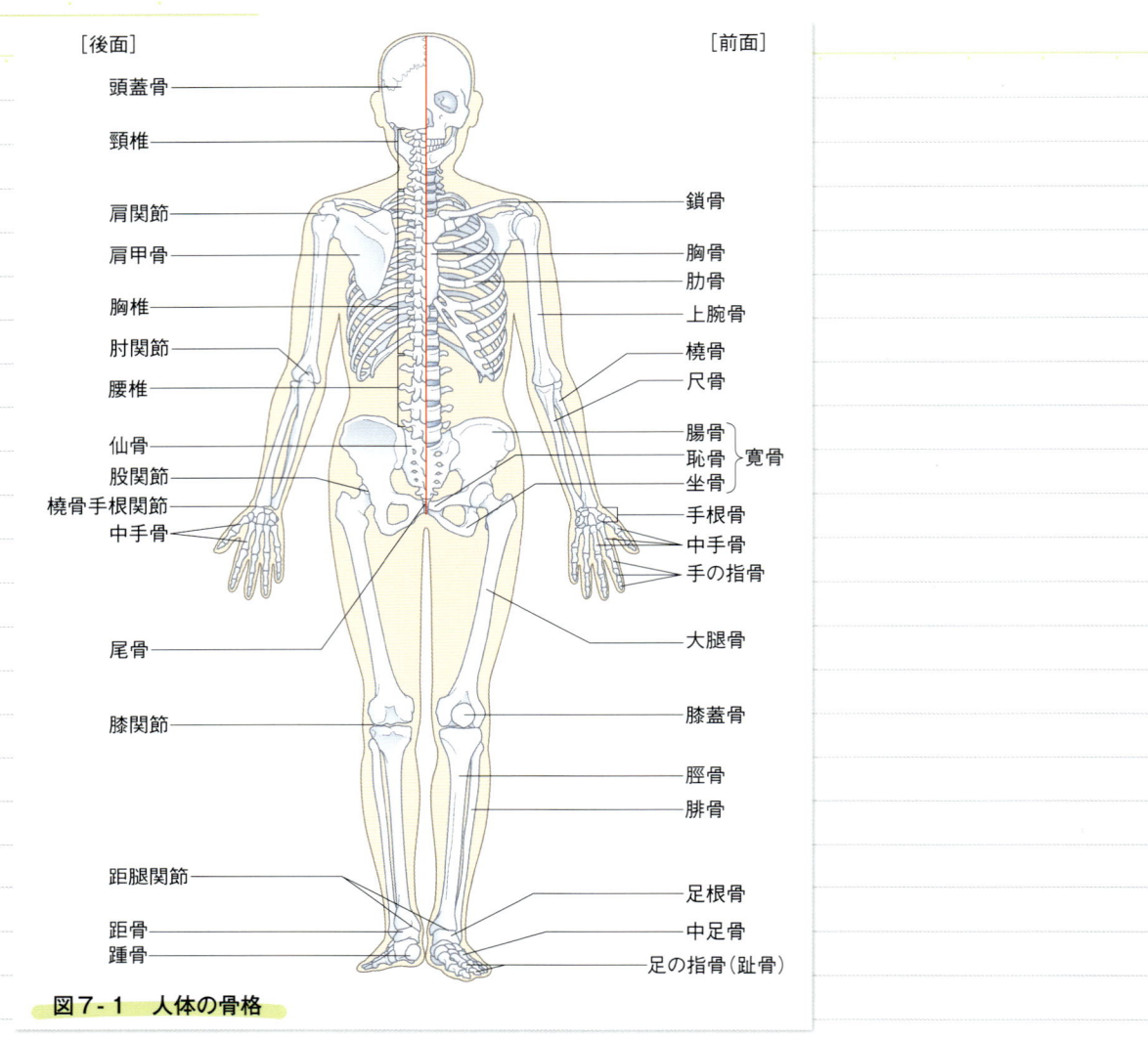

図7-1　人体の骨格

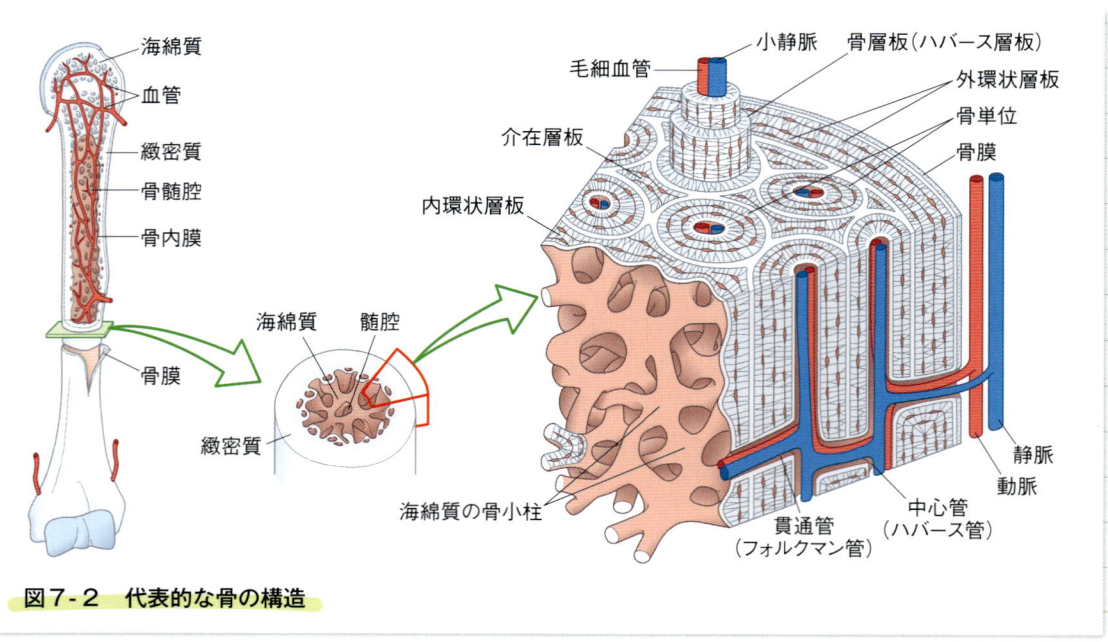

図7-2　代表的な骨の構造

- ●頭蓋や顔面の骨、鎖骨などにみられる形成様式で、結合組織のなかに（②　　　　）細胞が分化し、骨を形成する。このような形成様式を付加骨〔（③　　　　）骨〕という。
- ●骨端軟骨が増殖し、軟骨細胞を作り出し、骨の（④　　　　）を成長させる。
- ●骨膜は関節軟骨を除く骨のすべての表面をおおう。そして、その内面で骨芽細胞をつくり、骨の（⑤　　　　）を成長させる。

4　骨の連結

- ●骨は結合して骨格をつくる。結合には不動結合と可動結合がある。
- ●（①　　　　）結合は、結合部は不動性であり、骨と骨の間に結合組織や軟骨が介在している。線維性結合、軟骨結合、骨結合などがある。
- ●線維性結合には、頭蓋骨にみられる（②　　　　）や靭帯結合などがある。
- ●軟骨結合とは、両骨間が線維軟骨で結合されている。椎間円板、骨盤の（③　　　　）などがある。
- ●骨結合とは、線維性または軟骨性の結合において両骨間の結合組織や軟骨が二次的に骨化したものである。骨端線、前頭骨、腸骨・坐骨・恥骨が結合している（④　　　　）、仙骨など。
- ●（⑤　　　　）結合とは、連続する骨に付着している関節軟骨同士が続いていない。間に関節腔が存在し、可動性がある結合様式で（⑥　　　　）とよばれる。
- ●関節面は、関節軟骨におおわれて結合部は線維膜と滑膜の2層の（⑦　　　　）に含まれる。
- ●関節包を補強する線維性の（⑧　　　　）には、関節運動の方向や範囲を制約して、損傷を防ぐ役割もある。

5　関節の種類

- ●単関節とは、2つの骨がつくる関節で、（①　　　　）関節（上腕骨と肩甲骨）、（②　　　　）関節（大腿骨と寛骨）などがある。
- ●複関節とは、3つ以上の骨がつくる関節で、（③　　　　）関節（上腕骨、橈骨、尺骨）などがある。
- ●球関節は、（①　　　　）関節、股関節などがある。
- ●蝶番関節は、（④　　　　）関節、指節間関節などがある。
- ●鞍関節は母指の（⑤　　　　）関節などがある。
- ●楕円関節は、橈骨手根関節がある。
- ●車軸関節は環軸関節と上・下橈尺関節がある。
- ●平面関節は、椎間関節や胸鎖関節がある。
- ●捻挫とは、外力により関節包や靭帯が損傷し、関節部の痛みや腫れが生じる。
- ●脱臼は、捻挫よりさらに強い外力により関節面がずれたり離れたりする。

●┄┄▸ 関節軟骨を構成する成分は？　水分（約80％）、コラーゲン、プロテオグリカン（ヒアルロン酸、コンドロイチン硫酸など、タンパク質）

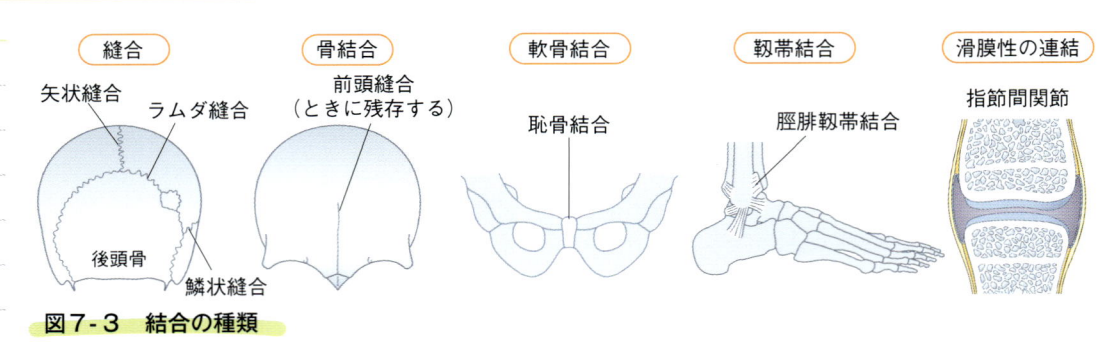

図7-3　結合の種類

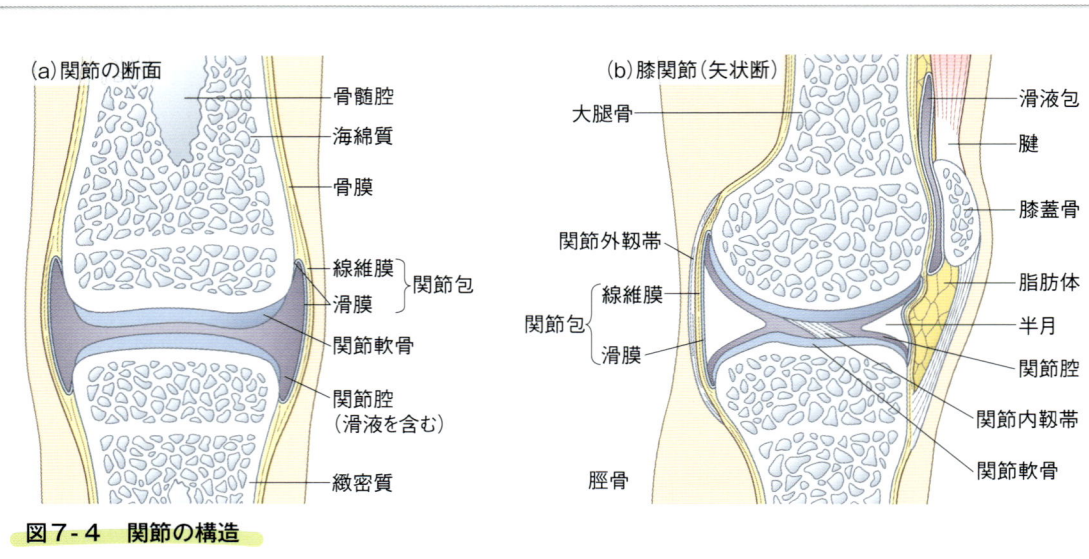

図7-4　関節の構造

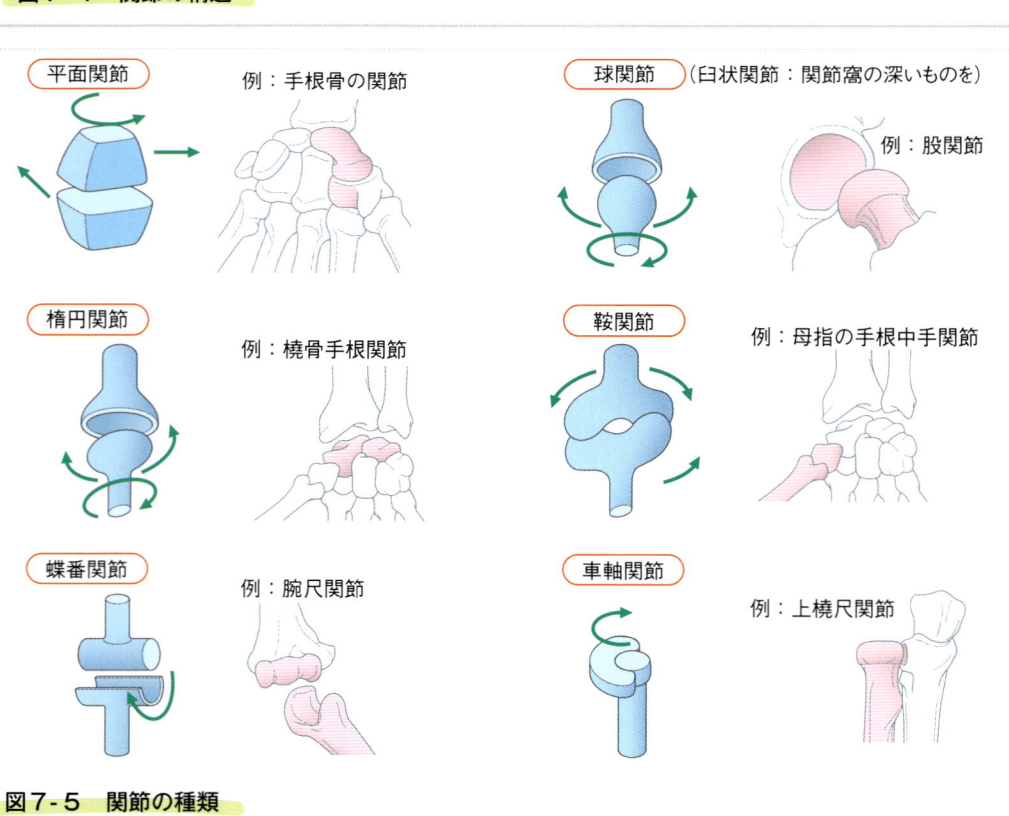

図7-5　関節の種類

6 体幹の骨

頭蓋骨

●頭蓋骨は脳のまわりを囲っている（①　　　　　　）と、鼻や頬、顎の部分をつくっている顔面頭蓋からなる。

●脳頭蓋(神経頭蓋)は、前頭骨（1個）、頭頂骨（2個）、側頭骨（2個）、後頭骨（1個）、蝶形骨（1個）、篩骨（1個)の6種8個からなる。

●顔面頭蓋(内臓頭蓋)は、鼻骨（2個）、涙骨（2個）、下鼻甲介（2個）、上顎骨（2個）、頬骨（2個）、口蓋骨（2個）、下顎骨（1個）、鋤骨（1個）、舌骨（1個)の9種15個からなる。

脊柱

●脊柱は、成人では頸椎（7個）、胸椎（12個）、腰椎（5個）、仙骨（1個）、尾骨（1個)の26個の（②　　　　　　）骨からなる。

●椎骨は上下に積み重なって（③　　　　）をつくる。

●仙椎は、5個からなるが17〜18歳ころに癒合して1個の（④　　　　）骨となる。

●椎骨は円柱状の（⑤　　　　　）と後方の椎孔を囲む椎弓で構成される。上下の椎体は間に（⑥　　　　　　　　）を挟み、柱状をなしている。孔である椎孔は連なって脊柱管をつくり、髄膜でおおわれた（⑦　　　　　）が入っている。

●椎体の前後は、前縦靭帯と後縦靭帯があり、椎体を補強している。

●椎間円板の中心部は（⑧　　　　　）で、水分に富んだゼリー状の物質である。その周囲は、膠原線維からなる線維輪が取り囲んでいる。

●椎弓からは（⑨　　　　　　）、横突起、上関節突起、下関節突起が出る。椎弓の基部には上下のくびれがあり、上椎切痕、下椎切痕という。上下の椎弓は（⑩　　　　　　　　）で連結されている。

胸郭

●胸郭は、胸椎（12個）、胸骨（1個）、肋骨（12対24個)によって構成されている。胸腔内臓の保護と（⑪　**呼吸　心拍**　)に関与している。

●肋骨は弓状に彎曲し後方で椎骨と前方で（⑫　　　　　　）骨と結合する。

●胸骨に連結する部分は（⑬　　　　　）骨という。第1から第7の肋骨は、それぞれの肋軟骨が胸骨と直接結合するが、第8から第10肋骨では、それぞれがすぐ上の肋軟骨と結合し、肋骨弓をなして胸骨に結合する。第11と第12肋骨は胸骨に結合しない。

●胸郭上口は、頸部内臓や大血管の胸腔内への出入口で、第1胸椎、左右第1肋骨、胸骨の上縁に囲まれた空間である。

●胸郭下口は、第12胸椎、左右の肋骨弓と胸骨の下端部に囲まれた部分で、（⑭　　　　　　　）が位置し、腹腔と境界されている。

●胸骨は、細長く平坦な骨である。上部の胸骨柄、下部の胸骨体からなる。胸骨体の先端は（⑮　　　　　　）とよばれる。

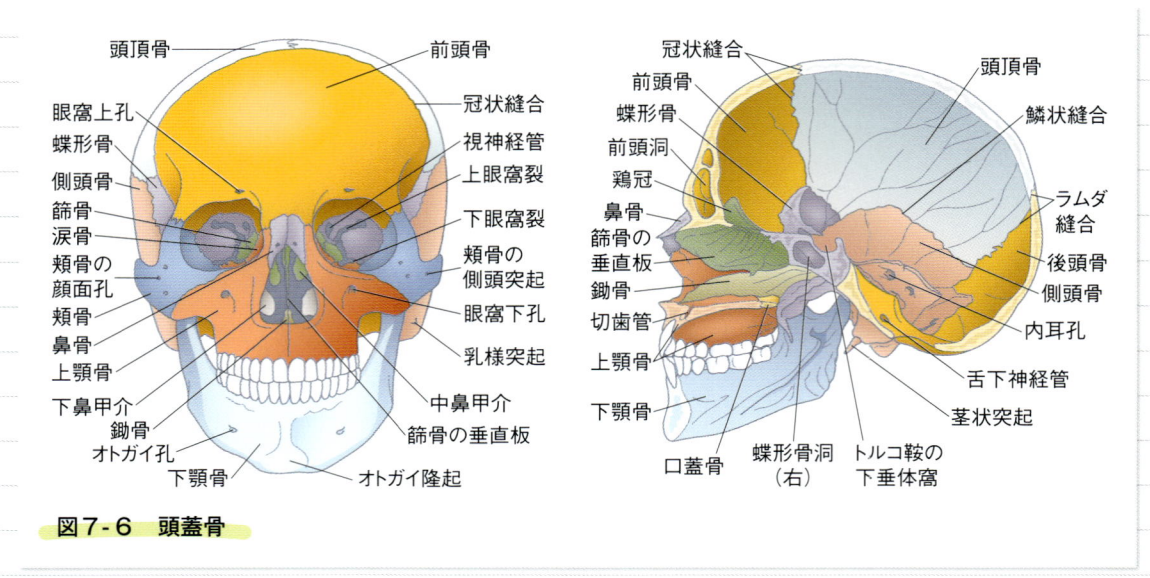

図7-6　頭蓋骨

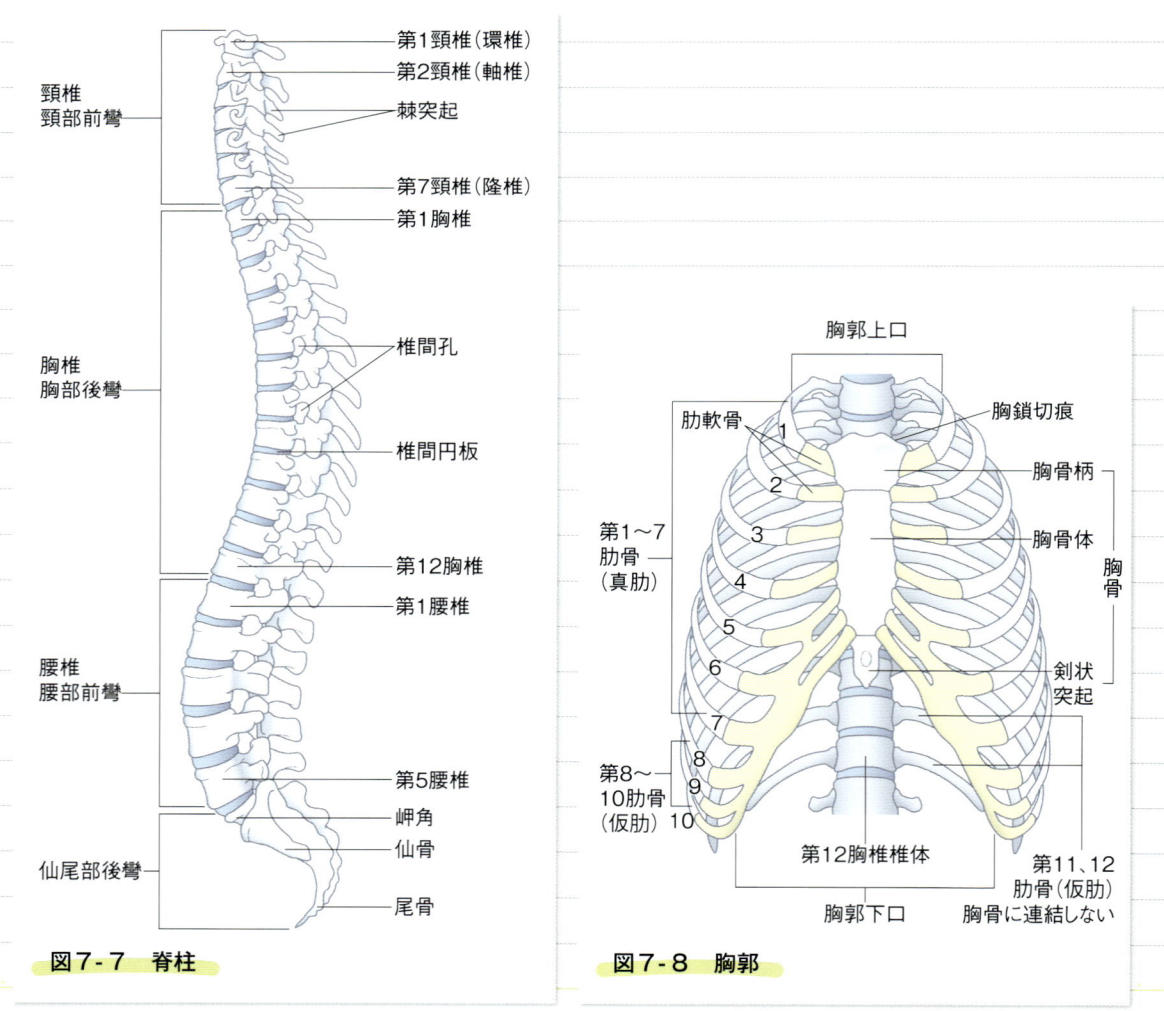

図7-7　脊柱

図7-8　胸郭

7 上肢の骨

- ●上肢は、上肢帯（鎖骨、肩甲骨）と自由上肢（上腕、前腕、手）からなり、運動の自由度が大きい。上肢帯は体幹と連結している。
- ●胸郭の外側背面をおおう逆三角形をした扁平な骨を（①　　　　　）という。
- ●鎖骨は、内側端と胸骨柄で（②　　　　　）関節を形成し、外側端で肩甲骨の肩峰との間に（③　　　　　）関節を形成する。
- ●肩甲骨の関節窩と上腕骨頭で形成される肩関節は、（④　　球　　蝶番　　）関節である。
- ●肩関節は関節窩が浅く、いろいろな関節のなかでもっとも可動性が大きく（⑤　　　　　）を起こしやすい。
- ●肩と肘の間を上腕、肘から手首の間を（⑥　　　　　）という。
- ●上腕には（⑦　　　　　）骨、前腕には（⑧　　　　　）骨と尺骨がある。
- ●上腕骨の近位端は半球状の上腕骨頭で、遠位端には上腕骨小頭と上腕骨滑車がある。
- ●橈骨は、前腕の外側で（⑨　　　　　）指側に位置する。
- ●橈骨頭の上面に橈骨頭窩があり、上腕骨と（⑩　　　　　）関節をつくる。もう１つは、橈骨頭の全周（関節環状面）で尺骨の橈骨切痕との間で上橈尺関節をつくる。
- ●橈骨の（⑪　　　　　）は、手首母指側で触れる。この突起のすぐ内側で橈骨動脈の拍動を触知できる。
- ●橈骨下端の尺骨切痕は尺骨と下橈尺関節をつくる。
- ●尺骨は、前腕の内側で小指側に位置する。上端部は深い切れ込みがありここに上腕骨の下端がはまり（⑫　　　　　）関節をつくる。
- ●肘関節は上腕骨、橈骨、尺骨の間に形成され、腕尺関節、腕橈関節、上橈尺関節からなる。

8 手の骨

- ●手の骨は、指骨、中手骨、（①　　　　　）骨からなる。
- ●手根骨は舟状骨、月状骨、三角骨、豆状骨、大菱形骨、小菱形骨、有頭骨、有鈎骨の８つあり、橈骨の下端との間に橈骨手根関節をつくる。
- ●手のひらの部分は５本の（②　　　　　）骨からなる。
- ●手の指は、母指が中節骨を欠くが、他の指は、基節骨、中節骨、末節骨からなる。
- ●中手骨頭と指の基節骨底との関節を中手指節関節〔（③　　　　　）関節〕という。
- ●各指の指節の骨の間の関節を（④　　　　　）関節といい、蝶番関節である。
- ●中節骨と末節骨間の関節を遠位指節間関節〔（⑤　　　　　）関節〕という。
- ●基節骨と中節骨間の関節を近位指節間関節〔（⑥　　　　　）関節〕という。

●‥‥▶ **上肢の関節の主な運動と働く筋肉は？**　肩関節：外転（三角筋）、内転（大胸筋）、肘関節：屈曲（上腕二頭筋）、伸展（上腕三頭筋）、手関節：背屈（指伸筋、手根伸筋）、掌屈（指屈筋、手根屈筋）

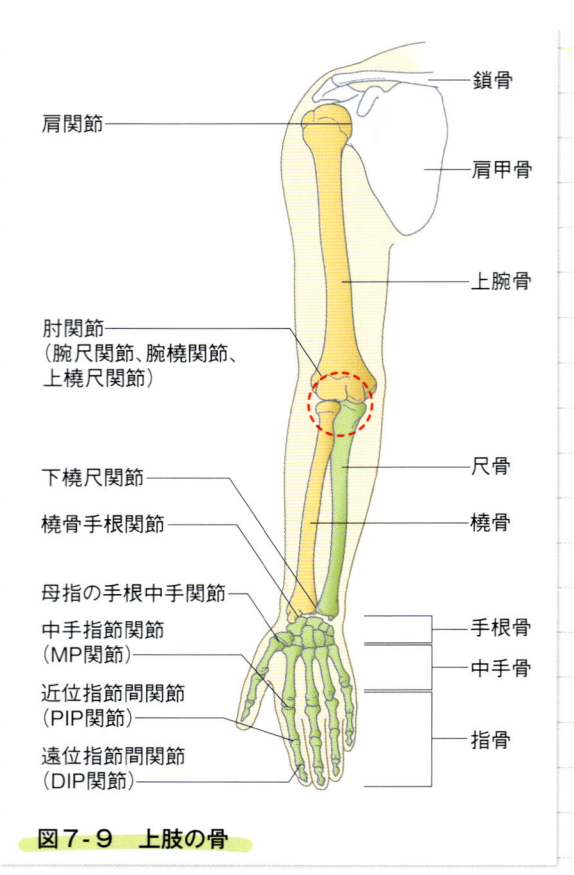

図7-9　上肢の骨

- 鎖骨
- 肩関節
- 肩甲骨
- 上腕骨
- 肘関節
  （腕尺関節、腕橈関節、
  上橈尺関節）
- 尺骨
- 下橈尺関節
- 橈骨
- 橈骨手根関節
- 母指の手根中手関節
- 中手指節関節
  （MP関節）
- 近位指節間関節
  （PIP関節）
- 遠位指節間関節
  （DIP関節）
- 手根骨
- 中手骨
- 指骨

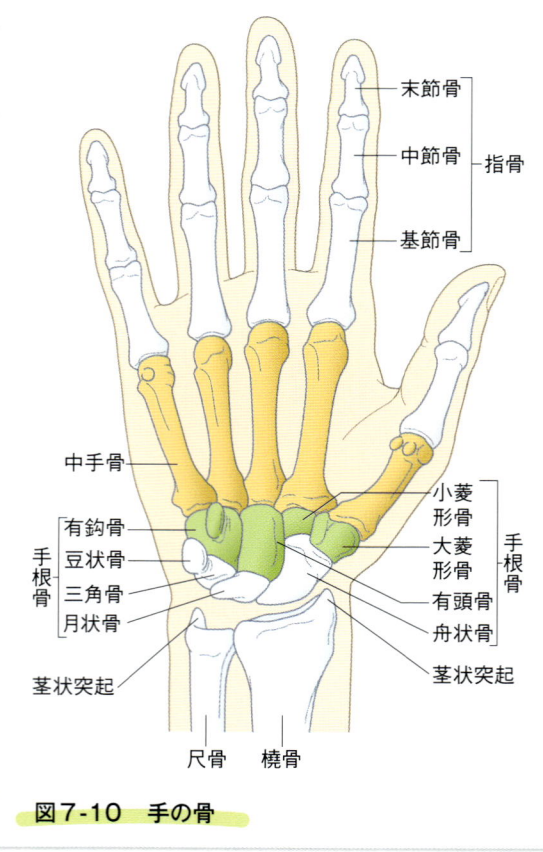

図7-10　手の骨

- 末節骨
- 中節骨
- 基節骨
- 指骨
- 中手骨
- 小菱形骨
- 大菱形骨
- 有鈎骨
- 豆状骨
- 三角骨
- 月状骨
- 手根骨
- 有頭骨
- 舟状骨
- 茎状突起
- 茎状突起
- 尺骨
- 橈骨

9 骨盤

- 体幹と下肢をつなぐ部位を下肢帯という。（① 　　　　　）骨が体幹と自由下肢（大腿、下腿、足）とを連結している。
- 骨盤は仙骨に左右1対の（① 　　　　　）骨が後内側で連結して形成されている。
- 寛骨は、小児では腸骨、恥骨、坐骨の3個の骨に分かれているが、成人になると骨結合し1つの骨になる。
- 寛骨の外面には寛骨臼があり、ここに大腿骨頭がはまり込んで（② 　　　　　）関節を形成する。
- 股関節は、代表的な（③ 　球　蝶番　）関節である。
- 腸骨の上縁を（④ 　　　　　）といい、腰部の皮下に触れることができる。腸骨稜の後端部を上後腸骨棘といい、ここで骨髄穿刺が行われる。
- 坐骨は殿部の皮下に触れることができる。下端の坐骨結節は、座位ではいすの座面に接するところで、体重を支える。
- 恥骨は寛骨の前下部を占めて、左右が結合する面の間に線維性軟骨の恥骨間円板を挟み、（⑤ 　　　　　）を形成する。
- 自由下肢は、股関節より下の部分で、大腿骨や膝蓋骨、下腿（脛骨、腓骨）、足（足根骨、中足骨、足の指骨）をいう。

10 下肢の骨

- 大腿骨は、人体で最大の長骨であり、身長の1/4を占めるといわれる。
- 大腿骨の上端には（① 　　　　　）があり、その下方は大腿骨頸という。
- 大腿骨頭と寛骨臼で（② 　　　　　）関節を形成する。
- 大腿骨頸のすぐ下に外側に向かって（③ 　　　　　）という突起があり、内側には小転子という小さな突起がある。
- 下腿の骨には脛骨と腓骨がある。脛骨は下腿の内側にある太い長骨である。
- 脛骨の上端部は両側にくぼみがあり、その関節面に大腿骨下端の内側顆、外側顆とともに（④ 　　　　　）関節を形成し、大腿骨下端と脛骨上端および膝蓋骨の間に位置する。関節腔内は、（⑤ 　　　　　）という交差する関節内の靭帯がある。
- 脛骨の下端部は内側に突出し⑥ 　　　　　）を形成する。足首の内側のくるぶしである。
- 腓骨は脛骨の外側に位置する細い長骨である。上端の肥厚部は腓骨頭とよばれ、内側は関節面をもち脛骨と脛腓関節を形成する。
- 腓骨の外果は足首の外側のくるぶしで、内面は関節面となり脛骨の下関節面と内果の関節面と距骨の間で距腿関節を形成する。

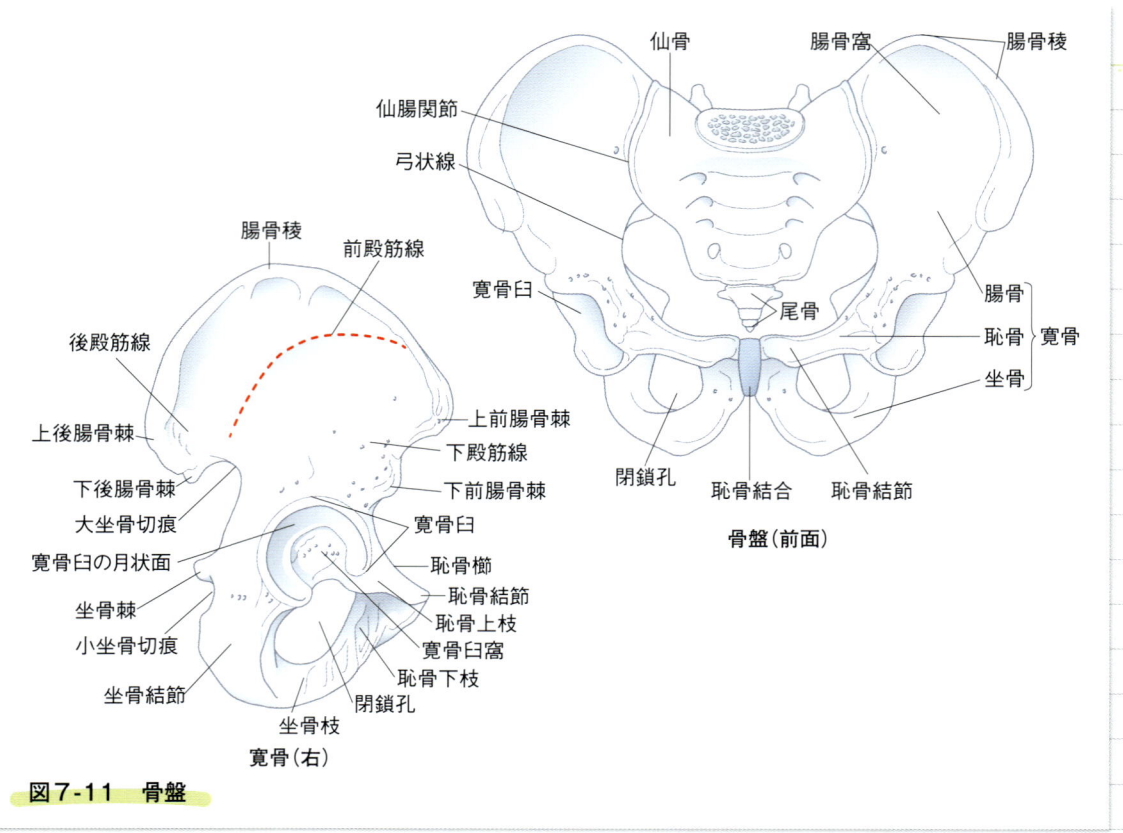

図7-11　骨盤

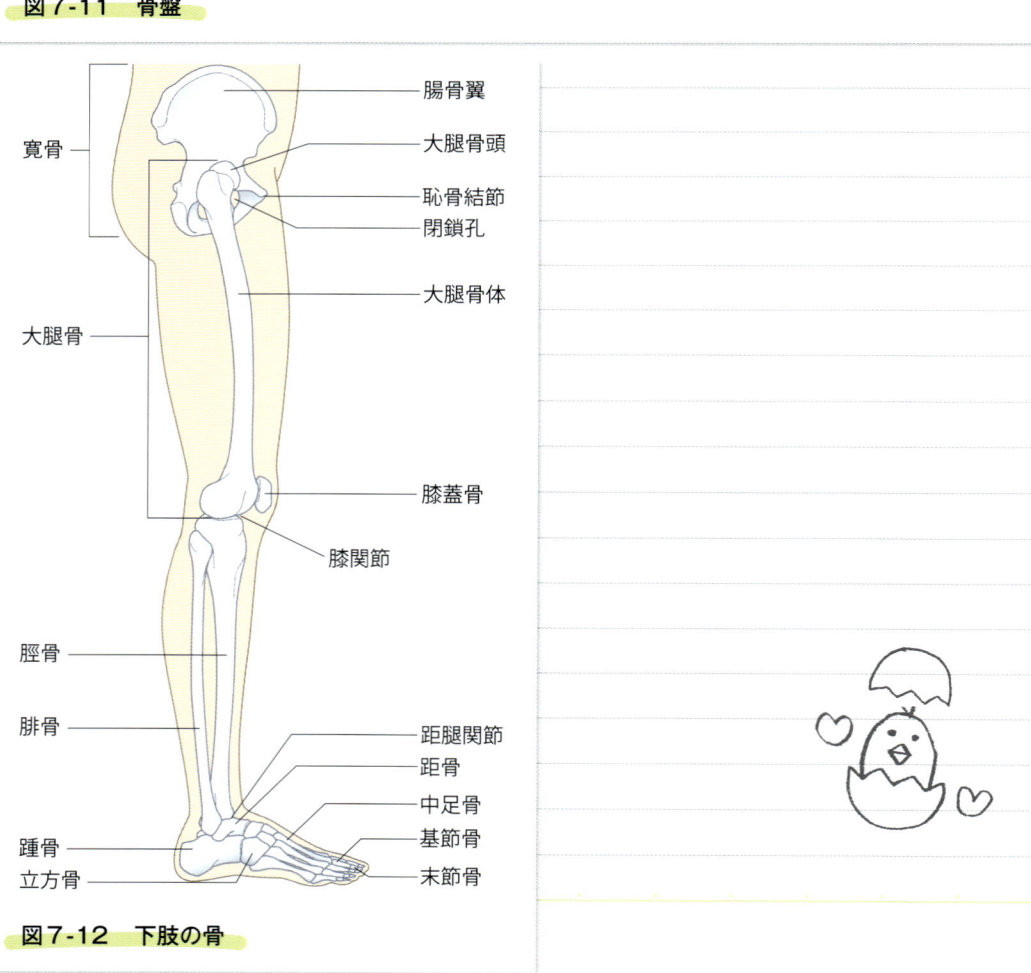

図7-12　下肢の骨

11 ▶ 足の骨

●足の骨は、（①　　　　　　　　）骨、**中足骨**、**趾骨**（足の指骨：基節骨、中節骨、末節骨）からなる。

●**足根骨**は不規則な形の小型の7個の骨である。そのうち、**距骨**と**踵骨**は大きい。

●**距骨**は下腿の脛骨と腓骨とで（②　　　　　　）関節を形成し、**踵骨**は踵を形成する。

●**踵骨**と**立方骨**の間、**距骨**と**舟状骨**の間の関節を合わせて（③　　　　　　　　　）関節という。

●3個の**楔状骨**と**立方骨**はそれぞれ、中足骨と**足根中足関節**〔（④　　　　　　　　）関節をつくる。

●**中足骨**は、足の甲にあたる長い骨で5個からなる。

●**趾骨**は、母趾で2個、他は3個で14個からなる。

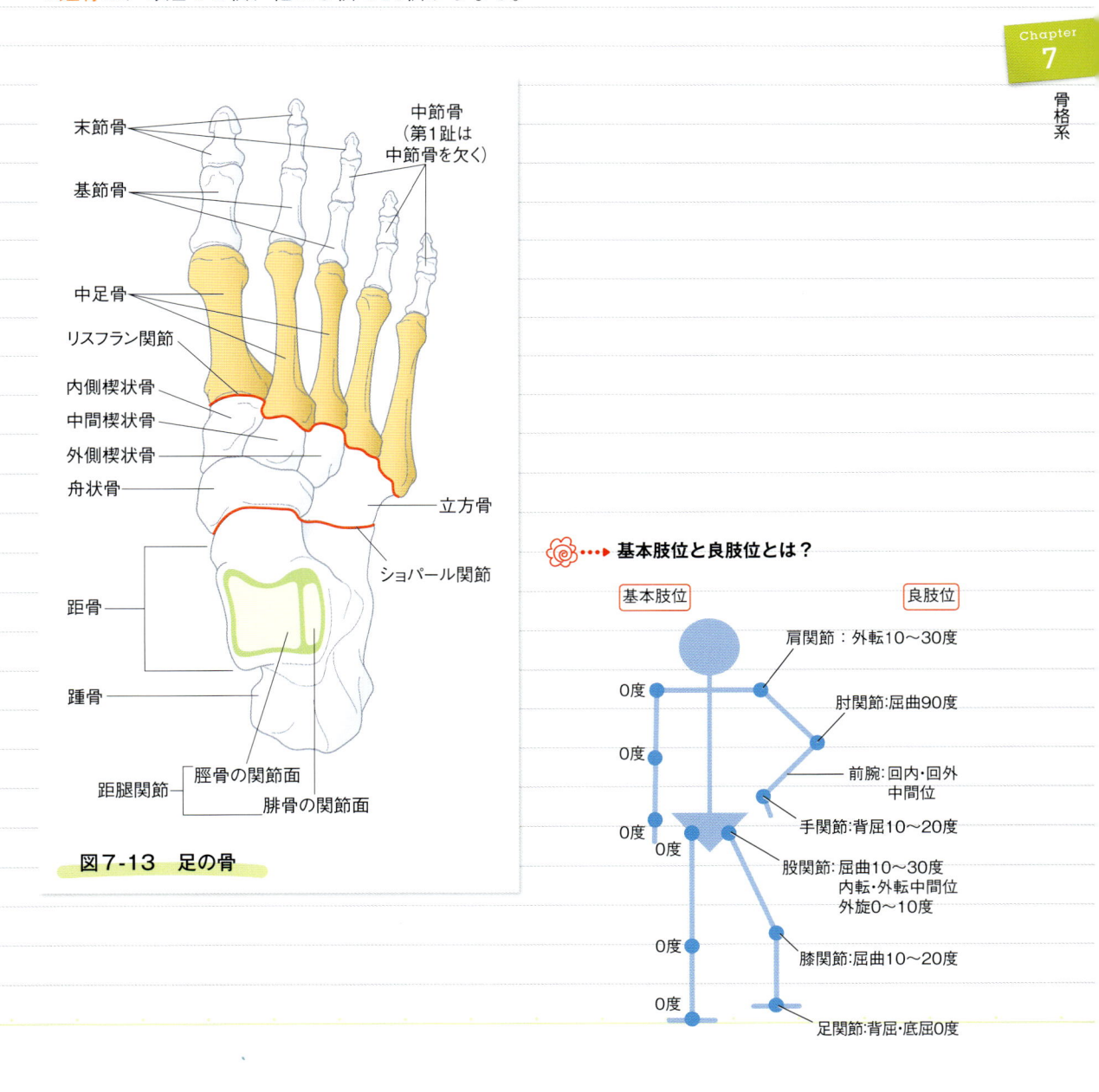

末節骨
中節骨（第1趾は中節骨を欠く）
基節骨
中足骨
リスフラン関節
内側楔状骨
中間楔状骨
外側楔状骨
舟状骨
立方骨
ショパール関節
距骨
踵骨
脛骨の関節面
腓骨の関節面
距腿関節

図7-13　足の骨

🌸 ⋯▶ **基本肢位と良肢位とは？**

基本肢位　　　　良肢位

肩関節：外転10〜30度
0度
肘関節：屈曲90度
0度
前腕：回内・回外中間位
0度
手関節：背屈10〜20度
0度
股関節：屈曲10〜30度　内転・外転中間位　外旋0〜10度
0度
膝関節：屈曲10〜20度
0度
足関節：背屈・底屈0度

Chapter 8 筋系

1 筋組織

● 筋は体重の約（① 　　　）%を占めており、人体のなかでもっとも大きな組織である。

● 筋肉は組織学的に、（② **平滑　横紋**）筋（骨格筋、心筋）と（③ **平滑　横紋**）筋（内臓の運動筋）の２つに分類される。

● 骨格筋は（④ **随意　不随意**）筋で骨と骨をつなぎ、体性神経による支配を受け身体を動かす。

● 心筋は（⑤ **随意　不随意**）筋であり、心臓を自動的に収縮させ自律神経の調節を受けている。

● 平滑筋は消化管壁に代表され、自律神経による調節を受け内臓の運動を（⑤ **随意　不随意**）に動かす。

● 骨格筋が２つの骨を結合するとき、動かないほうの骨についている端を起始（体幹に近いほう）、動くほうの端を停止（体幹から遠いほう）という。

● 骨格筋はさまざまな形をしているが、（⑥ 　　　）に近いほうを筋頭、（⑦ 　　　）に近いほうを筋尾という。両端の多くは腱となって骨に結合している。中央の太い部分を筋腹という。

● 筋腹は骨格筋細胞が集合しており、細胞内は（⑧ 　　　　）や（⑨ 　　　　）などの収縮性線維タンパクが規則的に配列しており、横紋がみられる。

● 骨格筋や腱が骨に接するところや筋と筋が接近した部位は、互いが摩擦による擦れ合いを防ぐために（⑩ 　　　）を含んだ滑液包がつくられている。

● 骨格筋は形状により紡錘形をした（⑪ 　　　　）筋、筋頭が２つある二頭筋、３つある三頭筋と区分されている。筋の中央部に腱をもつ（⑫ 　　　）筋、鋸の歯のような鋸筋などもある。

● 同じ運動方向に協力して働く筋を協力筋、対抗して反対の運動方向に働く筋を拮抗筋という。

2 頭部の筋

● 頭の筋は、顔面の皮下の顔面筋と顎関節の運動にかかわる（① 　　　　）筋に分けられる。

● 顔面筋は、皮膚を動かし顔の表情をつくるため（② 　　　　）筋ともいわれ、（③ 　　　　）神経の支配を受ける。

● 表情筋には、額にしわを寄せたりする前頭筋、眼瞼を閉じる働きをする（④ 　　　　）筋、口をすぼめる口輪筋がある。

● 顎から頸にかけて広く分布する（⑤ 　　　）筋は頸部のしわをつくる。

● 顎関節を介して下顎骨を引き上げる筋を（① 　　　　）筋という。

● 咀嚼筋は咀嚼に関与し、（⑥ 　　　　）筋、咬筋、内側翼突筋、外側翼突筋の４つからなる。すべて三叉神経の枝である（⑦ **上顎　下顎**）神経の支配を受ける。

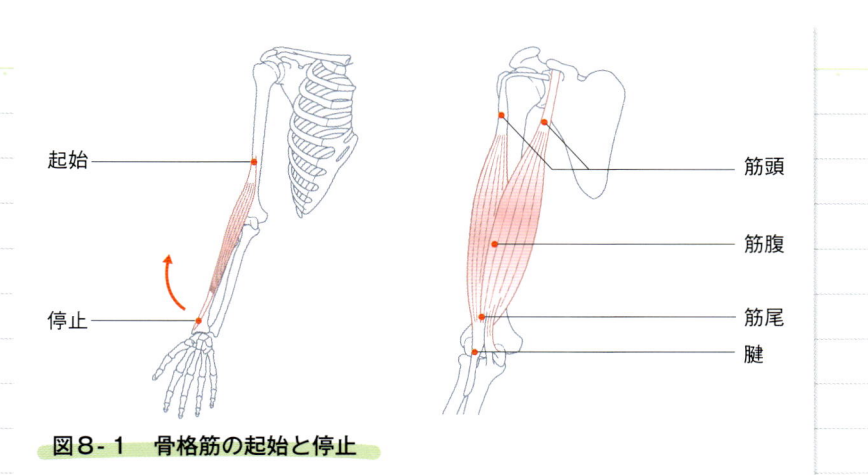

図8-1　骨格筋の起始と停止

起始
停止
筋頭
筋腹
筋尾
腱

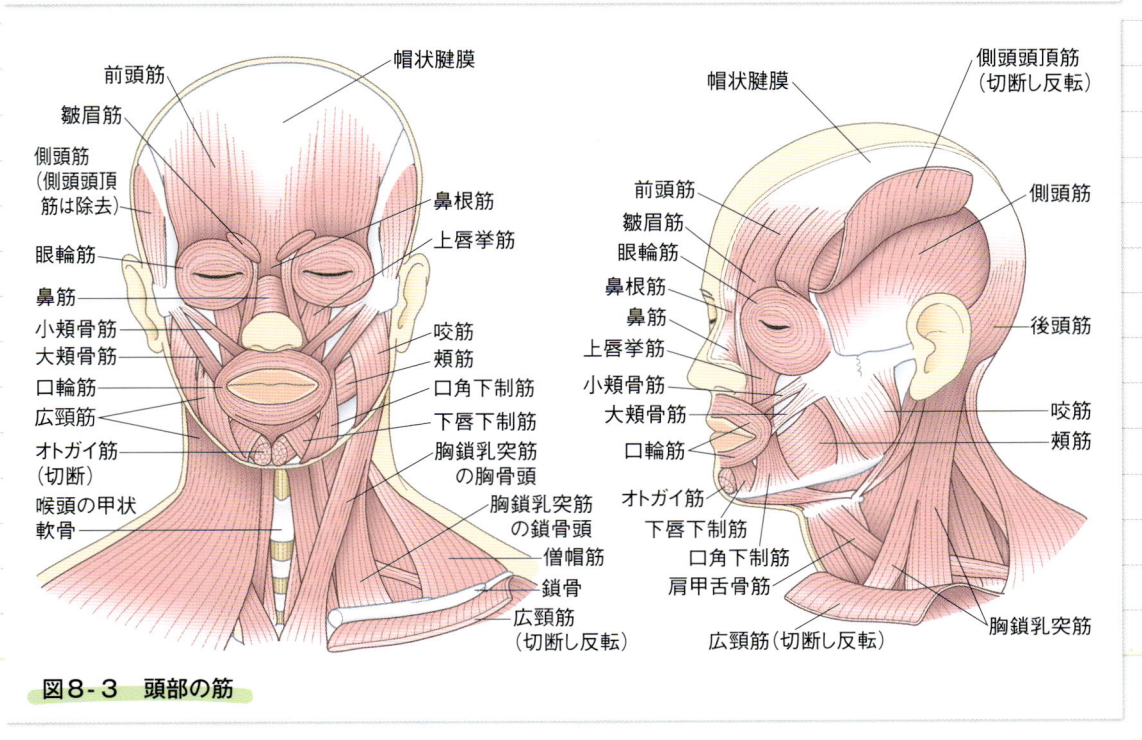

起始腱
中間腱
腱画
筋腹
停止腱
腱

| 紡錘状筋
（長掌筋） | 半羽状筋
（半膜様筋） | 羽状筋
（長腓骨筋） | 二頭筋
（上腕二頭筋） | 二腹筋
（顎二腹筋） | 多腹筋
（腹直筋） | 板状筋
（僧帽筋） | 鋸筋
（前鋸筋） |

図8-2　形状による筋の区分

前頭筋
帽状腱膜
皺眉筋
側頭筋
（側頭頭頂筋は除去）
鼻根筋
上唇挙筋
眼輪筋
鼻筋
小頬骨筋
大頬骨筋
咬筋
頬筋
口輪筋
口角下制筋
広頸筋
下唇下制筋
オトガイ筋
（切断）
胸鎖乳突筋の胸骨頭
喉頭の甲状軟骨
胸鎖乳突筋の鎖骨頭
僧帽筋
鎖骨
広頸筋
（切断し反転）

帽状腱膜
側頭頭頂筋
（切断し反転）
前頭筋
側頭筋
皺眉筋
眼輪筋
鼻根筋
後頭筋
鼻筋
上唇挙筋
小頬骨筋
大頬骨筋
咬筋
口輪筋
頬筋
オトガイ筋
下唇下制筋
口角下制筋
肩甲舌骨筋
胸鎖乳突筋
広頸筋（切断し反転）

図8-3　頭部の筋

- 咬筋は頬骨弓から起こり、下顎角外面(咬筋粗面)に停止する。
- 側頭筋は側頭骨から起こり、下顎骨の筋突起に停止する。
- 内側翼突筋は頭蓋底から起こり、下顎角内面(翼突筋粗面)に停止する。
- 外側翼突筋は頭蓋底から起こり、下顎頸、関節円板に停止する。

3 ▶ 頸部の筋

- 頸部の筋は、（①　　　　　）筋、側頸筋、前頸筋、後頸筋の4群に分けられる。
- 浅頸筋群である（②　　　　　）筋は、前・側頸部の皮下を走り、表情筋に属する。
- 側頸筋群である（③　　　　　　　　）筋は、胸骨と鎖骨から起こり、側頭骨の乳様突起に停止する。副神経の支配を受ける。
- 前頸筋群は、舌骨上筋群と舌骨下筋群に分けられる。
- 舌骨上筋群は、舌骨と下顎骨の間にある筋群である。顎二腹筋、茎突舌骨筋、顎舌骨筋、オトガイ舌骨筋の4種類ある。
- 舌骨下筋群は、舌骨より下方にあり、胸骨、甲状軟骨、肩甲骨に連結している。胸骨舌骨筋、肩甲舌骨筋、胸骨甲状筋、甲状舌骨筋の4種類ある。
- 後頸筋群である斜角筋群は、頸椎の側面にあり、前・中・後斜角筋がある。頸椎の横突起から起こり第1～2肋骨につく。すべて、頸神経叢筋枝の支配を受ける。

4 ▶ 胸部の筋

- 胸部の筋は浅胸部の筋群と深胸部の筋群、（①　　　　　　　　）に分けられる。
- 上肢帯と上腕の運動にかかわる浅胸部筋群は、（②　　　　　）筋・小胸筋と前鋸筋、鎖骨下筋がある。いずれも（③　　　　　）神経叢の枝の支配を受ける。
- （②　　　　　）筋は、前胸部の大きな筋である。鎖骨・前胸壁から起こり、上腕骨の上部に停止し、上腕の内転、前方挙上・内旋を行う。内側胸筋神経と外側胸筋神経により支配される。
- 小胸筋は、大胸筋の深部にある。第2～5肋骨から起こり肩甲骨に停止する。
- 前鋸筋は、第1～9肋骨から起こり、胸郭を外側から後方に向かい肩甲骨(烏口突起)の内側縁に停止する。肩甲骨を胸郭に沿って前に引く働きをする。
- 深胸部の筋群は、胸郭に起始と停止をもち、呼吸運動に関係する。（④　　　　　）神経により支配される。外肋間筋と内肋間筋がある。
- 外肋間筋の収縮によって胸郭が前後左右に拡大し、肺も拡大するため空気が吸い込まれる（⑤　吸気　呼気　）。
- 内肋間筋の収縮により胸郭が引き下げられ、肺が縮小して空気を吐き出す（⑥　吸気　呼気　）。
- 横隔膜は、胸腔と腹腔の境となる骨格筋である。収縮能力をもち胸郭の動きにかかわることから（⑦　　　　　）筋として重要な働きをする。（⑧　　　　　）神経により支配される。

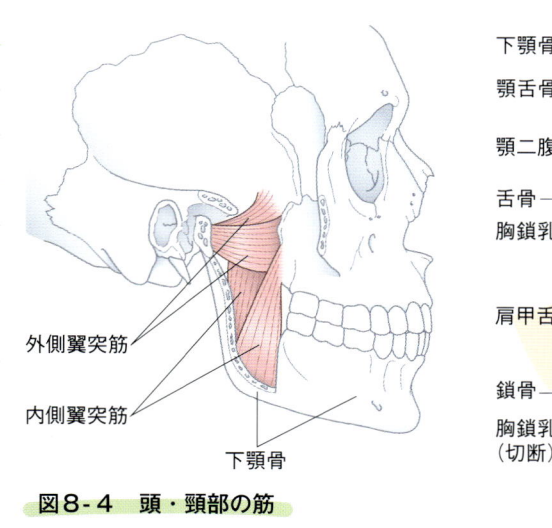

図8-4 頭・頸部の筋

外側翼突筋
内側翼突筋
下顎骨

下顎骨
顎舌骨筋
顎二腹筋｛前腹／後腹
舌骨
胸鎖乳突筋（切断）
肩甲舌骨筋｛上腹／下腹
鎖骨
胸鎖乳突筋の頭（切断）
胸骨舌骨筋
胸骨

顎舌骨筋（切断し反転）
オトガイ舌骨筋
茎突舌骨筋
甲状舌骨筋
喉頭の軟骨（甲状軟骨と輪状軟骨）
輪状甲状筋
胸骨甲状筋
鎖骨筋／胸骨筋｝胸鎖乳突筋

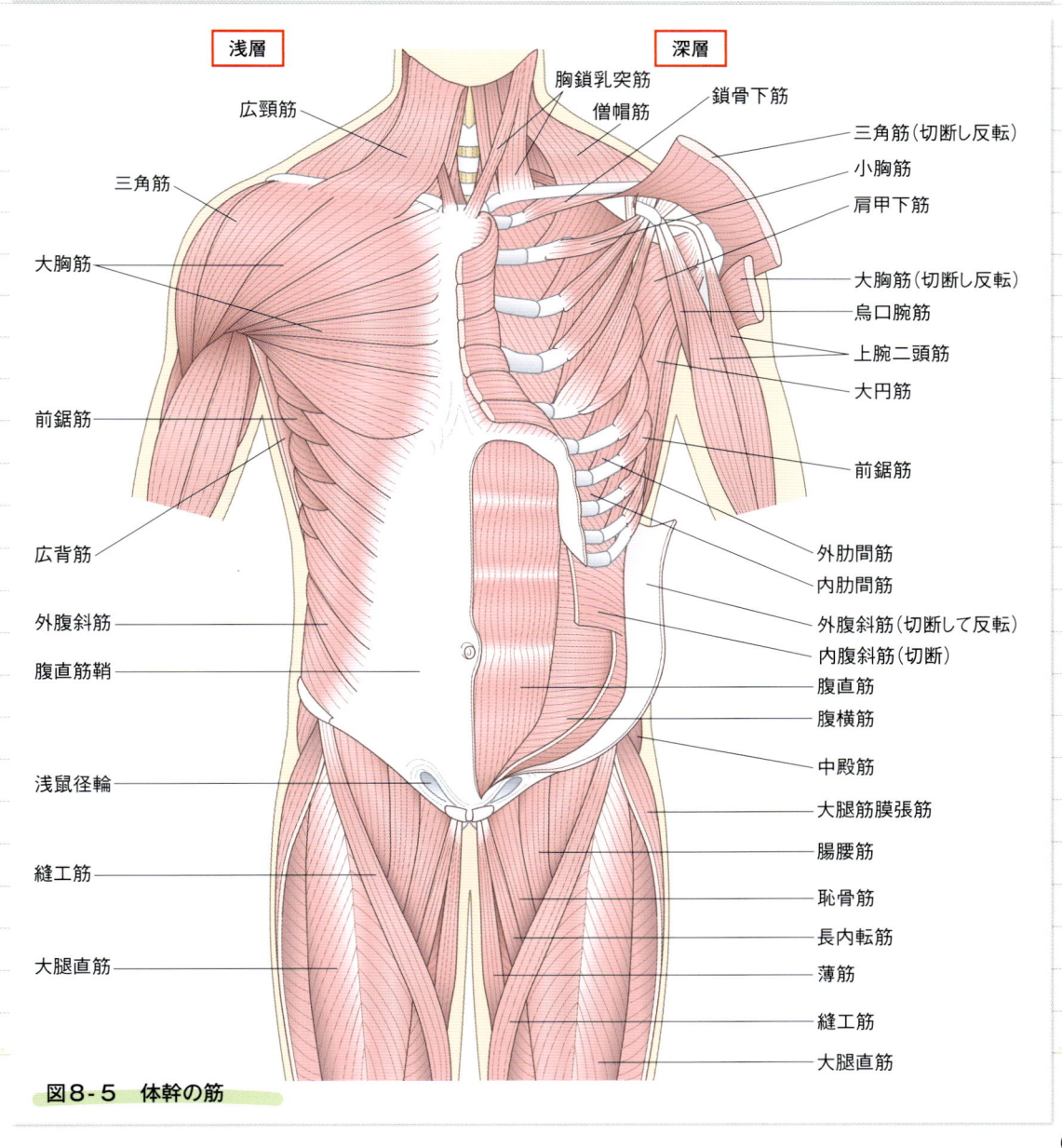

浅層　深層

広頸筋
三角筋
大胸筋
前鋸筋
広背筋
外腹斜筋
腹直筋鞘
浅鼠径輪
縫工筋
大腿直筋

胸鎖乳突筋
僧帽筋
鎖骨下筋
三角筋（切断し反転）
小胸筋
肩甲下筋
大胸筋（切断し反転）
烏口腕筋
上腕二頭筋
大円筋
前鋸筋
外肋間筋
内肋間筋
外腹斜筋（切断して反転）
内腹斜筋（切断）
腹直筋
腹横筋
中殿筋
大腿筋膜張筋
腸腰筋
恥骨筋
長内転筋
薄筋
縫工筋
大腿直筋

図8-5 体幹の筋

- 横隔膜を貫く下大静脈、食道、大動脈はそれぞれ、大静脈孔、（⑨　　　　　　　　）、大動脈裂孔を通過する。

5　腹部の筋

- 腹部の筋は、前腹筋、側腹筋、後腹筋（腰方形筋）の3群に分かれる。腹部内臓を保護し腹圧を高める。前腹筋と側腹筋は、（①　　　　）神経の、後腹筋は腰神経叢の支配を受ける。
- 前腹筋である（②　　　　）筋は、第5～7肋軟骨・剣状突起から起こり、恥骨結合と恥骨上縁に停止する。正中を走る（③　靭帯　白線　）を間に挟み、筋の途中に3～4個の腱様化した腱画をつくり、腹直筋鞘とよばれる鞘状の腱膜によって包まれている。
- 側腹筋は、（④　　　　　　　　）筋、内腹斜筋、腹横筋の3層からなる。腰をねじったり、排便の際などに腹圧を高める働きをする。
- （④　　　　　　　　）筋は、側腹壁の最外層で第5～12肋骨から起こり、前下方に走り幅広い腱膜となって腹直筋鞘と鼠径靭帯に停止する。
- 内腹斜筋は、側腹壁の第2層である。腸骨稜・腰部の腱膜から起こり、前方に走り腱膜となって腹直筋鞘に停止する。
- 腹横筋は、側腹壁の最深層である。下位の肋骨、腰部の腱膜、腸骨稜から起こり、前方にほぼ水平位に走り、腱膜となって腹直筋鞘に停止する。
- 外腹斜筋停止部が腱膜の下縁で、上前腸骨棘と恥骨結節の間を結ぶものが鼠径靭帯である。体幹と大腿の境となる。
- 鼠径靭帯の上方には、鼠径管がある。このなかを、男性の場合は精管を含む（⑤　　　　）、女性の場合は（⑥　　　　　　　）が通る。外腹斜筋にある鼠径管の出口を浅鼠径輪とよぶ。

6　背部の筋

- 背部には、後頭部から腰部におよぶ筋群が多くあり、浅背筋群と深背筋群に分けられる。
- 浅背筋群には、僧帽筋、（①　　　　）筋があり、僧帽筋の深層に肩甲挙筋と菱形筋がある。
- 僧帽筋の起始は後頭骨および頸椎・胸椎の棘突起から起こり、鎖骨や肩甲骨の肩峰・肩甲棘に停止する。（②　　　　）骨の上下・左右運動をさせる筋で副神経に支配される。
- 広背筋の起始は、下位胸椎や腰椎の棘突起、仙骨、腸骨稜で、上腕骨の小結節稜に停止する。（③　　　　）を内転、内旋、内後方に引く働きがある。腕神経叢の枝に支配される。
- 肩甲挙筋と菱形筋は脊柱から起こり、肩甲骨に停止する。肩甲骨を上内側方に引く。腕神経叢の枝に支配される。菱形筋には、大菱形筋と小菱形筋がある。
- 深背筋群には、上後鋸筋・下後鋸筋と固有背筋に分けられる。
- 上後鋸筋は肋骨を挙上し吸息時に働く。広背筋におおわれた下後鋸筋は下位の肋骨に付き、下に引くため胸郭を狭めて呼気を助ける。

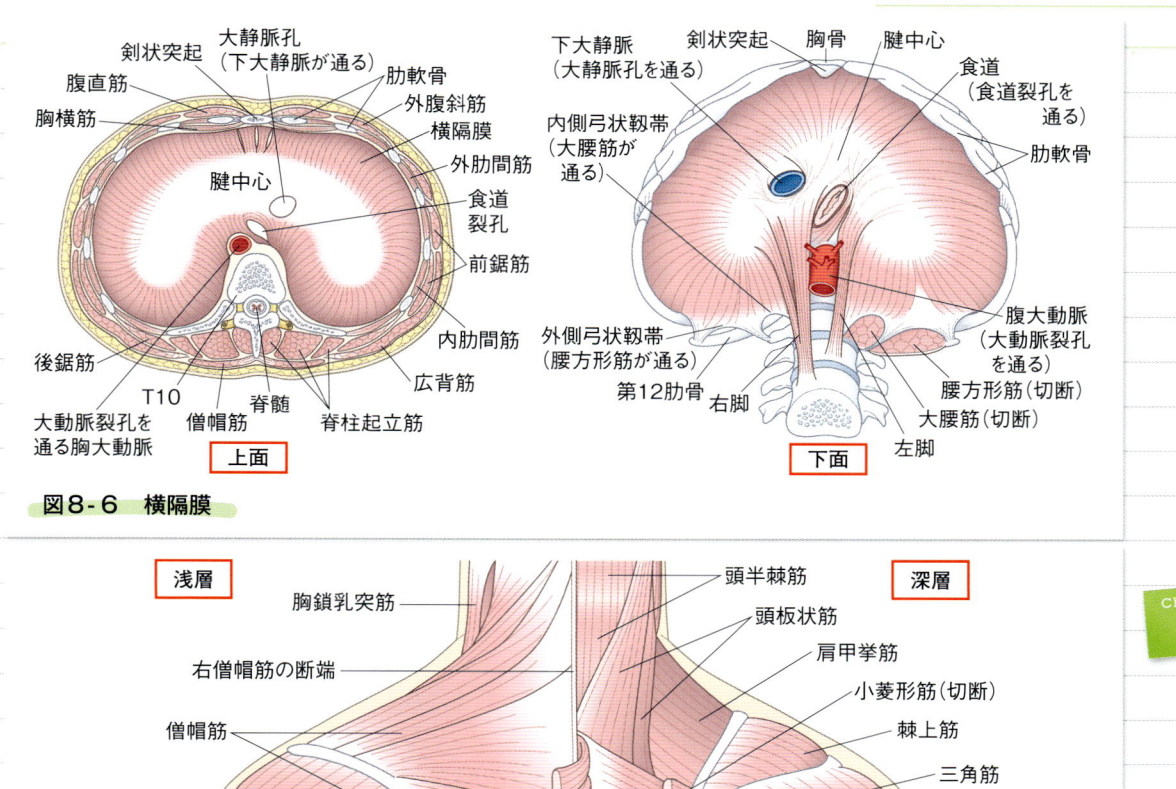

図8-6　横隔膜

上面の図：
- 剣状突起
- 大静脈孔（下大静脈が通る）
- 肋軟骨
- 腹直筋
- 外腹斜筋
- 胸横筋
- 横隔膜
- 外肋間筋
- 腱中心
- 食道裂孔
- 前鋸筋
- 内肋間筋
- 後鋸筋
- 広背筋
- T10
- 脊髄
- 僧帽筋
- 脊柱起立筋
- 大動脈裂孔を通る胸大動脈
- 上面

下面の図：
- 下大静脈（大静脈孔を通る）
- 剣状突起
- 胸骨
- 腱中心
- 食道（食道裂孔を通る）
- 肋軟骨
- 内側弓状靭帯（大腰筋が通る）
- 腹大動脈（大動脈裂孔を通る）
- 腰方形筋（切断）
- 大腰筋（切断）
- 外側弓状靭帯（腰方形筋が通る）
- 第12肋骨
- 右脚
- 左脚
- 下面

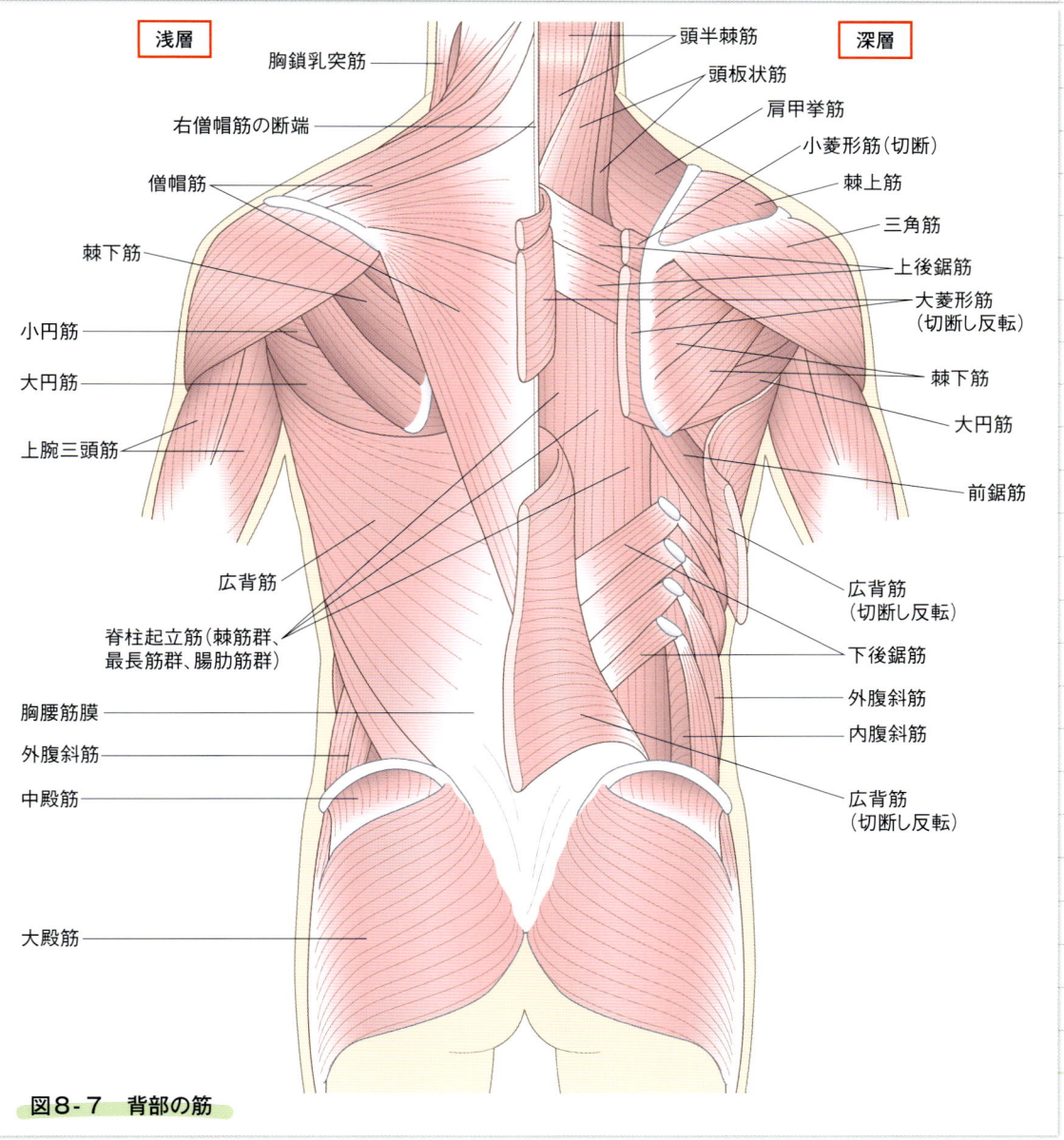

浅層：
- 胸鎖乳突筋
- 右僧帽筋の断端
- 僧帽筋
- 棘下筋
- 小円筋
- 大円筋
- 上腕三頭筋
- 広背筋
- 脊柱起立筋（棘筋群、最長筋群、腸肋筋群）
- 胸腰筋膜
- 外腹斜筋
- 中殿筋
- 大殿筋

深層：
- 頭半棘筋
- 頭板状筋
- 肩甲挙筋
- 小菱形筋（切断）
- 棘上筋
- 三角筋
- 上後鋸筋
- 大菱形筋（切断し反転）
- 棘下筋
- 大円筋
- 前鋸筋
- 広背筋（切断し反転）
- 下後鋸筋
- 外腹斜筋
- 内腹斜筋
- 広背筋（切断し反転）

図8-7　背部の筋

- ●固有背筋は脊柱の両側にあり、板状筋、（④　　　　　　　　）筋、横突棘筋に分けられる。

  （⑤　　　　　　）神経後枝の支配を受ける。

- ●（④　　　　　　　　　　）筋は、骨盤の後面から項および頭部まで脊柱両側に沿って長く縦走する

  筋群である。脊柱を後方に曲げ、または一側に曲げる。外側から、腸肋筋、最長筋、棘筋がある。

- ●横突棘筋は、脊柱を構成する椎骨横突起から起こり、正中の棘突起に停止する。一側が働くと

  脊柱を反対側に回転・回旋する。半棘筋、多裂筋、回旋筋がある。

7 ▶ 上肢の筋

- ●上肢の筋は、体幹と上肢を結ぶ上肢帯の筋、上腕の筋、前腕の筋、手の筋に分けられる。
- ●上肢帯の筋は、（①　　　　　　　）骨と肩甲骨から起こり、上腕骨に停止する。腕神経叢の枝により

  支配される。

- ●上肢帯の筋には、肩の浅層にある（②　　　　　）筋、棘上筋、棘下筋、大円筋、小円筋、肩甲下

  筋があり、関節を包み・保護し、（③　**脱臼　捻挫**　）を防ぐ働きをする。

- ●三角筋は、鎖骨と肩甲骨（肩峰・肩甲棘）から起こり、肩関節をおおい上腕骨に停止する。三角

  形の厚くて大きな筋で（④　　　　　）を伸展・外転・内転させる働きがある。成人の筋肉内注射

  の部位として選択されることが多い。

- ●回旋筋群とは、肩甲骨の前面と後面から起こる（⑤　　　　　　　）筋、棘上筋、棘下筋、小円筋

  の４つの筋からなる。これら４つの筋の腱はあわせて回旋筋腱板という。上腕骨頭をおおい、

  （⑥　　　　　　）関節を安定させる役割がある。

- ●大円筋は肩甲骨から起こり、上腕骨に停止する。上腕の内転・内旋・伸展にかかわる。

8 ▶ 上腕の筋

- ●上腕の筋群は前面と後面に分かれる。前面の筋は（①　**屈筋群　伸筋群**　）であり、筋皮神経に

  支配される。後面の筋は（②　**屈筋群　伸筋群**　）であり、橈骨神経に支配される。

- ●（③　　　　　　　　）筋は、前面にあり肘を曲げると力こぶをつくる。肩甲骨〔長頭は関節上結

  節、短頭は（④　　　　　　　）〕から起こり、橈骨の上縁に停止する。肘関節を（⑤　　　　　　）させる。

  また、前腕の回外にもかかわる。

- ●上腕筋は上腕二頭筋の深層にあり、上腕骨の前面から起こり、尺骨の鈎状突起に停止する。

  （⑥　　　　　）を曲げる働きがある。

- ●（⑦　　　　　　　　）筋は後面にあり、肘関節を（⑧　　　　　）させる。肩甲骨の関節下結節から

  起こる長頭、上腕骨後面から起こる内側頭と外側頭の３頭をもち、下行して尺骨の肘頭に停止

  する。

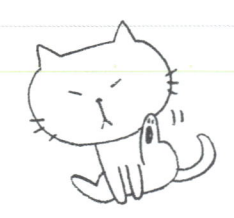

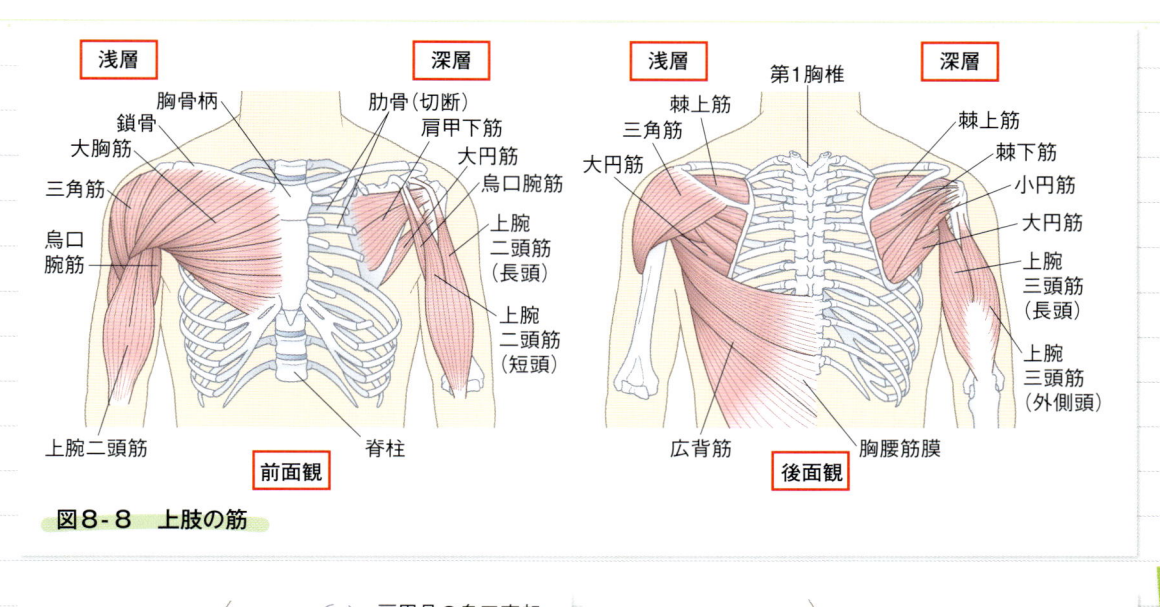

図8-8　上肢の筋

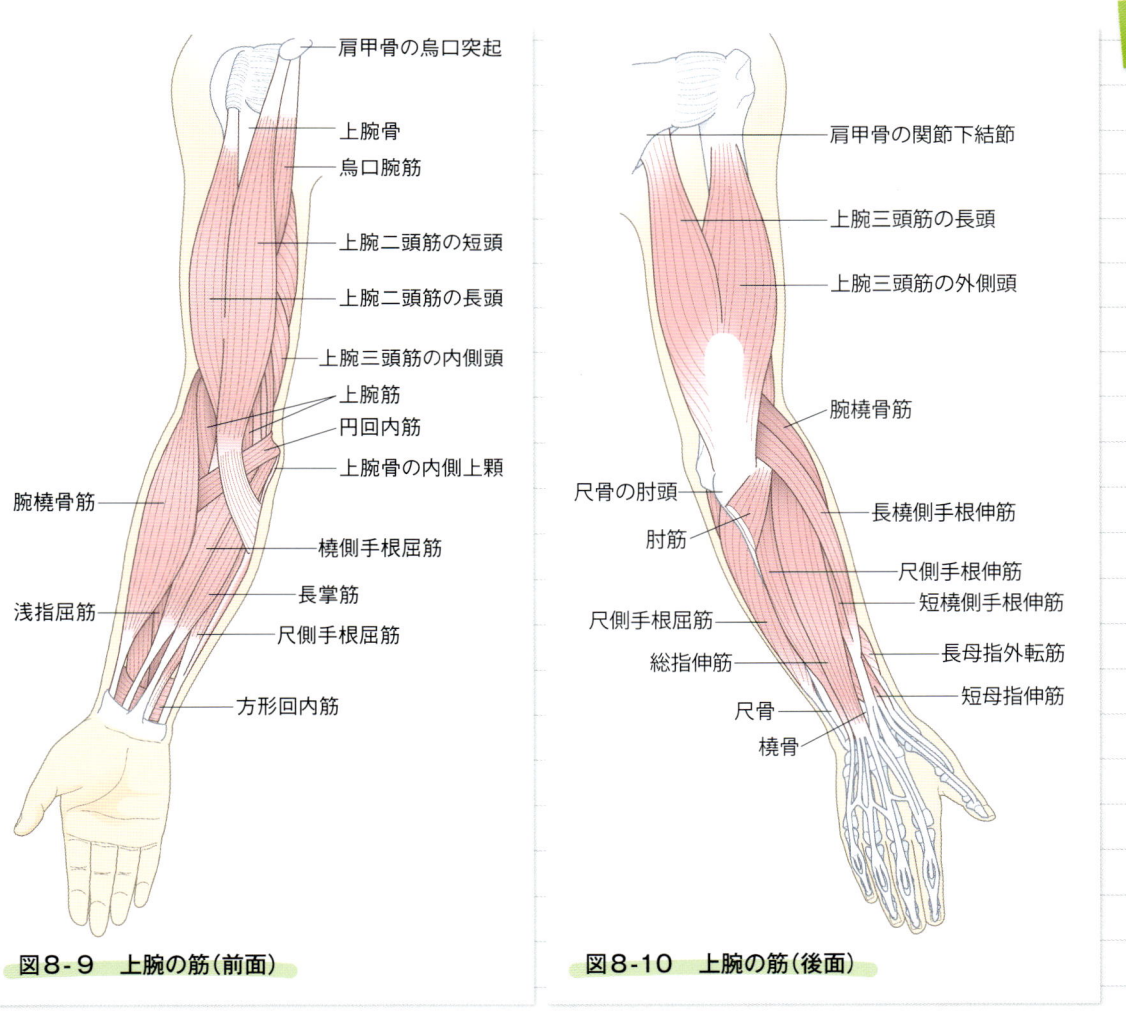

図8-9　上腕の筋（前面）

図8-10　上腕の筋（後面）

9 ▶ 前腕の筋

- ●前腕の筋は、上腕骨または橈骨と尺骨から起こり、手の骨に停止する。手や指の運動にかかわる、屈筋群と伸筋群に分けられる。屈筋には橈側手根屈筋、尺側手根屈筋、浅指屈筋、深指屈筋などがあり、手首や指を（①　　　　　）させる。
- ●伸筋は指伸筋、小指伸筋、長母指伸筋、短母指伸筋などがあり、手首や指を（②　　　　　）させる。
- ●屈筋、伸筋ともに手首部分で多数の（③　　　　　）が通過するため、互いに滑らかに擦れ合うように、腱鞘がつくられている。摩擦の軽減やショックを和らげる。
- ●前腕の橈骨と尺骨の間に（④　　　　　）筋、（⑤　　　　　）筋があり、前腕をねじる働きがある。

10 ▶ 手の筋

- ●手の筋群の（①　　　　　）筋には、短母指外転筋、短母指屈筋、母指対立筋があり、（②　　　　　）神経の支配を受ける。母指内転筋は（③　　　　　）神経の支配を受けている。
- ●手の筋群の（④　　　　　）筋には、短掌筋、小指外転筋、短小指屈筋、小指対立筋があり、（③　　　　　）神経の支配を受ける。
- ●中手筋は、虫様筋、掌側骨間筋、背側骨間筋があり、尺骨神経の支配を受ける。ただし、虫様筋の橈側は（②　　　　　）神経の支配である。

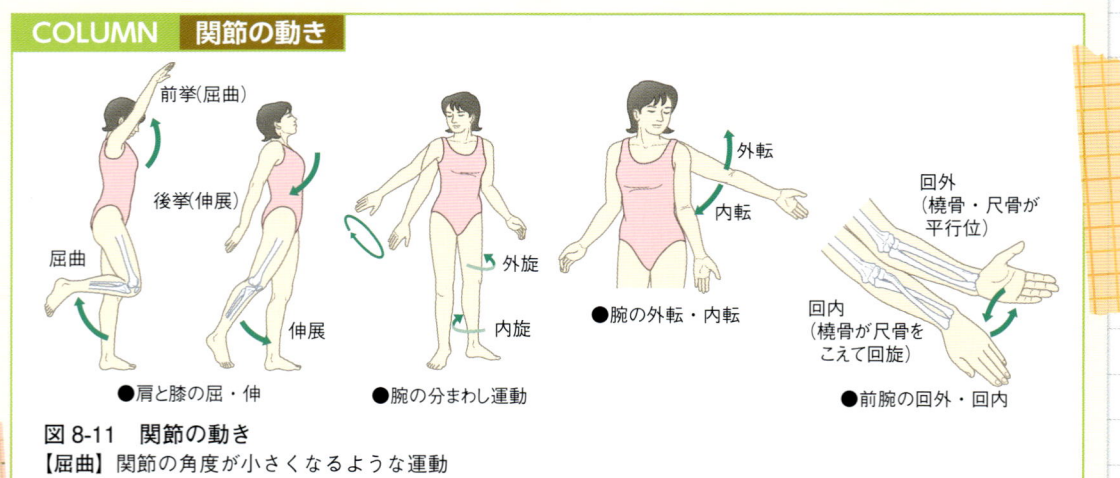

COLUMN　関節の動き

前挙(屈曲)
後挙(伸展)
屈曲
伸展
●肩と膝の屈・伸

外旋
内旋
●腕の分まわし運動

外転
内転
●腕の外転・内転

回外（橈骨・尺骨が平行位）
回内（橈骨が尺骨をこえて回旋）
●前腕の回外・回内

図 8-11　関節の動き
【屈曲】関節の角度が小さくなるような運動
【伸展】関節の角度を大きくするような運動
【外転】体肢を身体の正中面から遠ざける運動
【内転】体肢を正中面に近づける運動
【描円】上記4つの運動が総合されて、体幹や体肢の一端で円を描くような運動（例：上肢を伸ばして円を描く場合）
【回旋】上腕や大腿ではその長軸を軸としてコマのように回転する運動で、その部分の位置は変わらない。内旋とは内側（正中面に近づくよう）に、外旋とは外側（正中面から遠ざかるよう）に回転すること
【回内・回外】前腕の回転にだけ使う特別な用語。前腕を差し出して手のひらを上に向けた位置（このとき橈骨と尺骨は平行の位置にある）をとらせる運動を回外という。その逆に手のひらを伏せるような位置をとらせる運動を回内という

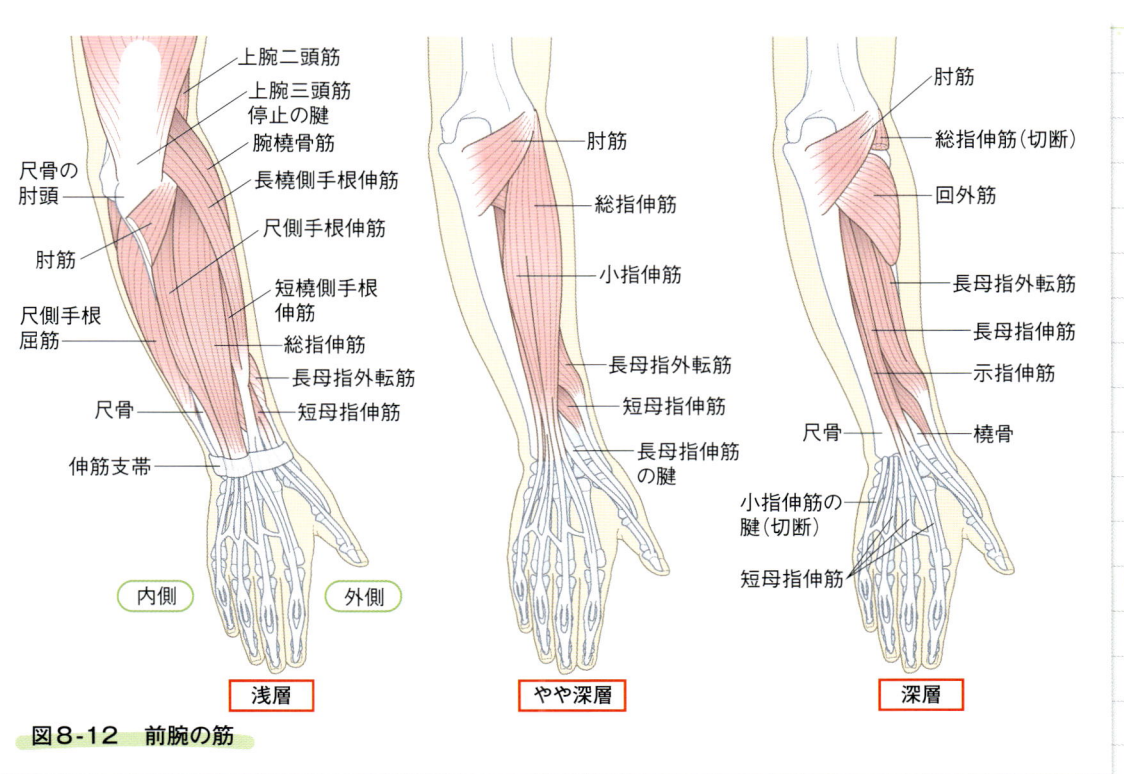

図8-12　前腕の筋

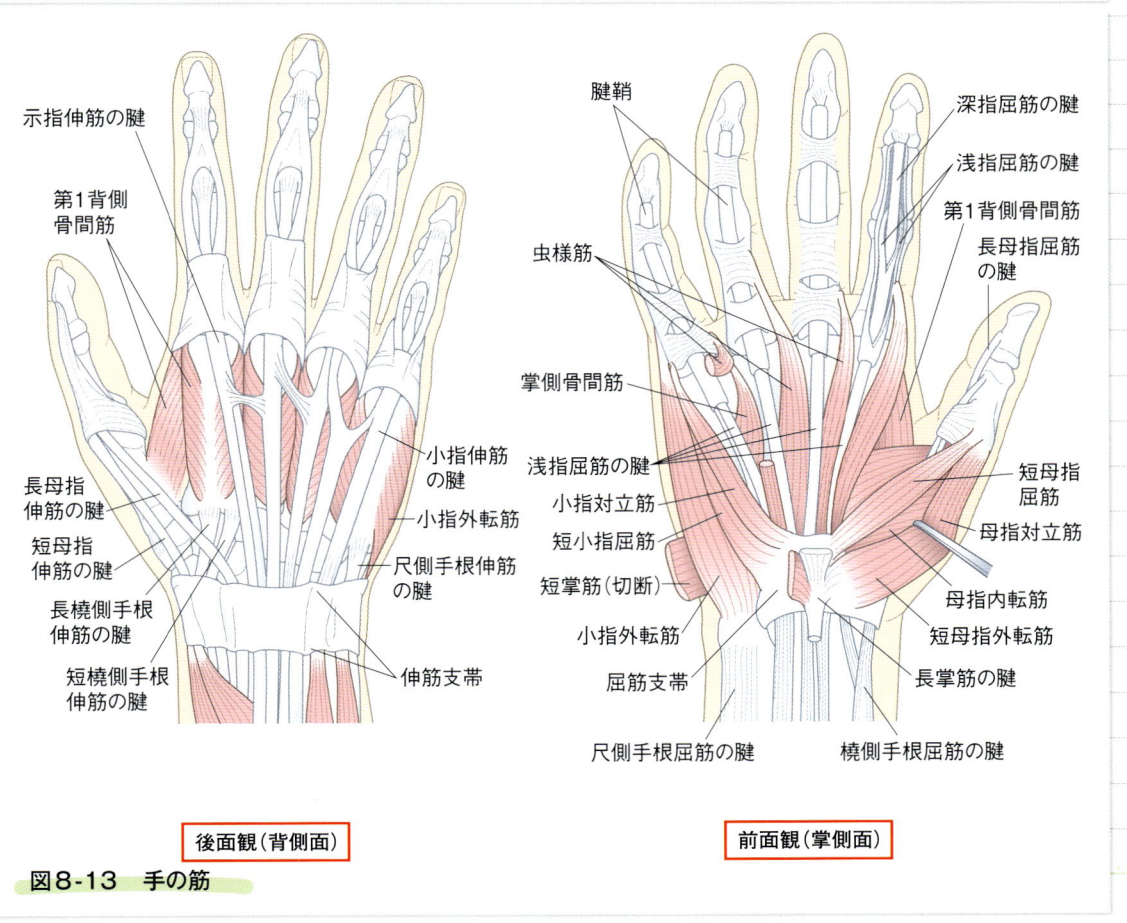

図8-13　手の筋

11 下肢の筋

- 下肢の筋群は、下肢帯の筋、大腿の筋、下腿の筋、足の筋に分けられる。
- 下肢帯の筋は、腰椎や寛骨から起こり、大腿骨に停止する。
- (① 　　　　)筋は、大腰筋、小腰筋、腸骨筋からなる。大腰筋と小腰筋は第12胸椎〜第5腰椎から、腸骨筋は腸骨窩から起こり、3つの筋が合流して大腿骨の小転子に停止する。股関節を屈曲させる。腰神経叢の枝の支配を受ける。
- (② 　　　　)筋は腸骨と仙骨の外側から起こり、大腿骨後面と腸脛骨靭帯に停止する。大きな筋で皮下の脂肪組織も発達しており、殿部の膨らみをつくる。仙骨神経叢の枝の支配である。
- 大殿筋と腸腰筋は拮抗筋として歩行の際には両方の筋が交互に働き、(③ 　　　　)を前後に動かす。
- 中殿筋と小殿筋は、大殿筋の深層にあり、大腿の外転にかかわる。骨盤の後面(腸骨翼)から起こり、大腿骨(④ 　　　　)に停止する。仙骨神経叢の枝の支配を受ける。

12 大腿の筋

- 大腿の筋は、機能的役割から伸筋、屈筋、内転筋の3つの筋群に分けられる。
- 4頭からなる(① 　　　　)筋は、大腿直筋、内側広筋、中間広筋、外側広筋の4つの起始部をもち、合流して1本の腱となり、膝蓋骨を包んで、膝蓋靭帯となり(② 　　　　)骨上部前面に停止する。
- 大腿四頭筋は、大腿の前面の膨らみをつくり側面をおおう大きな筋で、(③ 　　　　)を伸ばす働きがある。大腿神経の支配を受ける。
- 縫工筋は、大腿前面を斜めに下内側に走る帯状の長い筋で、寛骨前部(上前腸骨棘)から起こり、脛骨上端部に停止する。(④ 　　　　)神経の支配を受ける。
- 内転筋群は股関節を(⑤ 　　　　)させる筋群で、主に閉鎖神経(腰神経叢)に支配される。
- 内転筋群は大腿の内側部にみられ、短内転筋、長内転筋、大内転筋などからなる。恥骨から起こり斜め外側下方に走って大腿骨に停止する。
- 屈筋群は大腿後面にあり、(③ 　　　　)を曲げる働きがあり、(⑥ 　　　　)神経(仙骨神経叢)に支配される。
- (⑦ 　　　　)筋は、大腿後面の外側部の筋で2頭あり、長頭は寛骨下面(坐骨結節)から、短頭は大腿骨後面から起こり、腓骨上端に停止する。
- 大腿後面にある大腿二頭筋、半腱様筋、半膜様筋の3つの筋をハムストリングスとよぶ。
- 大腿前面の大腿四頭筋は膝関節を伸展させ、後面の屈筋群は屈曲させる。
- 膝関節の伸展は、大腿四頭筋が(⑧ 　　　　)し、大腿二頭筋が(⑨ 　　　　)する。
- 膝関節の屈曲は、大腿四頭筋が(⑨ 　　　　)し、大腿二頭筋が(⑧ 　　　　)する。

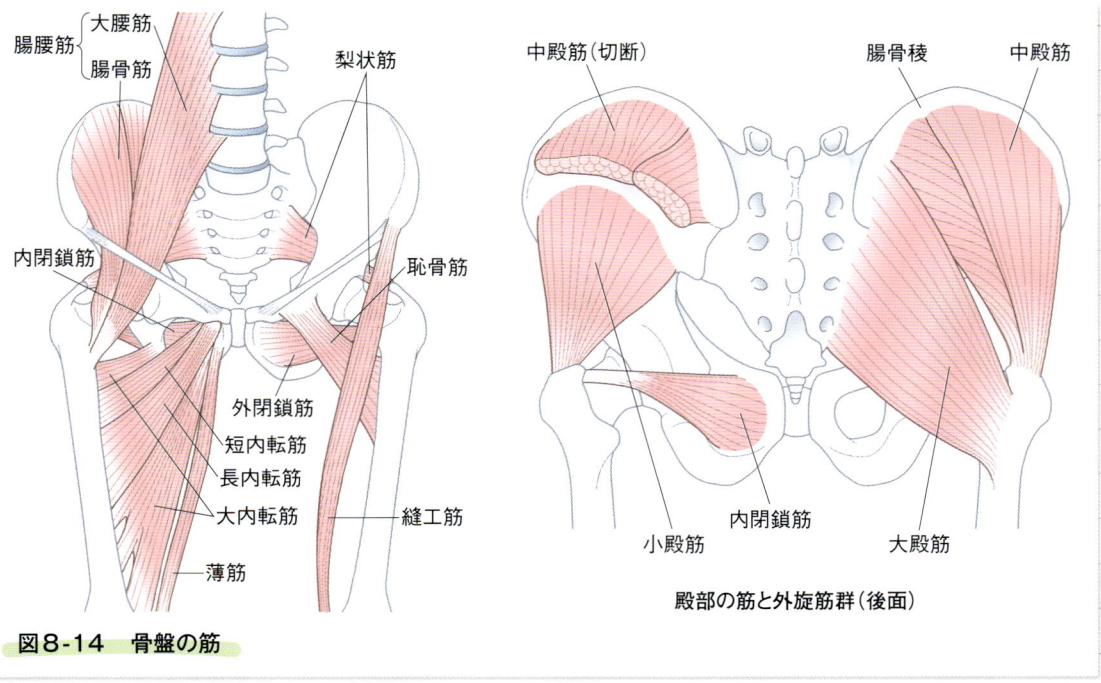

殿部の筋と外旋筋群（後面）

図8-14　骨盤の筋

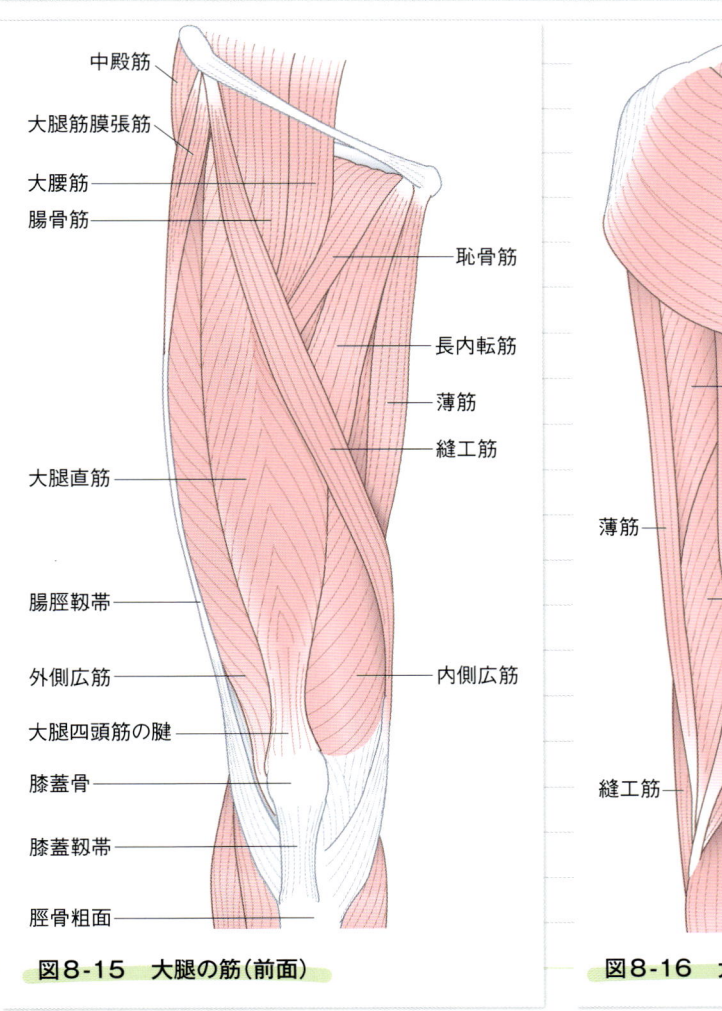

図8-15　大腿の筋（前面）

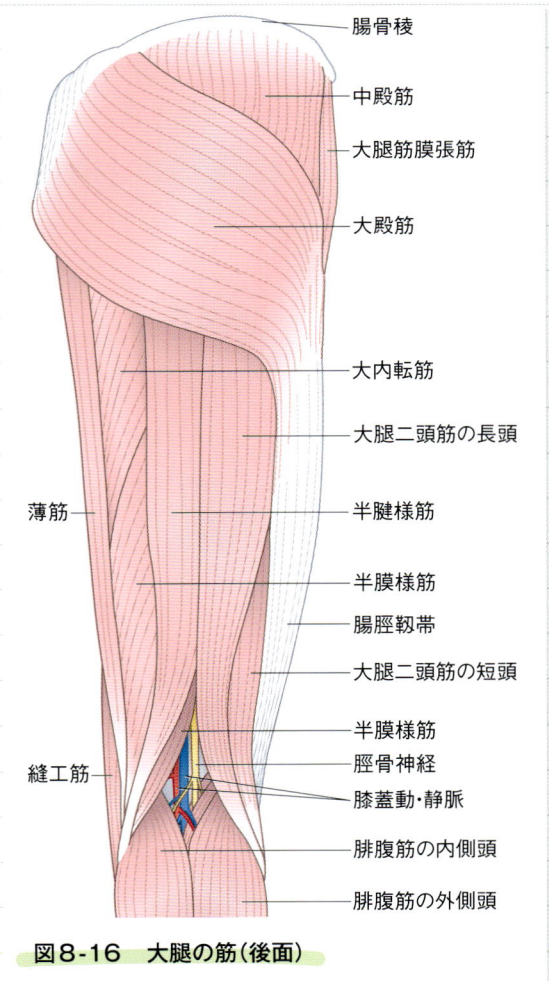

図8-16　大腿の筋（後面）

13▶ 下腿の筋

- 下腿の筋は、後方部の（① **屈筋　伸筋**　）群と前方部の（② **屈筋　伸筋**　）群、外側部の
  （③　　　　　　　　）骨筋群の３群に分かれ、（④　　　　　　　　）神経叢からの支配を受ける。

- 屈筋群と伸筋群は足首と趾を屈曲・伸展させ、（③　　　　　　　　）骨筋群は足首を外反させる。

- 屈筋群は、足を（⑤ **底屈　背屈**　）させる筋群で、下腿三頭筋、後脛骨筋、足底筋、膝窩筋、
  長母趾屈筋、長趾屈筋がある。（⑥ **腓骨　脛骨**　）神経に支配される。

- （⑦　　　　　　　　　　　　）筋は、ふくらはぎをつくる筋である。表層にある腓腹筋（内側頭と外側頭
  の２頭がある）とその深部にある（⑧　　　　　　　　　）筋からなる。足首を底屈させる。

- 腓腹筋は大腿骨下端から起こりヒラメ筋と合流して踵骨腱〔（⑨　　　　　　　　　　　）腱〕をつく
  り、踵骨に停止する。

- 伸筋群は主に足を（⑩ **底屈　背屈**　）させる筋群で、脛骨の外側に位置し、前脛骨筋、長趾伸筋、
  長母趾伸筋、第三腓骨筋があり、（⑪ **浅腓骨　深腓骨**　）神経に支配される。

- 前脛骨筋は、脛骨上部から起こり足首の内側を通り、足根骨と第１中足骨に停止する。筋の収
  縮により足を背側に曲げる、背屈がみられる。

- 腓骨筋群は、腓骨から起こり長腓骨筋と短腓骨筋がある。外果の後方をまわって足の外側縁に
  停止するため、足を（⑫ **内反　外反**　）させる。（⑬ **浅腓骨　深腓骨**　）神経に支配される。

14▶ 足の筋

- 足の筋は、足背筋群と足底筋群に分かれる。

- 足背筋群は、（①　　　　　　　　　　）筋と（②　　　　　　　　　）筋があり、深腓骨神経の支配を受ける。

- 足底筋群は、（③　　　　　　　　）筋群（短母趾屈筋、母趾内転筋、母趾外転筋）、
  （④　　　　　　　　　）筋群（小趾外転筋、短小趾屈筋）、（⑤　　　　　　　　）筋群（短趾屈筋、足底方形筋、
  虫様筋、底側骨間筋、背側骨間筋）があり、脛骨神経の支配を受ける。

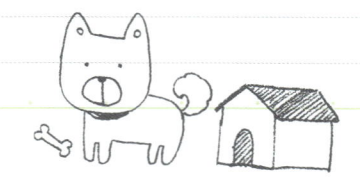

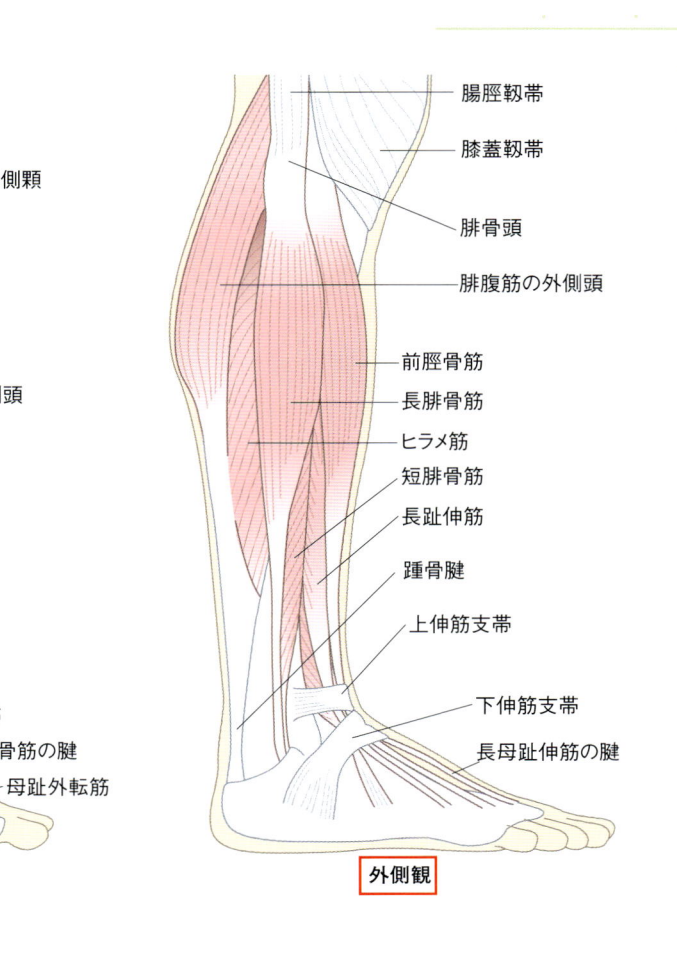

内側観

外側観

図8-17　下腿の筋

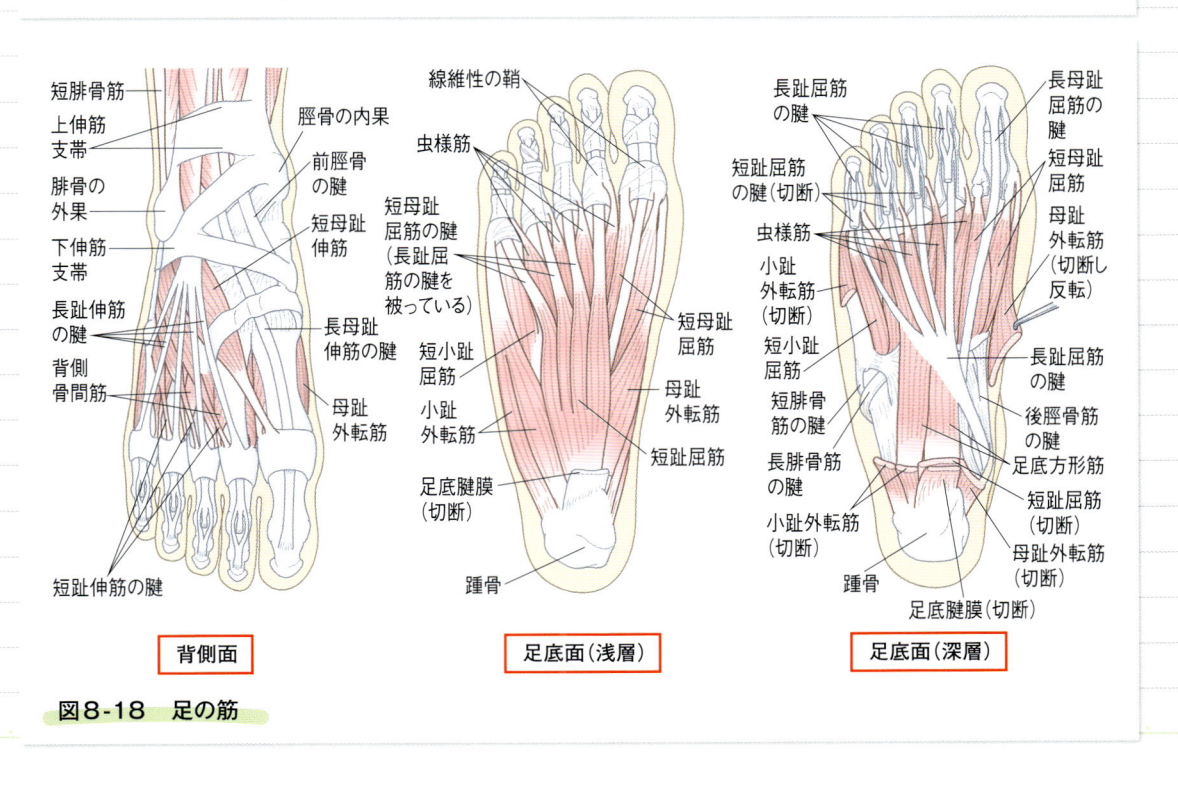

背側面

足底面（浅層）

足底面（深層）

図8-18　足の筋

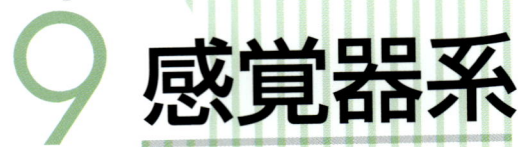

Chapter 9 感覚器系

1 視覚器（眼球）の構造

- 視覚器は、眼球と付属器からなる。
- 眼球は、3層の眼球壁（外膜、中膜、内膜）と眼球内の眼房水、水晶体、硝子体から構成されている。
- 付属器には、眼瞼、結膜（眼瞼結膜、眼球結膜）、涙器（涙腺、涙嚢）、眼筋がある。
- 外膜は眼球線維膜で、（①　　　）膜と（②　　　）膜からなる。
- 強膜は眼球外層後方の約5/6を占める白い部分である。強膜角膜移行部近くの内面に強膜静脈洞〔（③　　　）管〕があり、（④　　　　　　）の流出部である。
- 角膜は、眼球の前方約1/6を占め、透明のため（⑤　　　）や瞳孔が透けて見える。角膜には血管はないが、眼神経の枝が豊富に分布しているので、小さな異物にも非常に痛く感じる。
- 中膜は、眼球血管膜でブドウ膜ともよばれ、強膜の内側の薄い膜で、血管や色素細胞に富んでいるため黒褐色を呈する。（⑥　　　）膜、毛様体、虹彩からなる。（⑥　　　）膜の毛細血管は内膜の（⑦　　　）膜に栄養を運び、色素細胞は光を吸収して眼球内部の光の散乱を防ぐ。
- 内膜は、色素上皮層、（⑦　　　）膜からなる。
- 毛様体は脈絡膜の前方に連なる。毛様体筋と血管を含み、眼房水を分泌する。
- 毛様体筋は水晶体の屈折率を変化させ、視覚器の（⑧　　　）調節をする。
- 近くを見るときは毛様体筋が収縮し、毛様体の内面と水晶体をつなぐ毛様体小帯〔（⑨　　　）小帯〕がゆるみ、水晶体が厚くなる。反対に、毛様体筋が伸びて水晶体がそれに引っ張られて薄くなると、屈折率が小さくなって遠くのものに焦点が合う。
- 虹彩は、毛様体の前方に続く部分で（⑩　　　）を取り囲んでいる。
- 虹彩のなかにある環状の瞳孔括約筋の収縮により（⑪　　　）が起こる。一方、虹彩のなかを放射状に走る瞳孔散大筋が収縮すると瞳孔が拡大する（⑫　　　）が起こる。
- 瞳孔括約筋は動眼神経の副交感神経の支配を、瞳孔散大筋は（⑬　　　）神経の支配を受ける。
- 虹彩には、メラニン顆粒をもった細胞があり、その量が多ければ目の色は黒目がちで、色素の量により、灰色、緑色、さらに少ない場合は青い目となる。
- 網膜の中央部には、中心窩とよばれる小さなくぼみがある。中心窩の周囲は黄色い色素があり（⑭　　　）とよばれる。
- 視神経の起こる部分を（⑮　　　　　）または視神経円板といい、ここには視細胞が存在しないため、光を感じない。
- 角膜と水晶体の間は（④　　　　　）に満たされており、栄養を送っている。（⑤　　　）により、前眼房と後眼房に分けられる。

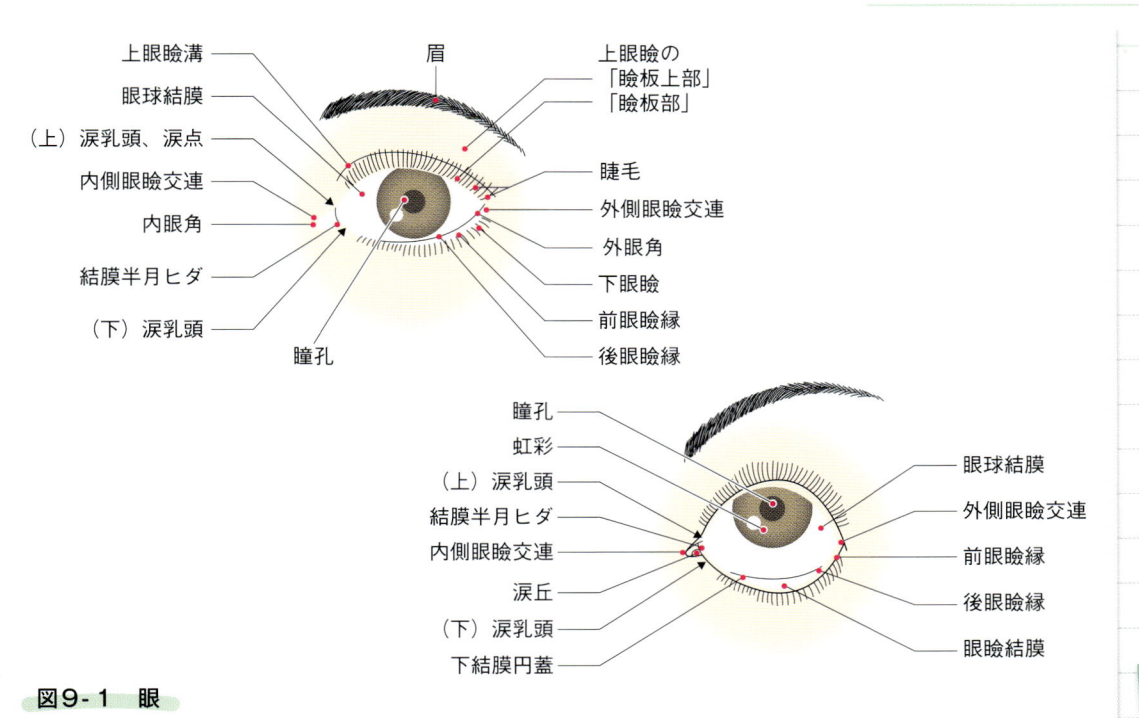

上眼瞼溝
眼球結膜
（上）涙乳頭、涙点
内側眼瞼交連
内眼角
結膜半月ヒダ
（下）涙乳頭
瞳孔
眉
上眼瞼の「瞼板上部」「瞼板部」
睫毛
外側眼瞼交連
外眼角
下眼瞼
前眼瞼縁
後眼瞼縁

瞳孔
虹彩
（上）涙乳頭
結膜半月ヒダ
内側眼瞼交連
涙丘
（下）涙乳頭
下結膜円蓋
眼球結膜
外側眼瞼交連
前眼瞼縁
後眼瞼縁
眼瞼結膜

図9- 1　眼

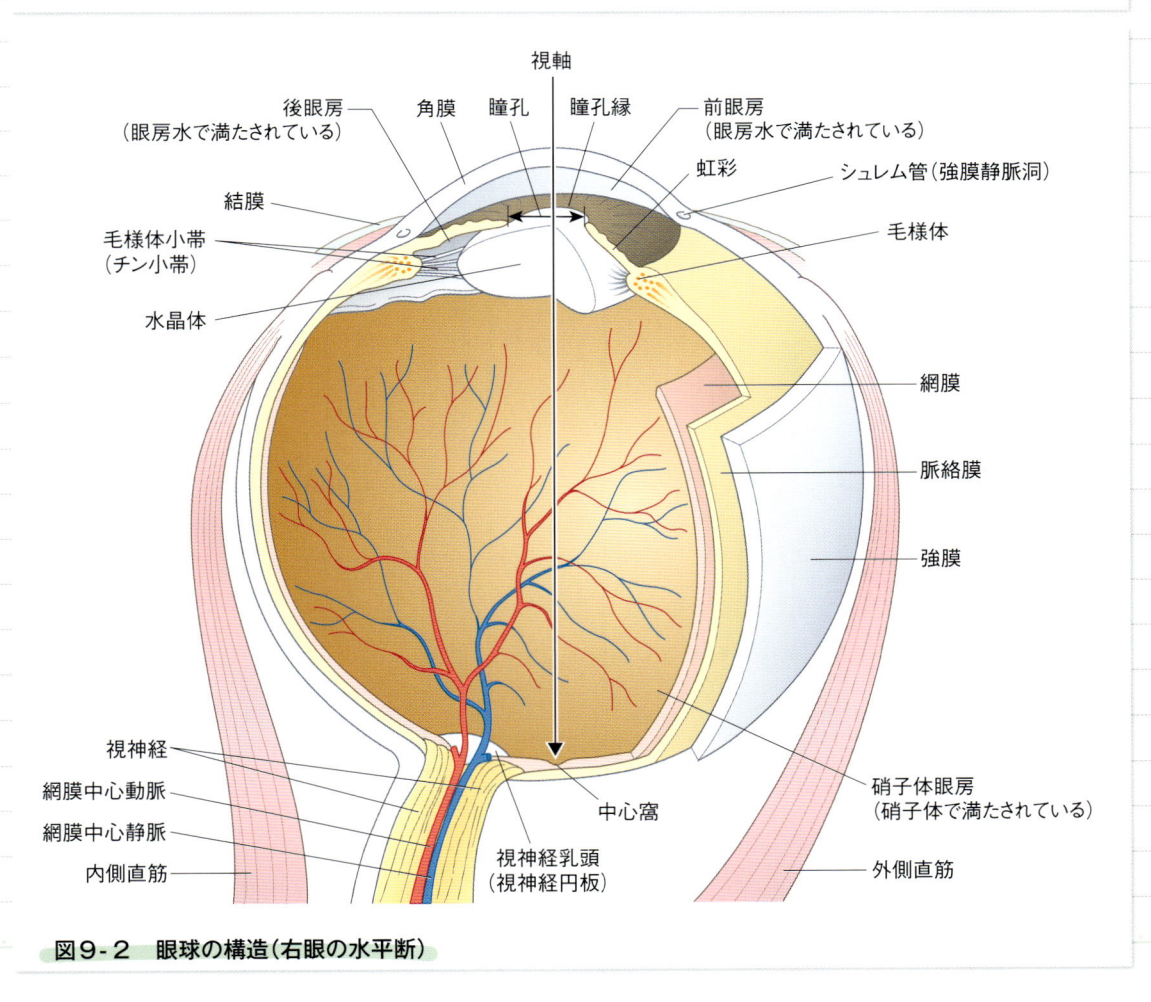

視軸
後眼房（眼房水で満たされている）
角膜
瞳孔
瞳孔縁
前眼房（眼房水で満たされている）
虹彩
シュレム管（強膜静脈洞）
結膜
毛様体小帯（チン小帯）
水晶体
毛様体
網膜
脈絡膜
強膜
視神経
網膜中心動脈
網膜中心静脈
内側直筋
中心窩
視神経乳頭（視神経円板）
硝子体眼房（硝子体で満たされている）
外側直筋

図9- 2　眼球の構造（右眼の水平断）

- 眼房水の圧を眼内圧(眼圧)といい、正常は10〜20mmHgである。眼房水の排出が不十分になると眼内圧が高まり、(⑯　　　　　)になる。
- 網膜は、(⑰　　　　　)細胞、双極細胞、神経節細胞を含み、視覚器として重要な部分である。
- 網膜にある視細胞の光受容細胞は、色彩を認識するはたらきをもつ(⑱　　　　　)細胞と光の強弱を感受する(⑲　　　　　)細胞に分けられる。
- 杆体細胞の先端にある外節にはロドプシンが含まれ、これは(⑳　**ビタミンA　ビタミンE**　)から合成されるため、不足すると暗い所で物が見えにくくなり夜盲症(とり目ともいう)になる。
- (㉑　　　　　)は、厚さを変えられる弾力性に富んだレンズ様の構造である。
- 加齢とともに水晶体が硬化してレンズとしての調節機能が低下すると(㉒　　　　　)になる。
- 水晶体が白濁する病気を(㉓　　　　　)といい、この場合は、水晶体を摘出し人工の眼内レンズを挿入することで視力の回復をはかられる。
- (㉔　　　　　)は、水晶体の後方で眼球内を満たすゼラチン様物質である。

2 ▶ 眼球の付属器

- 眼球の前面をおおう(①　　　　　)は上下からなり、内部には弾力性のある結合組織の瞼板がある。瞼板のなかには(②　　　　　)腺があり、(①　　　　　)の縁に開口している。
- (①　　　　　)外表面は皮膚で、内表面は(③　　　　　)膜とよばれる粘膜である。眼瞼の内面をおおう膜を(④　　　　　)膜、眼球前面の強膜をおおう膜を(⑤　　　　　)膜という。
- 眼球の上外側にある分泌腺を(⑥　　　　　)とよぶ。涙液は角膜の乾燥を防ぎ保護する。
- 涙液は上下の涙点から涙小管を通り、涙嚢、鼻涙管を通って鼻腔の下鼻道に流出する。
- 眼筋には、眼球を動かす6つの(⑦　　　　　)筋がある。
- 上直筋、下直筋、内側直筋、下斜筋が(⑧　　　　　)神経の支配を受ける。
- 🌸 上斜筋は(⑨　　　　　)神経、外側直筋は(⑩　　　　　)神経に支配される。
- 🌸 上眼瞼挙筋は、上眼瞼を引き上げる。動眼神経支配である。

3 ▶ 視覚

- まっすぐ前方の1点を注視した状態で見える範囲を(①　　　　　)という。
- 注視した点から15°外側に視神経乳頭に対応した盲斑〔(②　　　　　)〕がある。ここでは視覚が欠けている。
- 色覚とは色を識別する感覚であり、可視光線の波長に応じる色調、色の明るさの程度である明度、色に白の混じる程度である(③　　　　　)(飽和度)の3要素がある。
- 視細胞の(④　　　　　)に異常があり、色の識別ができないことを(⑤　　　　　)異常という。色覚を制御する遺伝子はX染色体にあるので、色覚異常は性染色体により遺伝して男性に発現することが多い(伴性劣性遺伝)。

🌸 ⋯⋯▶ **遠視と老視の違いは？**　遠視は網膜の後ろに像を形成する(屈折異常)。老視(老眼)は水晶体の弾性力が弱まり見えにくくなる(調節異常)。

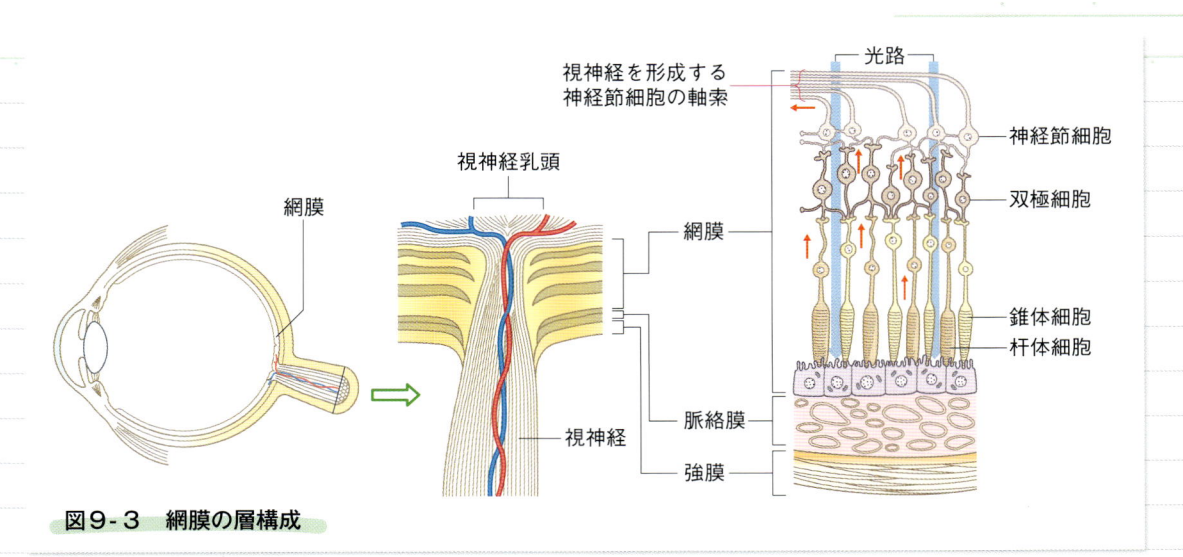

図9-3　網膜の層構成

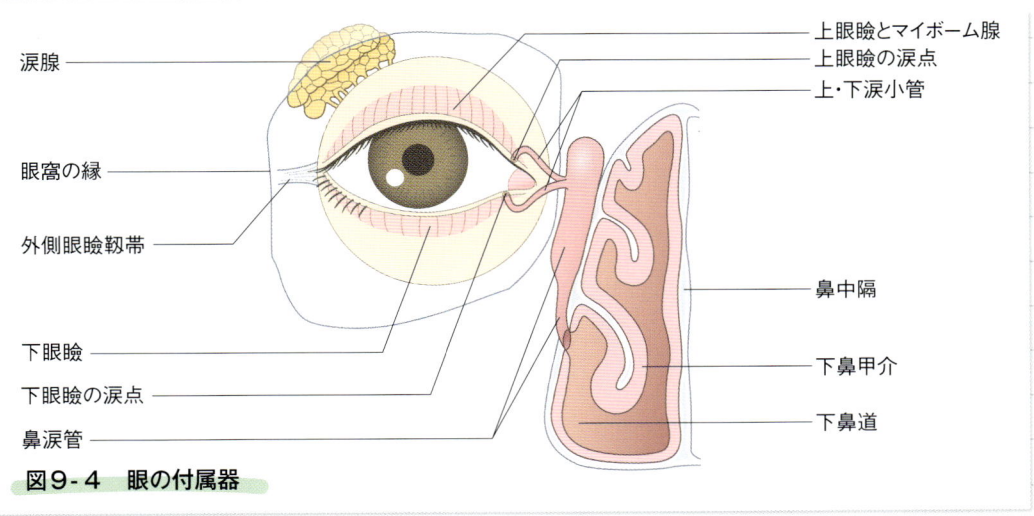

図9-4　眼の付属器

●外眼筋

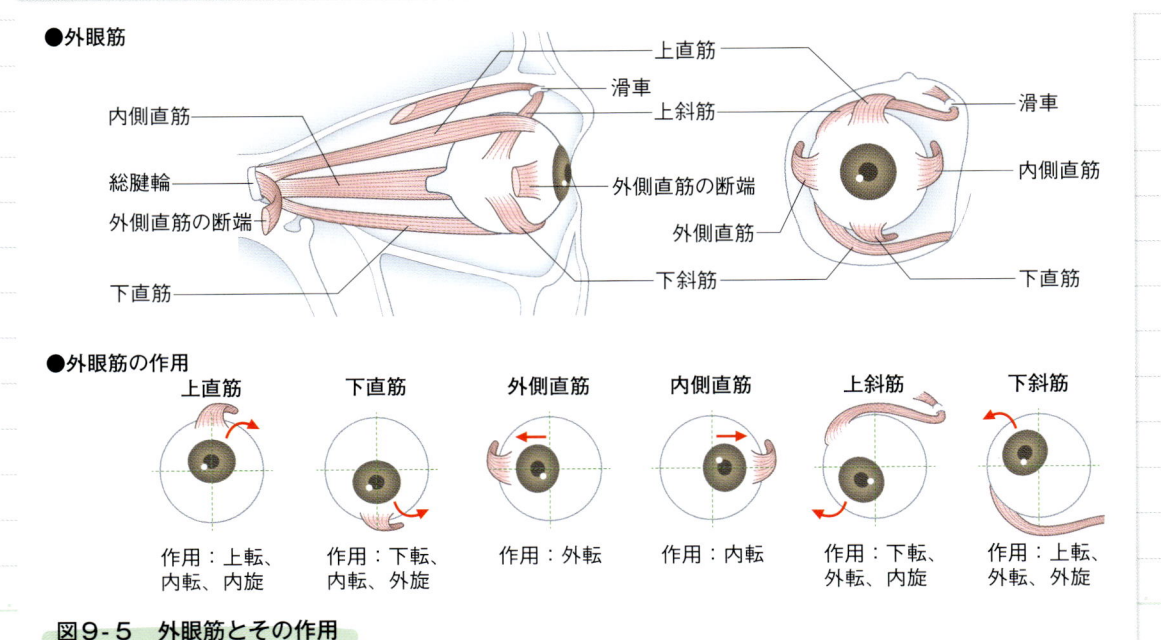

●外眼筋の作用

上直筋	下直筋	外側直筋	内側直筋	上斜筋	下斜筋
作用：上転、内転、内旋	作用：下転、内転、外旋	作用：外転	作用：内転	作用：下転、外転、内旋	作用：上転、外転、外旋

図9-5　外眼筋とその作用

- ●明るい場所から暗い場所に移ったとき、最初は何も見えないが、30分ほど経つと慣れて見え始める。これを(⑥　　　　)という。
- ●暗い場所から明るい場所へ移ったときは、1分ほどでまぶしさに慣れる。これを(⑦　　　　)という。

4 ▶ 視覚伝導路

- ●外界からの光刺激は網膜の視細胞が感受し、双極細胞(一次ニューロン)、神経節細胞(二次ニューロン)に伝わる。視神経乳頭から神経節細胞の軸索の集まりが出て(①　　　　)神経となり、(①　　　　)神経が脳へ視覚情報を伝える。
- ●視神経は脳底部で(②　　　　)を形成するが、半球状の網膜の内側(鼻側)からの線維のみが左右交叉し、網膜の外側(耳側)に由来する視神経は交叉しない。
- ●視神経の視覚情報は視床の外側膝状体で中継され、視放線を通って後頭葉の(③　　　　)に伝えられる。

5 ▶ 眼球運動

- ●前庭動眼反射とは、頭が動くとその方向と(①　同じ方向　逆方向　)に眼球が動く反射である。これにより、動いていても物をぶれずに見ることができる。この反射には、内耳の半規管で感知する(②　　　　)がかかわる。
- ●ある視点から別の視点に視線を移動させるとき、眼球には高速の衝動性眼球運動(サッケード)が起こっている。
- ●(③　　　　)とは、1つの物が二重に見えることをいう。

6 ▶ 眼球に関する反射

- ●(①　　　　)反射とは、光の量に応じて瞳孔の大きさが反射的に変わることである。
- ●瞳孔に光を当てると反射的に(②　　　　)する(縮瞳)。暗所に移ると瞳孔は散大する(散瞳)。
- ●瞳孔を取り囲んでいる(③　　　　)のなかにある瞳孔散大筋は(④　　　　)神経により、瞳孔括約筋は(⑤　　　　)神経(動眼神経)により収縮する。
- ●(⑥　　　　)反射とは、遠くを見ていた状態から急に近く(10 〜 20cm 程度)を注視すると両眼が内転(いわゆる、寄り目)して、反射的に瞳孔が縮小することをいう。
- ●(⑦　　　　)反射とは、目の前に急に物が近づいたり、角膜や眼の周囲に物が触れると眼瞼が閉じてしまう反射である。
- ●(⑦　　　　)反射のうち角膜の刺激によって生じるものを(⑧　　　　)反射といい、中枢神経の検査に用いられている。

> ●‥‥▶ **正常な対光反射とは？**　光が直接当たっている眼が縮瞳する→直接対光反射。光が直接当たっていない側の眼が縮瞳する→間接対光反射。正常所見では直接・間接の両方とも認められる。

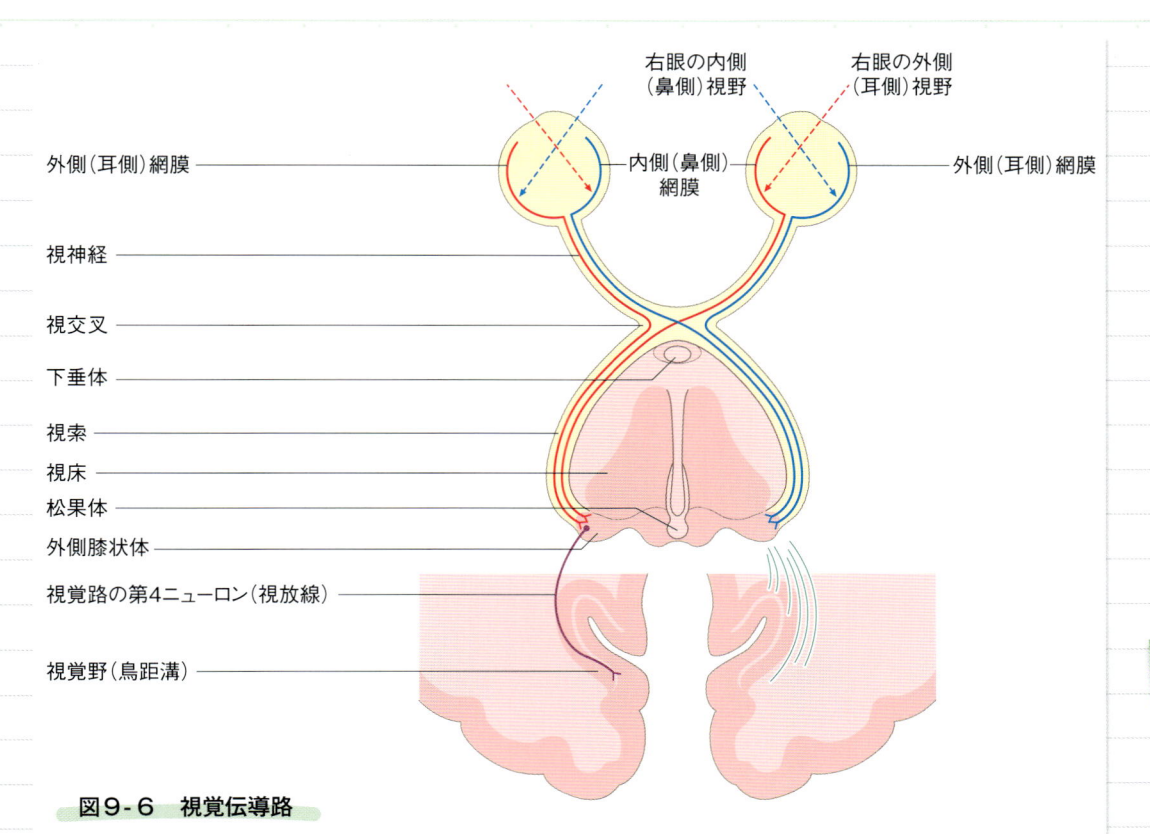

外側（耳側）網膜

視神経

視交叉

下垂体

視索

視床

松果体

外側膝状体

視覚路の第4ニューロン（視放線）

視覚野（鳥距溝）

右眼の内側（鼻側）視野

右眼の外側（耳側）視野

内側（鼻側）網膜

外側（耳側）網膜

図9-6　視覚伝導路

　うっかりして人が気づかずに見落としている点を盲点といいます。人の目には「盲点」がありますが、そこでは物が見えないことから派生した言葉です。

　盲点は視神経円板（図9-2、視神経乳頭ともよぶ）にあり、眼球から血管や視神経が出入りするところです。ここには光を感じる細胞がないので、この部分に集まった光は信号として脳には届かず、「見えない」と判断されます。フランスの物理学者エドム・マリオットによって発見されたため、マリオット盲点ともよばれます。

　それでは、盲点を体験してみましょう。左目を閉じて約50cm離して、右目で下図の × 印に視点を置いてください。それでも、●印を確認することができますが、意識して見ないようにします。そのままゆっくり図に顔を近づけていくと●印が消えるポイントがあります。視覚の盲点に入ったからです。さらに近づくとまた●印が現れてきます。

×　　　　　　　　　　●

●耳は音を聞き取る（①　　　　　）覚と、平衡感覚や回転など身体のバランスを整える

（②　　　　　　）覚という機能を有する感覚器である。

●耳の構造は、（③　　　　　）・中耳・内耳の3つに分けられる。（③　　　　　）と中耳は聴覚に、内

耳は聴覚と（②　　　　　）覚に関係している。

●外耳とは、頭部両側にある耳介から（④　　　　　）までを指し、耳介と外耳道を区別する。

●耳介は集音器であり、外耳道は音（空気の振動）を（④　　　　　）まで伝える（⑤　　　　　）器である。

●中耳は（④　　　　　）、鼓室、耳管からなる。外耳を通ってきた音（空気の振動）は（④　　　　　）を

振動させることによって中耳に伝わる。

●鼓膜は外耳道との境界をなし、漏斗状の薄い線維性膜である。外耳道に対して約45°傾斜して

いるため強い振動でも破損しない。

●鼓室は鼓膜と内耳の間に位置し、側頭骨の錐体のなかにある空所である。

●鼓室には、ツチ骨、（⑥　　　　　）骨、アブミ骨の3つの（⑦　　　　　）がある。

●ツチ骨は鼓膜に付着し、アブミ骨は内耳の前庭窓に付いている。3つの（⑦　　　　　）を介

して鼓膜の振動は内耳へと伝えられる。

●（⑧　　　　　）は鼓室と咽頭腔をつなぐ管で、通常は閉じている。唾液や食物を飲み込んだり、

あくびで管が開く。鼓室内圧と大気圧を等しくすることで、音の聞こえ方は正常に保たれる。

●内耳は側頭骨の錐体のなかにあり、骨迷路と膜迷路からなる。骨迷路の内部に骨迷路とほぼ同

じ形をしてひと回り小さい膜迷路がある。

●骨迷路と膜迷路の間にはリンパ（外リンパ）が入り、膜迷路のなかにもリンパ（内リンパ）が入っ

ている。

●骨迷路と膜迷路は、蝸牛、前庭、半規管の3部からなる。聴覚に関係するのは、（⑨　　　　　）

である。

●蝸牛は、カタツムリの形をした2回転半の（⑩　　　　　）状の管構造である。

●蝸牛の内部は3つに分かれる。上段の前庭階と下段の鼓室階、その間にある（⑪　　　　　）

である。前庭階と鼓室階は外リンパで満たされ、（⑪　　　　　）は膜迷路であり、内リンパ

で満たされている。

●前庭階は前庭窓で、鼓室階は蝸牛窓で内耳と中耳は接する。前庭窓にアブミ骨底がはまっており、

鼓膜の振動は前庭窓を介してリンパの振動となる。

●蝸牛管の（⑫　　　　　）器（ラセン器）に（⑬　　　　　）細胞という聴覚受容細胞がある。リンパ

の振動がこの細胞を刺激する。

●（⑬　　　　　）細胞から起こる知覚神経線維束は（⑨　　　　　）神経として前庭神経と合流して

（⑭　　　　　）神経をつくる。

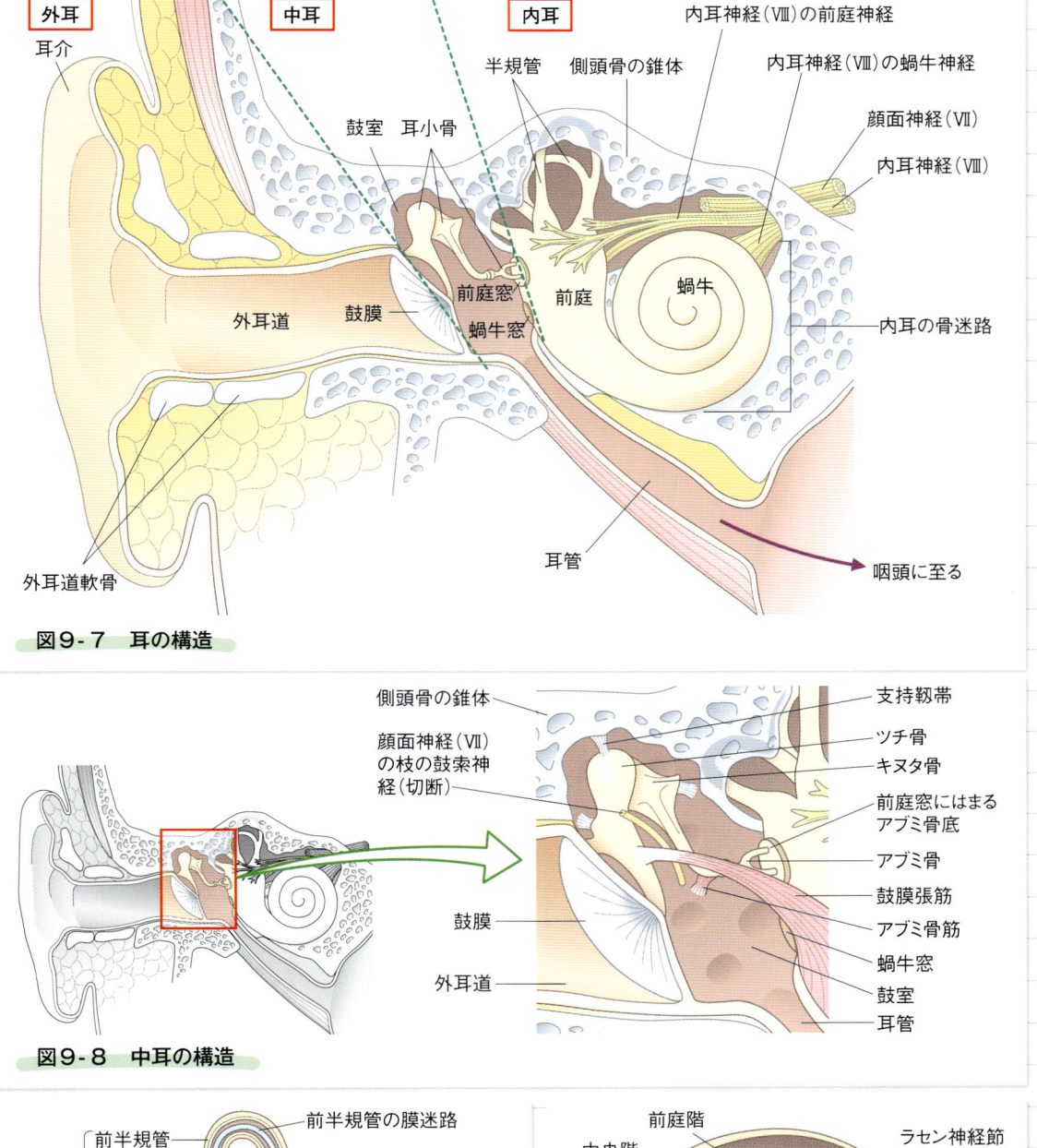

図9-7 耳の構造

- 外耳
- 中耳
- 内耳

耳介
半規管
側頭骨の錐体
内耳神経（Ⅷ）の前庭神経
内耳神経（Ⅷ）の蝸牛神経
顔面神経（Ⅶ）
内耳神経（Ⅷ）
鼓室
耳小骨
蝸牛
前庭窓
前庭
蝸牛窓
内耳の骨迷路
外耳道
鼓膜
外耳道軟骨
耳管
咽頭に至る

図9-8 中耳の構造

側頭骨の錐体
顔面神経（Ⅶ）の枝の鼓索神経（切断）
支持靱帯
ツチ骨
キヌタ骨
前庭窓にはまるアブミ骨底
アブミ骨
鼓膜張筋
アブミ骨筋
蝸牛窓
鼓室
耳管
鼓膜
外耳道

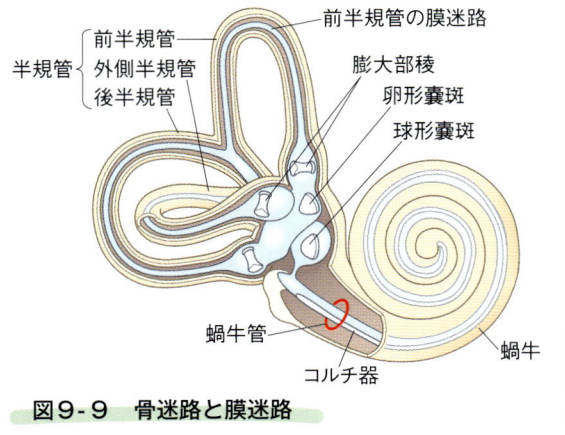

図9-9 骨迷路と膜迷路

半規管
前半規管
外側半規管
後半規管
前半規管の膜迷路
膨大部稜
卵形嚢斑
球形嚢斑
蝸牛管
コルチ器
蝸牛

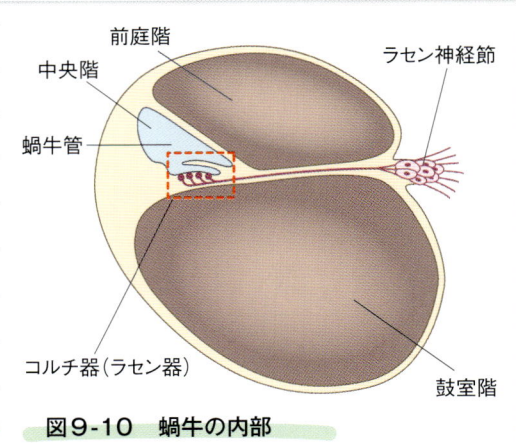

図9-10 蝸牛の内部

前庭階
中央階
ラセン神経節
蝸牛管
コルチ器（ラセン器）
鼓室階

Chapter 9
感覚器系

79

8 ▶ 平衡覚

● 内耳の前庭（ぜんてい）と半規管（はんきかん）が平衡覚（へいこうかく）に関係する。

● 骨迷路の中央に位置する前庭は、なかの膜迷路が卵形嚢（らんけいのう）と球形嚢（きゅうけいのう）という耳石器（じせきき）になっている。両嚢ともに内壁の一部が肥厚して平衡斑（へいこうはん）を形成する。平衡斑には感覚細胞である有毛細胞（ゆうもうさいぼう）があり、上部は平衡砂（へいこうさ）〔（①　　　　　）〕を乗せたゼラチン様の平衡砂膜（へいこうさまく）におおわれている。

● 身体の動きの速度に合わせて耳石が動き、平衡砂膜も動く。この平衡砂膜に入り込んでいる有毛細胞の（②　　　　　）の動きから有毛細胞が刺激され、脳へと情報が送られる。

● 半規管は、前庭の上部にあり、ループ状をした細い管で内部はリンパで満たされている。外側・前・後半規管の3本があり、それぞれ内部の膜半規管に（③　　　　　）とよばれる膨らみがある。膨らみのなかには感覚細胞の集団が膨大部稜（ぼうだいぶりょう）を形成し、クプラというゼラチン様の小帽をかぶった有毛細胞がある。内リンパの動きで有毛細胞が刺激され、身体の（④　　　　　）運動の情報が感受される。

● 感覚細胞の軸索突起（じくさくとっき）が前庭神経（ぜんていしんけい）として（⑤　　　　　）神経に加わり、回転にかかわる神経情報を中枢に伝える。

9 ▶ 聴覚

● 音の高さは、1秒当たりの振動数である（①　　　　　）数で表され、単位はHz（ヘルツ）である。振動数が少ないのが低い音、多いのが高い音になる。

● 普通に感知できる音の高さの範囲は、20 ～ 20,000Hzで、20,000Hz以上は耳で聞くことができず、この音は（②　　　　　）という。よく聞こえる範囲は、200 ～ 4,000Hzである。

● 音の強さは、dB（③　　　　　）という単位を用いる。

● 音波の複雑な波形により音質は決まる。

● 音が聞こえにくくなる症状を（④　　　　　）という。

● 難聴（なんちょう）には、外耳や中耳に障害がある（⑤　　　　　）難聴と、内耳や脳に障害のある（⑥　　　　　）難聴がある。

● 伝音難聴（でんおんなんちょう）の原因は多くの場合、（⑦　　　　　）の病変である。

● 感音難聴（かんおんなんちょう）では、聴覚の障害に加えて、平衡覚にも障害が起こり、（⑧　　　　　）などの症状がみられることもある。

10 ▶ 味覚器（舌）の構造と機能

● 舌の粘膜上皮に分布する（①　　　　　）は味覚（みかく）の受容器である。ヒトの場合は、およそ2,000～ 3,000個あるとされる。

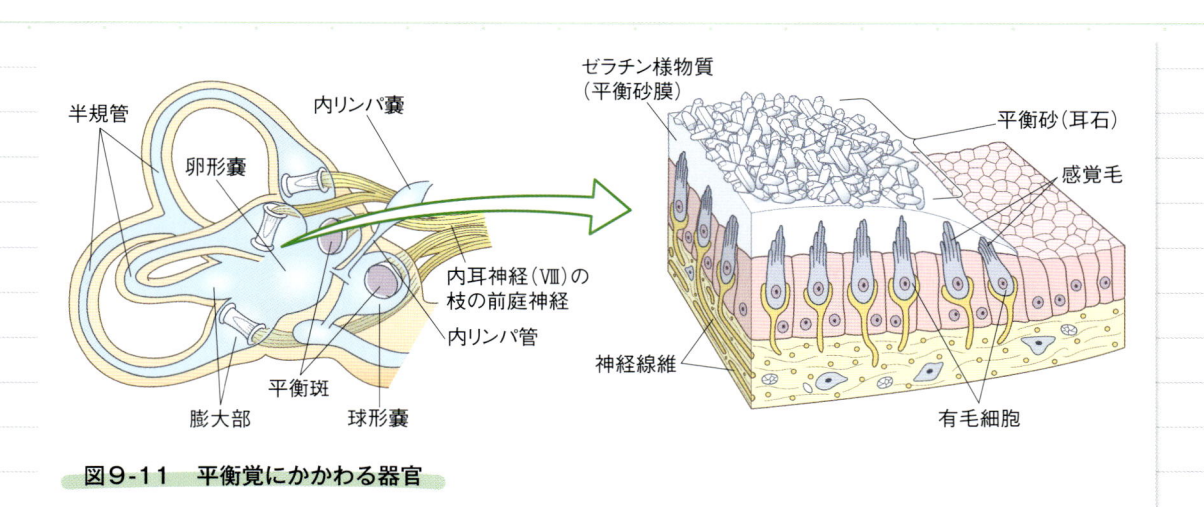

図9-11　平衡覚にかかわる器官

半規管

内リンパ嚢

卵形嚢

内耳神経（Ⅷ）の枝の前庭神経

内リンパ管

膨大部

平衡斑

球形嚢

ゼラチン様物質（平衡砂膜）

平衡砂（耳石）

感覚毛

神経線維

有毛細胞

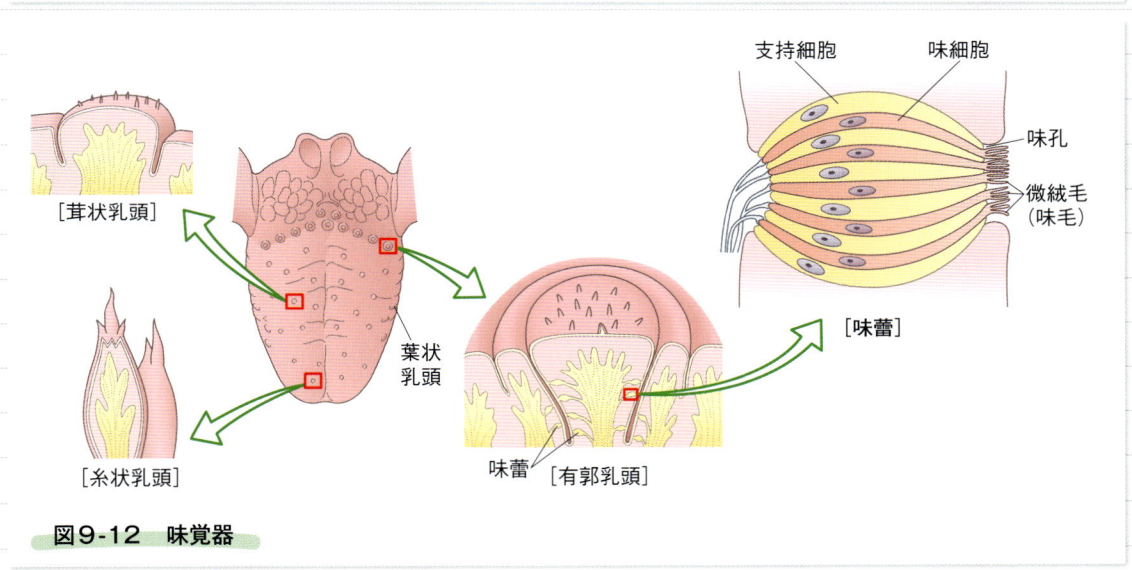

[茸状乳頭]

[糸状乳頭]

葉状乳頭

味蕾　[有郭乳頭]

支持細胞　味細胞

味孔

微絨毛（味毛）

[味蕾]

図9-12　味覚器

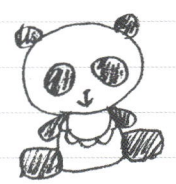

● 味蕾は、大部分が舌の（②　　　）乳頭と側面の（③　　　）乳頭に分布する。1つの味蕾には 20 〜 30 個の（④　　　）細胞が分布している。小児では、舌背の茸状乳頭にも分布する。

● 味蕾は1つが高さ約 70 μm、幅は約 40 μm ほどの大きさで、内部には支持細胞、基底細胞、味細胞の**3種類**の細胞がある。

● 味覚情報は、舌の前方 2／3 では（⑤　　　）神経が、舌の後方 1／3 は（⑥　　　）神経がかかわる。

● 舌の粘膜は、味覚のほかに**痛み**を感受する神経の支配も受けている。前方 2／3 が三叉神経で、後方 1／3 が舌咽神経である。

11 嗅覚器（鼻）の構造と機能

- においを感受する（①　　　　　）細胞は、鼻腔の上鼻甲介の天井付近にある粘膜の嗅上皮のなかに存在する。
- （①　　　　　）細胞の鼻腔側に数多く出ている（②　　　　　）が鼻から入ってきたにおい物質に刺激される。
- （①　　　　　）細胞は軸索突起をもち、これらが集まって嗅神経となる。
- 嗅神経は、嗅球・嗅索・嗅三角を経て、視床を介さず大脳皮質の（③　　　　　）に達する。

12 皮膚の構造

- 皮膚は表面から、（①　　　　　）、真皮、皮下組織の３層からなる。
- 表皮は重層扁平上皮細胞であり、最深層の基底層から有棘層、顆粒層、淡明層、角質層の５層に区分できる。表皮には血管がなく、真皮の血管から拡散してくる酸素と栄養素の供給を受ける。
- 上皮細胞は、基底層から表層に上がっていくにつれて分化し（②　**角化　線維化**　）していく。表層のかたくなった角質層の細胞は垢として剥がれ落ちる。
- 真皮は、乳頭層、網状層よりなる。
- 真皮は、（③　**ケラチン　コラーゲン**　）線維や弾性線維を主成分としており、引っ張りに強く弾力性に富む。このため、真皮をつくる結合組織は密性結合組織とよばれる。
- 皮下組織は真皮の下にある。多量の（④　　　　　）細胞が集合して皮下脂肪層をつくる。この層は体内における脂肪の貯蔵庫でもあり、（⑤　　　　　）調節にも役立っている。
- 皮下組織は真皮に比べて結合組織の分布が少ないため、（⑥　　　　　）組織とよばれる。

13 皮膚の付属器

- 皮膚腺には皮脂を分泌する（①　　　　　）腺、汗を分泌する（②　　　　　）腺がある。なお、乳腺は汗腺が変化したものである。
- 脂腺の多くは毛包に付属して存在するが、独立脂腺（口唇、眼瞼、亀頭、小陰唇、乳輪）もある。
- 脂腺から分泌される皮脂は、皮膚や毛に潤いを与えるとともに、酸性であることから生体バリアとしての機能もある。
- 汗腺には、（③　　　　　）汗腺（小汗腺）と（④　　　　　）汗腺（大汗腺）がある。小汗腺は、全身の皮膚に分布しており、水分に大量に含んだ汗を出すことにより、体温調節にかかわる。大汗腺は、（⑤　　　　　）や外耳道、陰部などの特定の部位に分布し、脂肪やタンパク質を含んだ汗を出す。
- 毛は皮膚の保温や保護の役割がある。ほぼ全身にみられるが、口唇や手掌、足底などには存在

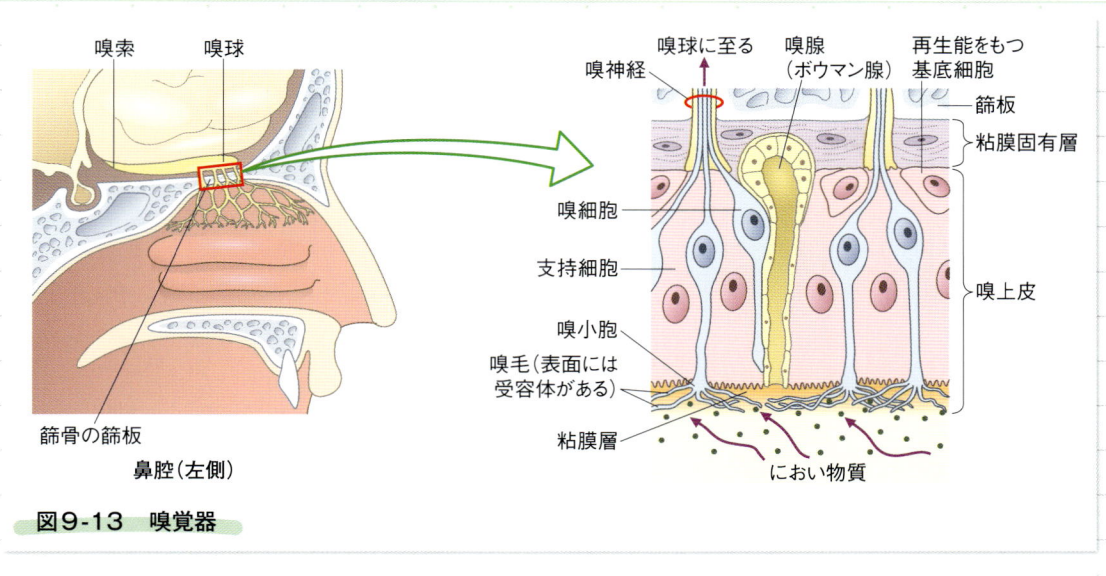

図9-13　嗅覚器

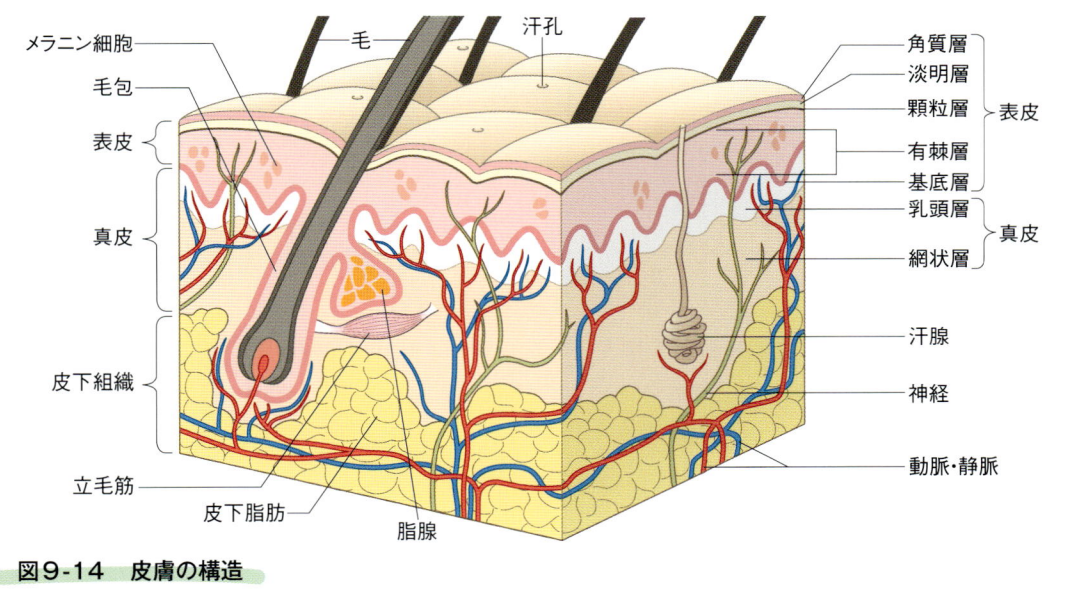

図9-14　皮膚の構造

しない。
- 皮膚のなかにある毛根は、毛包に囲まれている。
- 毛根の下端部には、毛球があり、その深側から真皮が円錐状に侵入して毛乳頭をつくる。毛乳頭は、血管に富んでおり、毛球の細胞に栄養を与える。
- 毛包には上部に脂腺が付属し、外には（⑥　　　　）筋がある。脂腺は毛孔から皮脂を分泌し、（⑥　　　　）筋は（⑦　　　　）神経の支配を受け、収縮すると毛を直立させるとともに、脂腺を圧迫して分泌を促す。
- 毛は、髄質、皮質、毛小皮の３層からなる。中心の髄質を毛の主要部である皮質が囲み、その外側を角化した透明な一層の薄い膜である（⑧　　　　　　）が包んでいる。

- 爪の露出している部分を（⑨　　　　）、皮膚に埋もれている爪の根元部分を爪根、爪体を乗せている皮膚を爪床という。爪は爪根で新しくつくられ、爪先に向かって押し出されて伸びる。
- 爪の大部分は明るく透明であるが、ピンクの色調は下層の毛細血管床の色が透けてみえるからである。

14　漿膜と粘膜

- （①　　　　）膜は、胸腔や腹腔の内壁やその内部にある臓器の表面をおおう膜である。漿液を分泌する。（②　　　　）膜、（③　　　　）膜、（④　　　　）膜などがある。
- 臓器の表面をおおう臓側葉と内壁面をおおう壁側葉は一続きになっており、胸膜腔、腹膜腔、心膜腔という（①　　　　）膜の袋をつくっている。袋のなかに少量の漿液があり、膜同士の摩擦を防いでいる。
- （⑤　　　　）膜は、外界と通じている中空性の臓器である消化器、呼吸器、泌尿器、生殖器の内腔の表面をおおう膜である。（⑥　　　　）を分泌するので、湿潤が保たれる。
- （⑤　　　　）膜は、組織学的に（⑦　　　　　　　　）、粘膜固有層、粘膜筋板、粘膜下層の４層に分けられる。

15　感覚受容器

- 感覚には、体性感覚、内臓感覚、特殊感覚の３つがある。
- 体性感覚には、皮膚と粘膜で感じる触覚、圧覚、痛覚、温覚、冷覚などの（①　　　　）感覚（表在感覚）と、筋・腱などの運動器で受容される位置や運動、振動の状態を感じる（②　　　　）感覚がある。
- 体性感覚の受容器は、機械受容器、侵害受容器、温度受容器に分けられる。
- 機械受容器として、皮膚には、触覚（③　　　　　　　）小体や圧覚の（④　　　　　　　）小体などがある。骨格筋の筋紡錘は、伸展の状態を感じる機械受容器である。
- 皮膚や粘膜に分布する（⑤　　　　　　　　　　　　　）は温度受容器であると同時に、組織の損傷によって生じる（⑥　　　　）覚の侵害受容器でもある。
- 内臓感覚は内臓領域で生じる感覚で、食欲、空腹感、かわき、性感、尿意、便意などの感覚である（⑦　　　　　）感覚と、内臓が刺激されて起こる内臓痛覚がある。血圧や血液ガスの変化を感知する圧受容器や化学受容器などは内臓感覚の受容器である。
- 特殊感覚は鼻、目、舌、耳などの頭部にある特殊な感覚器によって受容される感覚で、嗅覚、視覚、味覚、聴覚、平衡覚がある。
- 感覚の（⑧　　　　　　　）とは、一定の強さの刺激を持続的に受けると一種の慣れが生じて主観的な感じ方が弱くなったり、感じなくなったりする反応をいう。

体性感覚の受容器が存在する部位は？　皮膚と粘膜（表在感覚＝皮膚感覚）。骨格筋（筋紡錘：深部感覚）、関節（さまざまな受容器：深部感覚）、骨（傷害受容器：深部感覚）

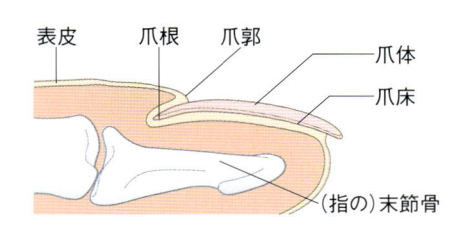
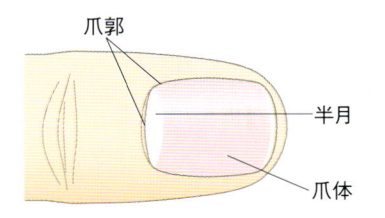

図9-15 爪の構造

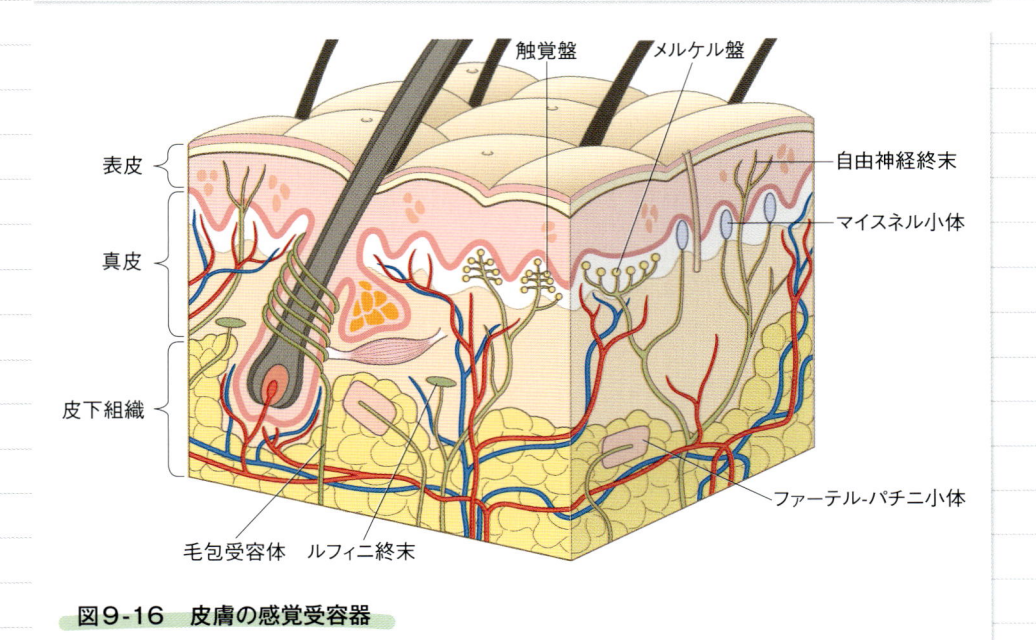

図9-16 皮膚の感覚受容器

16 皮膚感覚の種類

- **皮膚感覚**には触覚、圧覚、痛覚、温覚、冷覚があるが、皮膚の表面にはこれらをそれぞれに敏感に感じる（①　　　）点が点状に分布している。
- （①　　　）点には皮膚感覚に応じて、触点（圧点）、（②　　　）点、温点、冷点がある。身体の部位によって異なるが、（②　　　）点の分泌密度が最も高い。
- 皮膚感覚は頸部より下が（③　　　）神経の支配である。（④　　　　　　）（デルマトーム）として支配領域が表される（**図6-13**参照）。
- 内臓に痛みの原因がある場合に、皮膚の一定領域に痛みを感じることがある。これを**関連痛**という。

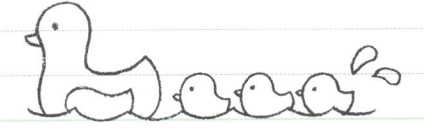

🌸 ┈▶ **感覚の順応とは？** 順応が早い（嗅覚、味覚）、順応が遅い（痛覚、冷覚など：生命維持に関係する受容器）。

Chapter 10 内分泌系

1 ホルモン

● ホルモンを分泌する腺器官を（①　　　　　　　　　）腺、または内分泌器官という。

● ホルモンによる調節を（②　**液性　神経性**　）調節または化学性調節という。大部分のホルモンは（③　　　　　）により全身へ運ばれ、決まった細胞である　（④　　　　　）細胞だけに作用する。

● 内分泌腺は、腺細胞として独立するものに、（⑤　　　　　　　　　）や松果体、甲状腺、副甲状腺（上皮小体）、副腎がある。また、ほかの器官に存在するものとして、膵臓のランゲルハンス島や精巣、卵巣、胎盤があげられる。

● 傍分泌は、間質液を通じてすぐ近くの細胞に作用する現象であるが、内分泌は血液中にホルモンを分泌する。また、外分泌腺は（⑥　　　　　）をもつが、内分泌腺は（⑥　　　　　）をもたない。

● ホルモンの作用には、成長・代謝活動の調節、血液成分の恒常性維持、生と生殖、ほかの（⑦　　　　　　　　　）の分泌調整などがある。

2 ホルモンの化学構造

● ホルモンは、ペプチドホルモンと（①　　　　　　　　　　　）ホルモン、アミン酸誘導体ホルモンの３種類に分けられる。

● ペプチドホルモンはアミノ酸が結合したペプチドから構成されるホルモンで、視床下部ホルモンや下垂体ホルモン、インスリン、消化管ホルモンなどがある。

● （①　　　　　　　　　　　）ホルモンは、脂肪の一種であるコレステロールからつくられるホルモンで、（②　**副腎皮質　甲状腺**　）ホルモンと性ホルモンがある。

● アミン酸誘導体ホルモンは、アミノ基をもつホルモンで、（③　**副腎皮質　甲状腺**　）ホルモンやアドレナリン、ノルアドレナリン、メラトニンなどがある。

3 ホルモンの作用機序

● 脂溶性ホルモンは小さく、脂溶性が高く容易に標的細胞の（①　　　　　　　　　）を通過できる。細胞内に入り、核内・細胞質にある（②　　　　　　）と結合する。ステロイドホルモンや甲状腺ホルモン（アミン酸誘導体ホルモン）が脂溶性ホルモンである。

● 水溶性ホルモンは、ペプチドホルモンと甲状腺ホルモン以外のアミン酸誘導体ホルモンで、細胞膜を通過できないので細胞膜上の（②　　　　　　）に結合する。

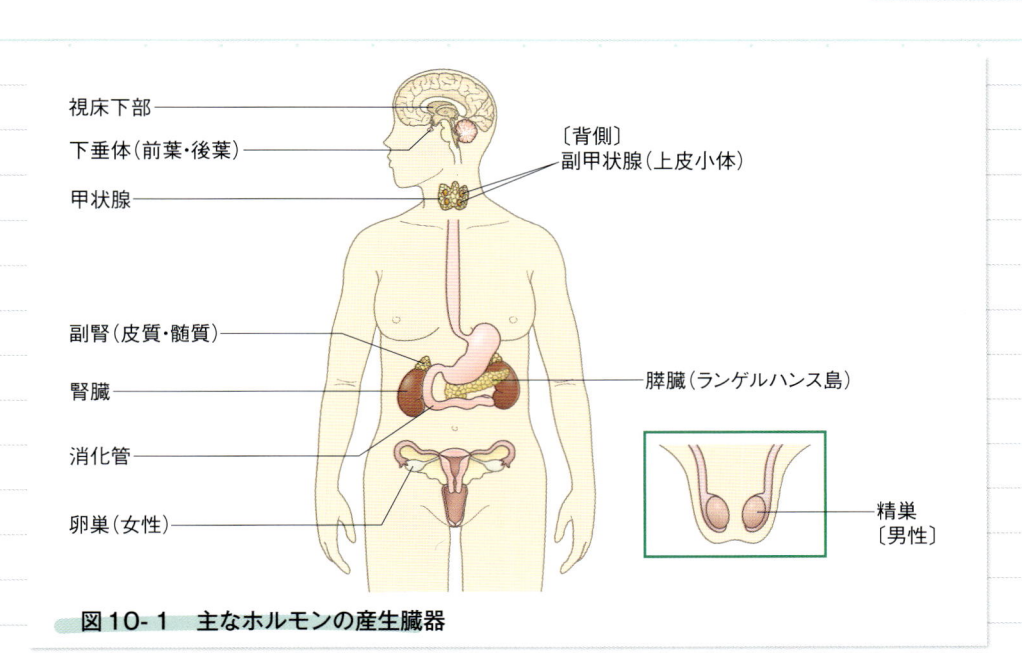

視床下部

下垂体（前葉・後葉）

甲状腺

〔背側〕
副甲状腺（上皮小体）

副腎（皮質・髄質）

腎臓

消化管

卵巣（女性）

膵臓（ランゲルハンス島）

精巣
〔男性〕

図10-1　主なホルモンの産生臓器

表1　分泌される主なホルモン

内分秘腺	ホルモン
視床下部	調節ホルモン
下垂体：前葉	副腎皮質刺激ホルモン（ACTH）、甲状腺刺激ホルモン（TSH）、成長ホルモン（GH）、プロラクチン（PRL）、卵胞刺激ホルモン（FSH）、黄体形成ホルモン（LH）、メラニン細胞刺激ホルモン（MSH）
下垂体：後葉	オキシトシン、バソプレシン（抗利尿ホルモン、ADH）
松果体	メラトニン
甲状腺	サイロキシン（T$_4$）、トリヨードサイロニン（T$_3$）、カルシトニン
副甲状腺（上皮小体）	副甲状腺ホルモン（パラソルモン、PTH）
胸腺	サイモシン
心臓	心房性ナトリウム利尿ペプチド（ANP）、脳性ナトリウム利尿ペプチド（BNP）
腎臓	エリスロポエチン
副腎：髄質	アドレナリン、ノルアドレナリン
副腎：皮質	コルチゾン、コルチコステロン、アルドステロン、男性ホルモン
消化管	ガストリン、セクレチン、コレシストキニン、胃抑制ペプチド（GIP）、血管作動性腸管ペプチド（VIP）、グルカゴン様ペプチド-1（GLP-1）、モチリン、ソマトスタチン
膵臓	インスリン、グルカゴン、ソマトスタチン
精巣	男性ホルモン（とくにテストステロン）、インヒビン
卵巣	エストロゲン（とくにエストラジオール）、プロゲステロン、インヒビン

4 ▶ ホルモンの分泌調節

- 一般にある系の出力(結果)を入力(原因)に戻す操作をフィードバックという。出力の増加(減少)が入力の操作を促進させる場合を(①　　　　　)のフィードバック、抑制する場合を(②　　　　　)のフィードバックという。生体にもこのフィードバック機能が備わっている。
- 生体の恒常性(ホメオスタシス)を維持するための制御機能のほとんどは、(②　　　　　)のフィードバックである。
- ホルモンの血中濃度が増えると、正常範囲を逸脱しないようにそのホルモンの産生を(③　促進　抑制　)しなければならない。たとえば、甲状腺ホルモンの血中濃度が増えたときは、下垂体前葉からの甲状腺刺激ホルモンの分泌を(③　促進　抑制　)する。
- ホルモンの分泌は、化学成分の血中濃度の恒常性を維持するために調節されている。たとえば、血中のカルシウム濃度が低下すると、骨吸収を促進して血中カルシウム濃度を上昇させる(④　　　　　　　　)の分泌が増える。

5 ▶ 視床下部・下垂体

- 視床下部ホルモンには、現在6種類のホルモンがあり、すべてが(①　　　　　　　　)に作用している調節ホルモンである。副腎皮質刺激ホルモン放出ホルモン(ACTH放出ホルモン)、甲状腺刺激ホルモン放出ホルモン(TSH放出ホルモン)、成長ホルモン放出ホルモン(GH放出ホルモン)、成長ホルモン抑制ホルモン(GH抑制ホルモン、ソマトスタチン)、プロラクチン抑制ホルモン(PRL抑制ホルモン)、性腺刺激ホルモン放出ホルモン(ゴナドトロピン放出ホルモン)がある。
- 下垂体は間脳の(②　　　　　　　　)の下にぶら下がり、蝶形骨のトルコ鞍のくぼみに乗る。発生学的に腺性下垂体と神経下垂体に分けられる。腺性下垂体は(③　　　　　　　　)、ともいい、前部、中間部、隆起部に分かれ、神経下垂体は下垂体後葉からなる。
- 下垂体前葉ホルモンには、(④　　　　　　)ホルモン(過多:巨人症、欠乏:下垂体性低身長症)、性腺刺激ホルモン(卵胞刺激ホルモン、黄体形成ホルモン)、プロラクチン、副腎皮質刺激ホルモン(ACTH)、甲状腺刺激ホルモン(TSH)がある。
- 視床下部ホルモンは(⑤　　　　　　　　)系の血流を通じて下垂体前葉ホルモンを調整している。
- メラニン細胞刺激ホルモンは、腺性下垂体の中間部から分泌される。
- 下垂体後葉ホルモンには、(⑥　　　　　　　　　　)〔末梢血管を収縮させて血圧を上昇させる、腎尿細管からの水分再吸収を高める。(⑦　　　　　　　　)ホルモンともよばれる〕や(⑧　　　　　　　　　　)(子宮収縮、乳汁分泌促進)がある。
- 下垂体後葉ホルモンは視床下部の神経内分泌細胞で産生され、軸索内を輸送されて下垂体後葉で貯蔵される。視床下部からの刺激により下垂体後葉ホルモンは分泌される。

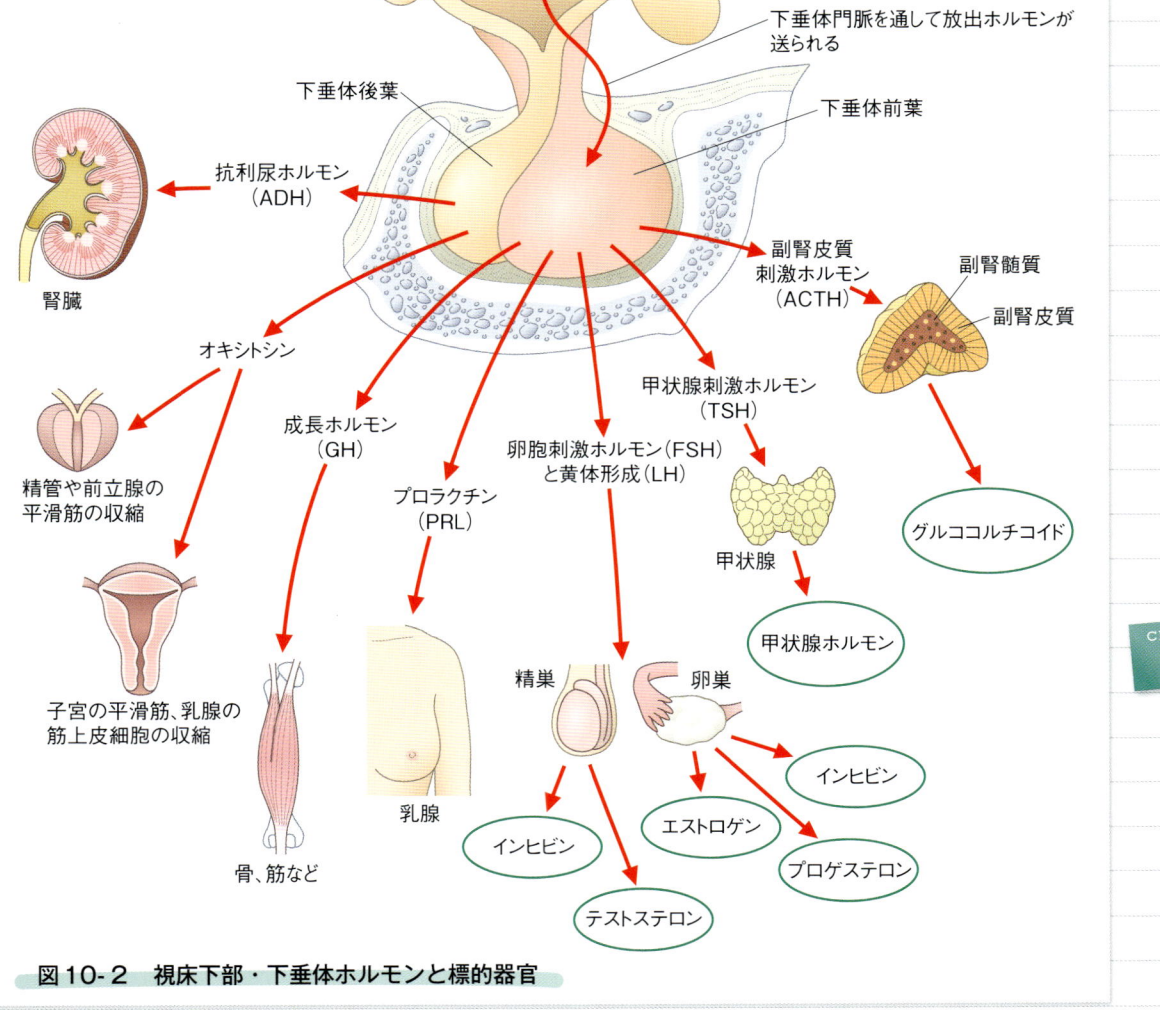

図10-2　視床下部・下垂体ホルモンと標的器官

（図中のラベル）
- 下垂体門脈を通して放出ホルモンが送られる
- 下垂体後葉
- 下垂体前葉
- 抗利尿ホルモン（ADH）
- 腎臓
- オキシトシン
- 精管や前立腺の平滑筋の収縮
- 成長ホルモン（GH）
- プロラクチン（PRL）
- 卵胞刺激ホルモン（FSH）と黄体形成（LH）
- 甲状腺刺激ホルモン（TSH）
- 副腎皮質刺激ホルモン（ACTH）
- 副腎髄質
- 副腎皮質
- グルココルチコイド
- 甲状腺
- 甲状腺ホルモン
- 子宮の平滑筋、乳腺の筋上皮細胞の収縮
- 骨、筋など
- 乳腺
- 精巣
- 卵巣
- インヒビン
- エストロゲン
- インヒビン
- プロゲステロン
- テストステロン

6　松果体

- 松果体は、間脳の背面にある 4 × 8 mm ほどの小さな器官である。ここで産生されるホルモンの（①　　　　　　　　　）は日中に比べ夜間に分泌量が増える。サーカディアンリズムに関与する。また、下垂体前葉からの性腺刺激ホルモンの分泌を抑制して性機能を抑制する作用もある。

7　甲状腺・副甲状腺（上皮小体）

- 甲状腺は喉頭と気管の移行部で頸部の前面にあり、重さ約20gである。右葉と左葉がある。
- 甲状腺ホルモンには、濾胞細胞からの（①　　　　　　　　）、（②　　　　　　　　　）と傍濾胞細胞からのカルシトニンがある。

- ●（①　　　　　　　　　　　）と（②　　　　　　　　　　　　　　　　）は、全身の細胞の代謝を促進させ、体温を上げる。
- ●カルシトニンは血中の（③　　**カルシウム　カリウム**　　）濃度を低下させる。
- ●甲状腺ホルモンの過剰分泌による疾患には（④　　　　　　　　　　）病〔グレーブス病〕がある。
- ●分泌低下は、成人では（⑤　　　　　　　　　　）とよばれる成人型甲状腺機能低下症がみられ、小児では（⑥　　　　　　　　　）症とよばれる新生児甲状腺機能低下症がみられる。
- ●（⑦　　　　　　　　　　　）は、甲状腺の背面に左右上下に1個ずつある米粒大の器官である。副甲状腺ホルモンである（⑧　　　　　　　　　　　）を分泌し、血中のカルシウム濃度を上昇させる。

8 ▶ 副腎

- ●副腎は腎臓の上にかぶさるように位置し、髄質と（①　　　　　　　　）からなる。
- ●副腎髄質は（②　　　　　　　　　　　　　　）やノルアドレナリンを分泌する。この2つを（③　　　　　　　　　　　　　　　）という。血圧の上昇、血糖値の上昇、心拍数の増加など交感神経の作用を持続・増強させる働きがある。
- ●副腎皮質は3層からなり、球状帯から（④　　　　　　　　　　）コルチコイド（鉱質コルチコイド）、束状帯から糖質コルチコイド、網状帯から男性ホルモン（アンドロゲン）と糖質コルチコイドが分泌されている。
- ●糖質コルチコイドにはコルチゾル（コルチゾール）がある。（⑤　　　　　　　　）代謝に大きく関与し、糖新生を促進し血糖値を上昇させる。そのほか、抗炎症作用、抗ストレス作用などがある。許容作用といってほかのホルモンの作用を増強する働きもある。
- ●（④　　　　　　　　　　）コルチコイドには（⑥　　　　　　　　　　　　　）があり、腎臓において血中ナトリウムの再吸収やカリウムの排泄を促進する作用がある。

9 ▶ 膵臓

- ●膵臓は（①　　　　　　　　）を分泌する外分泌部とホルモンを分泌する内分泌部があり、内分泌部を（②　　　　　　　　　　　　　　　　）という。内分泌部から外分泌部へと血液は膵門脈系で流れる。
- ●内分泌部の細胞には、A（α）細胞、B（β）細胞、D（δ）細胞がある。A（α）細胞はグルカゴンを、B（β）細胞は（③　　　　　　　　　　　　　　）を分泌する。D（δ）細胞はソマトスタチンを分泌し、（③　　　　　　　　　　　　　）とグルカゴンの分泌を調整している。
- ●血糖値が上昇したときに（③　　　　　　　　　　　　　　　）は細胞の糖の取り込みを促進して血糖値を低下させる。肝臓や筋細胞では取り込まれた糖がグリコーゲンとして貯蔵される。このホルモンが欠乏して細胞における糖の消費が減少して血糖値が上昇した状態が糖尿病である。
- ●グルカゴンは血糖値が低下したとき分泌され、肝臓に貯蔵されている（④　　　　　　　　　　　）を分解し、糖を血中に放出させるので血糖値を上げる働きがある。

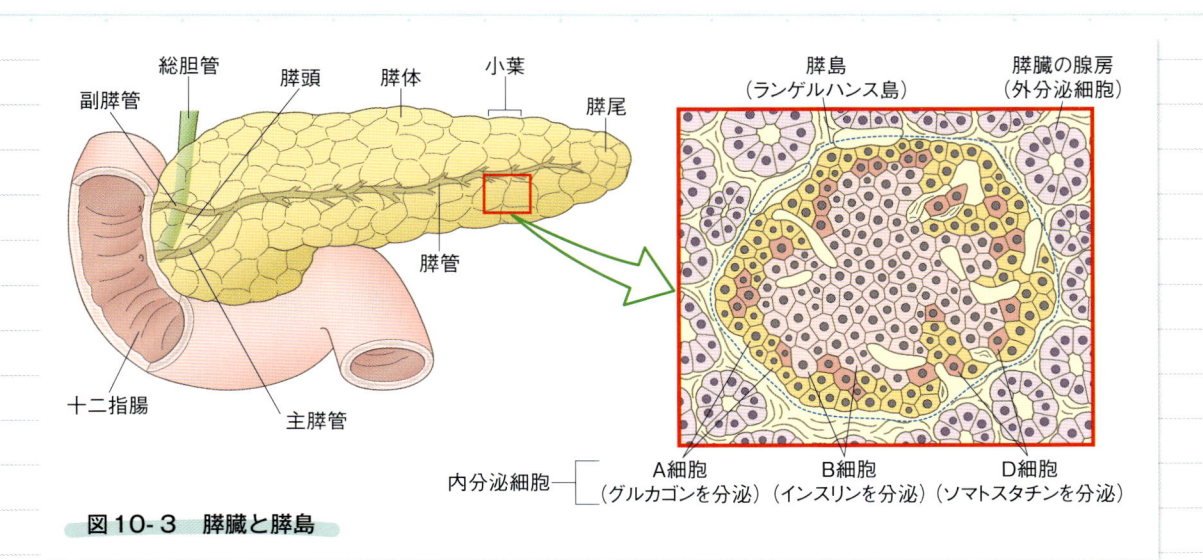

図10-3　膵臓と膵島

膵島（ランゲルハンス島）　膵臓の腺房（外分泌細胞）

内分泌細胞 — A細胞（グルカゴンを分泌）　B細胞（インスリンを分泌）　D細胞（ソマトスタチンを分泌）

副膵管　総胆管　膵頭　膵体　小葉　膵尾　膵管　十二指腸　主膵管

10　性腺ホルモン

●精巣のライディッヒ細胞からは、（①　　　　　）という男性ホルモン（アンドロゲン）が分泌される。

●卵巣（らんそう）では、成熟卵胞から卵胞ホルモン（らんほう）〔（②　　　　　）〕と排卵後の黄体から黄体ホルモン（おうたい）〔（③　　　　　）〕が分泌される。

11　消化管ホルモン

●消化管ホルモンには、（①　　　　　）やセクレチン、コレシストキニンなどがある。

●（①　　　　　）は、胃の幽門腺（ゆうもんせん）から分泌され、（②　　　）分泌を促進する。

●セクレチン、コレシストキニンは、（③　　　　　）から分泌される。セクレチンは、胃酸を中和する重炭酸塩を含む膵液の分泌を促進し、コレシストキニンは消化酵素（しょうかこうそ）に富んだ膵液（すいえき）の分泌促進や胆嚢の収縮（たんのう）による（④　　　）の排出を促進する。

12　その他のホルモン

●腎臓からは、（①　　　　）が低下すると調節のためにレニンが放出され、アンギオテンシンⅠがつくられる。また、血液中の酸素量が減少すると、骨髄（こつずい）の幹細胞（かんさいぼう）に作用して赤血球生成を促す（②　　　　　）が分泌されている。

●心房からは、心房性ナトリウム利尿ペプチド（ANP）が分泌されている。このホルモンは、腎臓に作用し（③　　　）を促進する。

Chapter 11 消化器系

1 消化とは

● 消化とは、取り入れた飲食物からの栄養素を細胞内に取り入れることができるまで小さく分解することをいう。

● 消化には、消化腺から分泌される化学的消化酵素によって消化される化学的消化と（①　　　　）や嚥下、蠕動、分節などの運動によって行われる（②　　　　）消化の2つがある。

● 消化管は（③　　　　）器官であり、内側から粘膜、筋層、漿膜の3層からなる。筋層は（④　　　　）筋であり、輪走筋と縦走筋からなる。胃はさらに斜走筋をもつ。

● 輪走筋が収縮、弛緩を繰り返すことで消化管の（⑤　　　　）運動が起こり、食物と消化液を混ぜ合わせる。

● 輪走筋と縦走筋が収縮して、その収縮部が上から下に消化管がくびれて移動することを（⑥　　　　）運動という。内容物を口から肛門に向かって移動させる働きをもつ。

2 口・歯・唾液腺

● 口の上側を口蓋といい、骨に裏打ちされた硬い口蓋の前半部を硬口蓋、後半部を軟口蓋という。口蓋の奥に垂れ下っている部分を（①　　　　）とよぶ。

● 舌は舌尖、舌体、舌根に区別される。舌尖、舌体の粘膜上皮には多数の（②　　　　）があり、糸状乳頭、茸状乳頭、葉状乳頭、有郭乳頭の4つに分類される。

● 有郭乳頭、葉状乳頭には（③　　　　）があり、ここに味覚をつかさどる味細胞がある。

● 歯は外に現れている（④　　　　）部、歯肉に囲まれ歯槽骨に入っている歯根部に分けられる。内腔は歯髄腔といい、神経や血管を含む歯髄がある。

● 歯は（⑤　　　　）質とゾウゲ質、セメント質、歯髄から構成されている。

● 歯の本数は、永久歯32本、乳歯20本である。

● 唾液は大小の唾液腺から分泌される。大唾液腺には（⑥　　　　）腺、顎下腺、舌下腺がある。

3 咽頭・食道

● 咽頭とは口腔から食道に至る部分で、鼻腔から喉頭に至る気道の一部でもある。

● 咽頭は鼻部、口部、（①　　　　）部に区分される。

● （②　　　　）は、咽頭と胃をつなぐ（③　　　　）cmほどの中空性器官で気管と心臓の後方を下行する。起始部、気管分岐部、横隔膜貫通部の3か所の（④　　　　）がある。

● ▶▶▶ **唾液の成分は？**　99.5％の水分、0.05％の有機成分（アミラーゼやムチン、マルターゼなど）＋無機成分

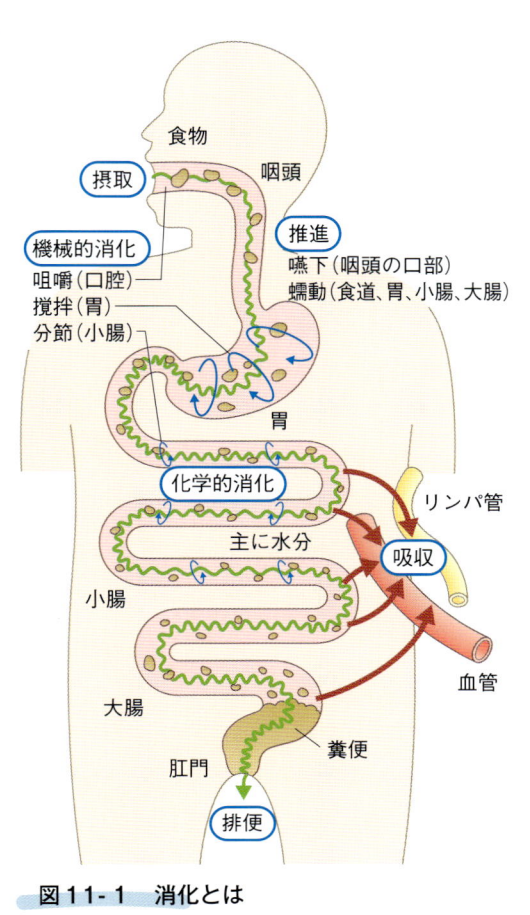

図11-1　消化とは

食物

摂取

咽頭

機械的消化
咀嚼（口腔）
撹拌（胃）
分節（小腸）

推進
嚥下（咽頭の口部）
蠕動（食道、胃、小腸、大腸）

胃

化学的消化

主に水分

小腸

吸収

リンパ管

血管

大腸

糞便

肛門

排便

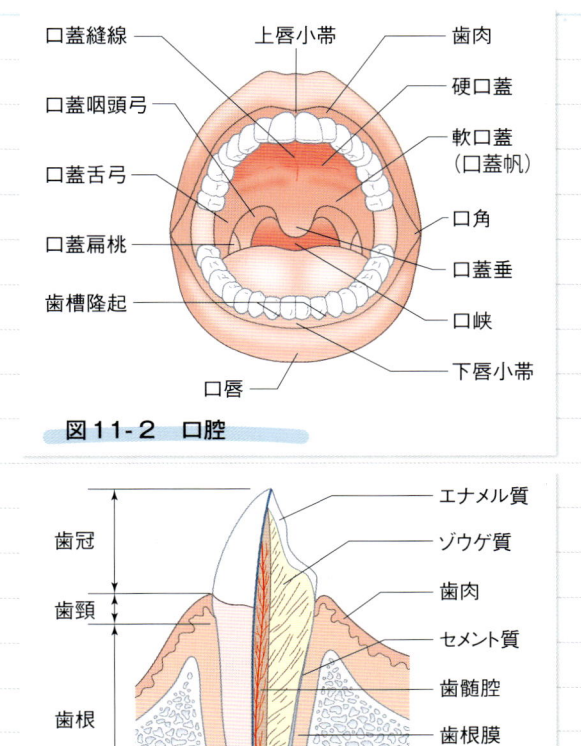

図11-2　口腔

口蓋縫線
口蓋咽頭弓
口蓋舌弓
口蓋扁桃
歯槽隆起
口唇

上唇小帯

歯肉
硬口蓋
軟口蓋
（口蓋帆）
口角
口蓋垂
口峡
下唇小帯

図11-3　歯

歯冠
歯頸
歯根

エナメル質
ゾウゲ質
歯肉
セメント質
歯髄腔
歯根膜
歯根管
歯槽骨

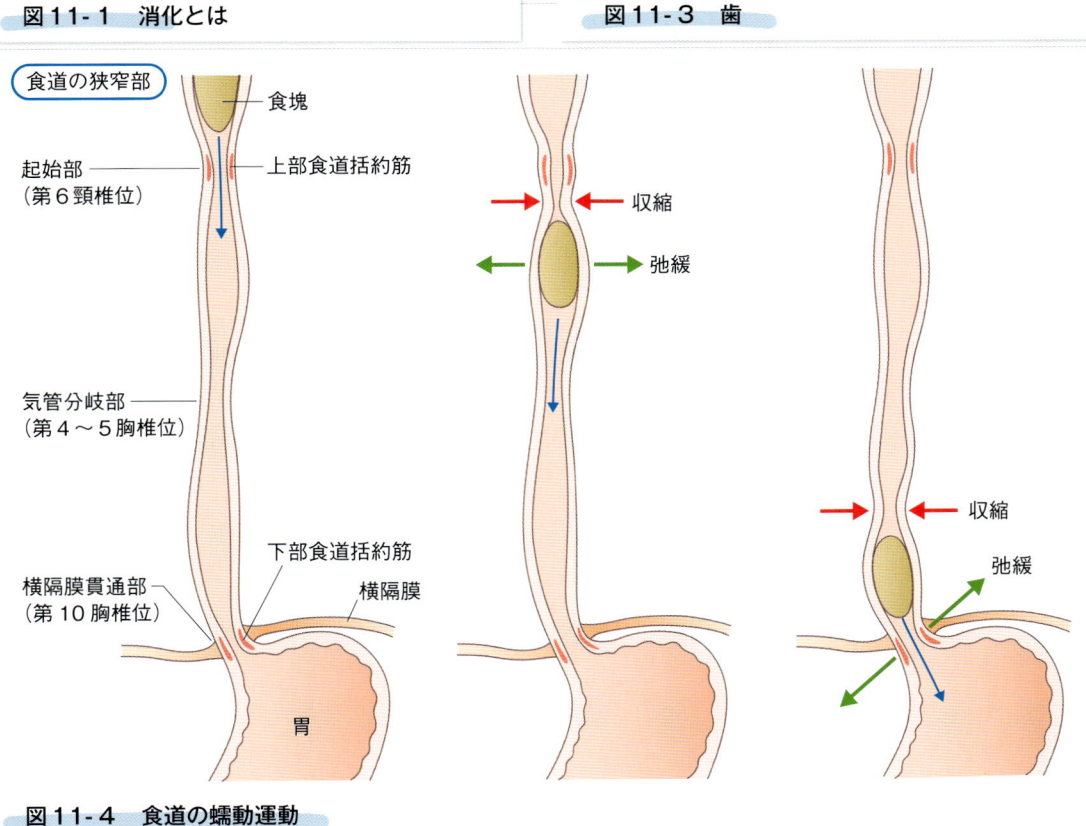

食道の狭窄部

食塊

起始部
（第6頸椎位）

上部食道括約筋

気管分岐部
（第4～5胸椎位）

横隔膜貫通部
（第10胸椎位）

下部食道括約筋
横隔膜

胃

収縮
弛緩

収縮
弛緩

図11-4　食道の蠕動運動

- 食道の壁は、粘膜、筋層、(⑤　　　　　)の3層構造であり、漿膜はもたない。
- 粘膜は重層扁平上皮であり、筋層は食道上部1/3が骨格筋で、食道下部2/3が(⑥　　　　)である。(⑤　　　　　)は疎性結合組織よりなる。

4 ▶ 胃

- 胃の入り口を(①　　　　　)部といい、出口部分の十二指腸に続く部分を(②　　　　　)部という。
- 胃は胃底、胃体、幽門部からなり、胃体上部の彎曲した部位(内側面)を小彎、下部の彎曲部(外側面)を(③　　　　)という。
- 胃壁は(④　　　　)、筋層、漿膜の3層からなる。胃の筋層は斜走筋、輪走筋、縦走筋の3層からなる。筋層のなかにあるアウエルバッハ神経叢により、胃は運動を調整されている。
- 🌸粘膜には多数のヒダがみられ、(⑤　　　　　)という無数のくぼみがある。このくぼみは胃液を分泌する胃腺の開口部である。
- 胃腺には、胃底腺や幽門腺、噴門腺がある。
- 🌸胃底腺の上皮細胞は、主細胞や(⑥　　　　　)、副細胞からなる。
- 主細胞は(⑦　　　　　　)を分泌する。(⑥　　　　　)は塩酸(胃酸)や内因子(ビタミンB$_{12}$の吸収に必要な物質)を、副細胞は弱アルカリ性の粘液を分泌する。
- 分泌された塩酸により胃液はpHが約1と酸性度が最も高く、胃内に入った細菌を死滅させる作用もある。
- 幽門腺、噴門腺では、(⑧　　ペプシン　粘液　)が分泌される。
- 胃液の分泌は、迷走神経が促進し、また、消化管ホルモンによっても促進・抑制される。

5 ▶ 小腸

- 幽門部から大腸まで続く(①　　〜　　)mの管状の器官である。十二指腸、空腸、回腸の3部からなり、消化・吸収の90%が行われる。
- 小腸と大腸の移行部は(②　　　　)部といい、内部に(②　　　　)弁(バウヒン弁)がある。
- 小腸粘膜には輪状ヒダがあり、粘膜表面には(③　　　　　)がある。さらに、その表面は刷子縁を形成する微絨毛におおわれている。このように表面積を増やして効率よく栄養素を吸収している。
- 腸液は、十二指腸腺(ブルンネル腺)と(③　　　　　)の間にある(④　　　　)から分泌される。
- 胃から送られてきた食物は、胆汁、膵液、腸液などと混和され消化・吸収される。
- 小腸の運動には(⑤　　　　)運動、分節運動、振子運動の3種がある。(⑤　　　　　)運動により、食物を口側から肛門側へ移送し、分節・振子運動により食物と消化液が混和される。
- 十二指腸は幽門に続く小腸の始まりの部分で、C字型に彎曲して空腸に移行する。
- 十二指腸の長さは約(⑥　　　　)cmくらいで、指を横に12本並べたほどの長さである。

🌸 ┅▶ 嚥下運動の分類は？　第1期(口腔期)、第2期(咽頭期)、第3期(食道期)

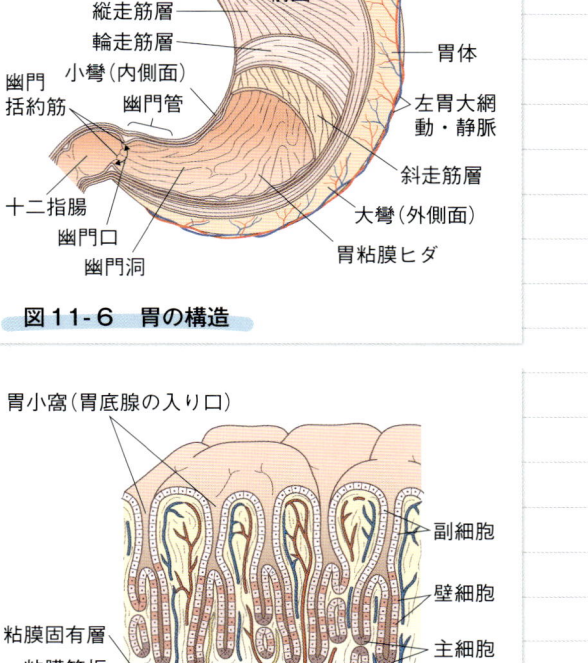

図11-6　胃の構造

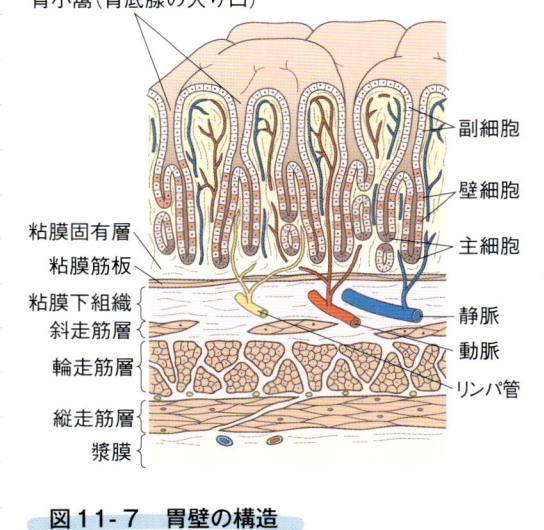

図11-7　胃壁の構造

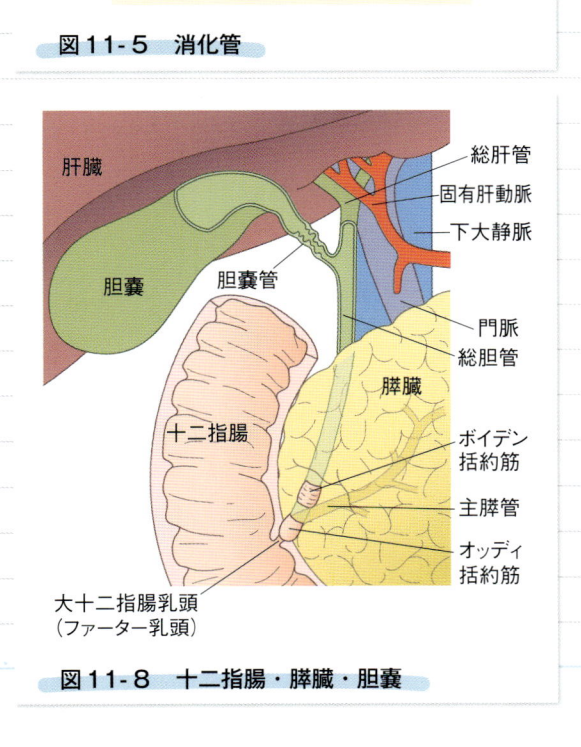

図11-5　消化管

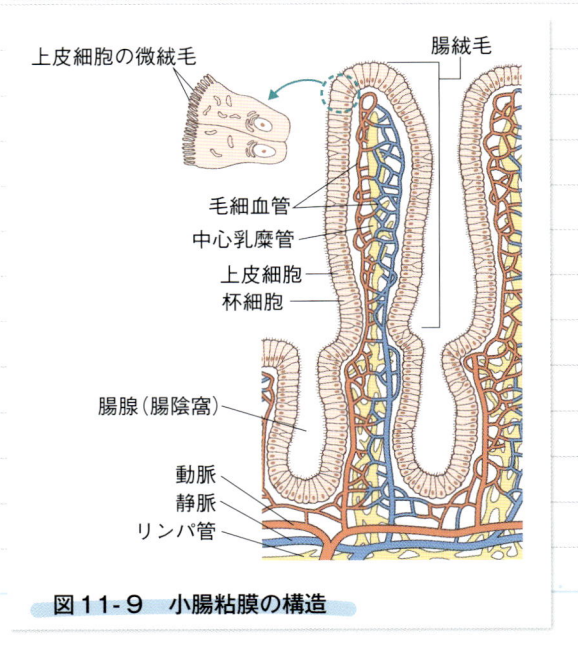

図11-9　小腸粘膜の構造

大十二指腸乳頭
（ファーター乳頭）

図11-8　十二指腸・膵臓・胆囊

- ●十二指腸の内壁には、合流した総胆管と主膵管の開口部である大十二指腸乳頭

  〔（⑦　　　　　　　）乳頭〕がみられ、（⑧　　　　　　　）括約筋が開口部の開閉を調節する。
- ●直腸と回腸は、口側約 2／5 が空腸、残り 3／5 が回腸で明らかな境界はない。

6 大腸

- ●大腸は小腸から続く消化管で、全体に太く長さは約（①　　　　　）m ある。
- ●大腸は、盲腸、結腸、直腸に分けられる。盲腸に続く結腸は、上行結腸、横行結腸、下行結腸、

  （②　　　　　）結腸に区分される。
- ●大腸は、輪状ヒダや腸絨毛をもたない。粘膜上皮細胞には（③　　　　　）細胞とよばれるアルカ

  リ性の粘液を分泌する細胞がある。
- ●結腸の縦走筋の肥厚部を（④　　　　　　　　　　）といい、3 本ある。
- ●結腸は外表面へ膨出した（⑤　　　　　　　　　　）があり、内腔には半月ヒダがみられる。
- ●肛門には内肛門括約筋と（⑥　　　　　　　　　　）筋があり、排便をコントロールしている。
- ●大腸は、水分や電解質を（⑦　　　　　）し、便を形成して消化管の出口である肛門から排泄する。
- ●便が直腸に進むと直腸壁を広げ、その刺激により（⑧　　　　　）にある排便中枢が働き便意が起

  こる。

7 肝臓と胆嚢

- ●肝臓は横隔膜直下に位置し、重さ約（①　　　　　）kg 以上ある大きな器官である。
- ●（②　　　　　　　　　　　　　）により右葉と左葉に分けられる。
- ●下面からみると左右両葉に挟まれたところに、（③　　　　　）葉と方形葉がみられる。
- ●肝臓下面で 4 葉に囲まれた部分を（④　　　　　）といい、固有肝動脈、（⑤　　　　　）、胆管、リン

  パ管、神経が通過する。
- ●門脈は、胃や腸で吸収されたアミノ酸や単糖類を肝臓に運ぶ（⑥　動脈　静脈　）である。
- ●肝臓は、直径 1 ～ 2 mm の六角柱状をした多数の（⑦　　　　　　　　　　）から構成される。その中心に

  は（⑧　　　　　）静脈が流れる。それぞれの角には小葉間動脈、小葉間静脈、小葉間胆管が集まり、

  この 3 本は結合組織であるグリソン鞘におおわれている。
- ●肝細胞が列をつくって板状になっている肝細胞索が放射状にまとまり（⑦　　　　　　　　　　）を形づ

  くる。肝細胞索の間には洞様毛細血管〔（⑨　　　　　）〕がある。
- ●肝臓は（⑩　　　　　）を産生・分泌している。（⑩　　　　　）は小葉間胆管から肝管へ流れ、胆嚢管

  を通り、胆嚢で貯蔵・濃縮される。
- ●肝臓は再生能力・予備能力に優れ、（⑩　　　　　）の産生のほかに物質代謝（グリコーゲンの合成・

  分解、血漿タンパク質の生成、ホルモン代謝など）、解毒作用、血液凝固物質の産生などの機能

  がある。

 内肛門括約筋：平滑筋で不随意筋
外肛門括約筋：骨格筋で随意筋

 **肝細胞で合成される物質とは？**
アルブミン、コレステロール

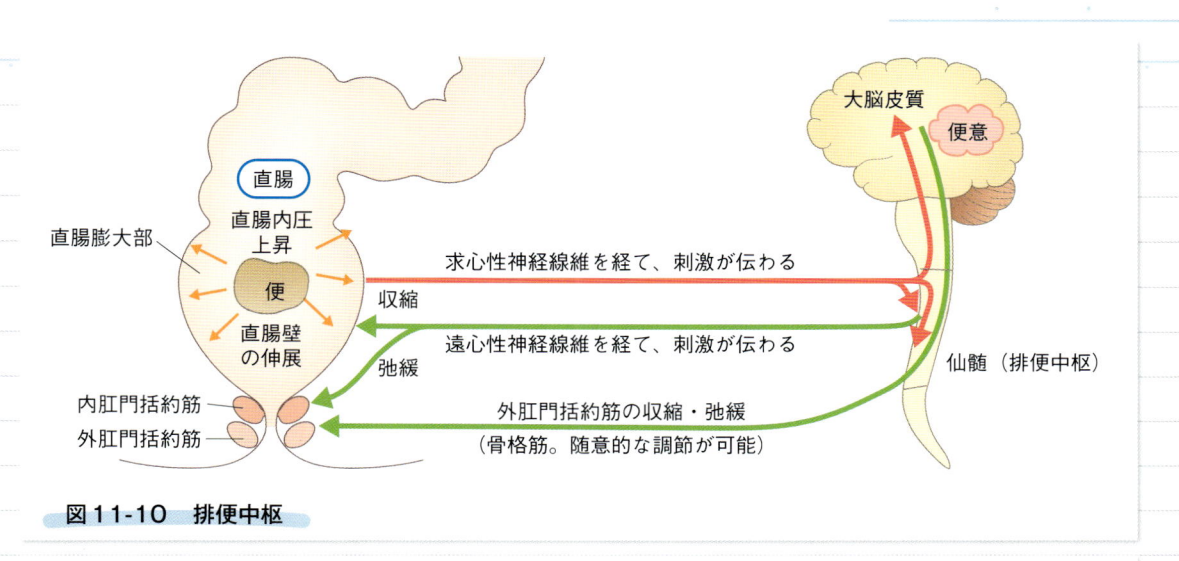

図11-10　排便中枢

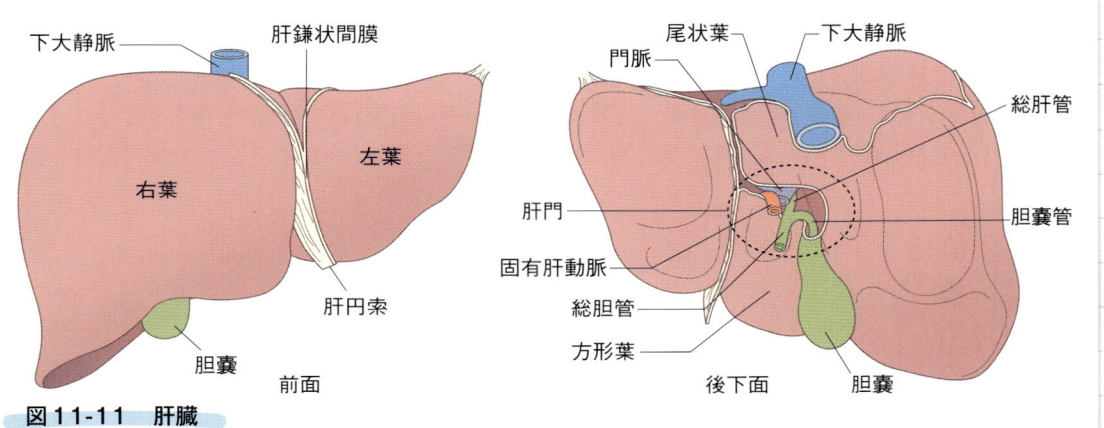

図11-11　肝臓

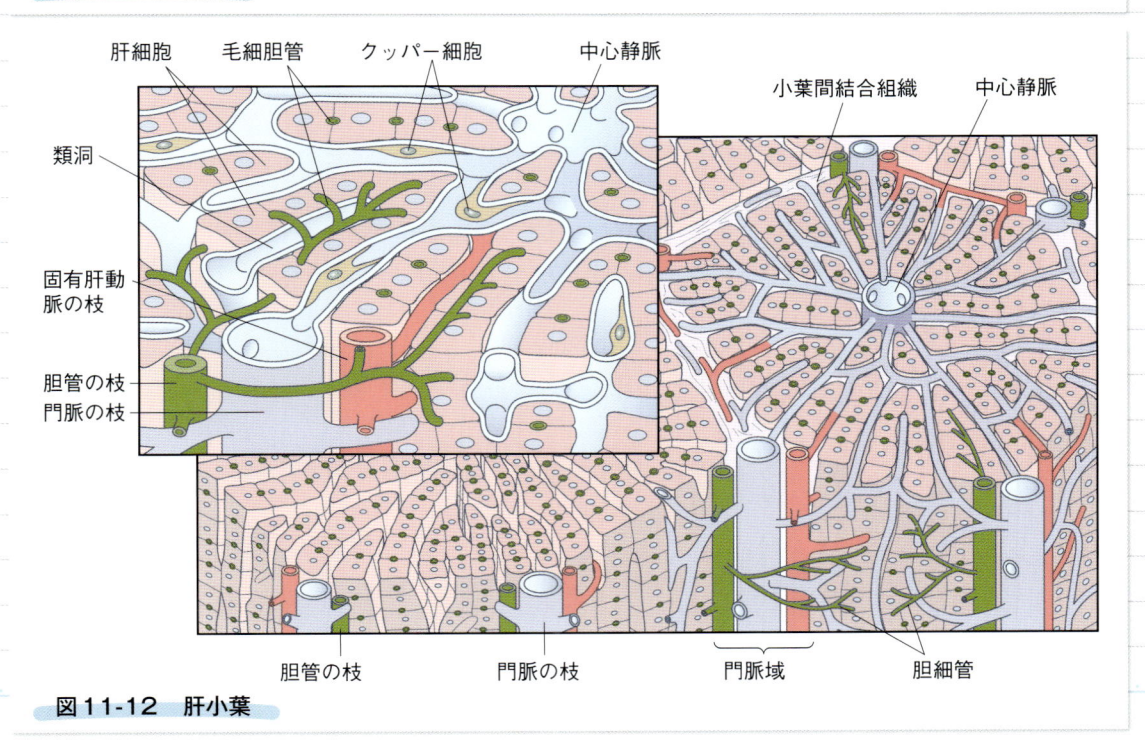

図11-12　肝小葉

● 胆嚢は（⑩　　　　）を一時的に貯蔵する袋で、約70mLの容量がある。肝臓から送られてきた胆汁から塩分や水分を吸収し、5〜10倍に濃縮する。胆嚢が収縮すると胆汁は胆嚢管を通り、総肝管と合流した総胆管を通り十二指腸へ分泌される。

● 胆道とは、総肝管、胆嚢、胆嚢管、総胆管を合わせた（⑩　　　　）の通り道である。

8 ▶ 膵臓

● 膵臓は、胃の後方に位置する。十二指腸に接する（①　　　　）、膵体、脾臓に接する膵尾に区分される。

● 多数の小葉からなり、各小葉には（②　　　　）を分泌する腺房と導管があり、分泌液は1本の主膵管に集まる。主膵管は総胆管に合流して（③　　　　）に開口している。

● 膵液を分泌する外分泌機能のほかに、（④　　　　）とよばれる内分泌細胞の集合がみられる。

● 内分泌細胞にはA細胞とB細胞、D細胞があり、A細胞は血糖値を上昇させるグルカゴンを、B細胞は血糖値を低下させる働きのある（⑤　　　　）を、D細胞はソマトスタチンを分泌する。

9 ▶ 腹膜

● 腹膜とは薄く透明な（①　　　　）で、腹腔内の内臓の表面や腹壁と骨盤壁の内面をおおっている。

● 内臓表面をおおうのが（②　　　　）腹膜で腹壁や骨盤壁をおおうのが（③　　　　）腹膜である。これらの腹膜の間にできた空隙を（④　　　　）とよび、少量の漿液があり、臓器の摩擦を防いでいる。

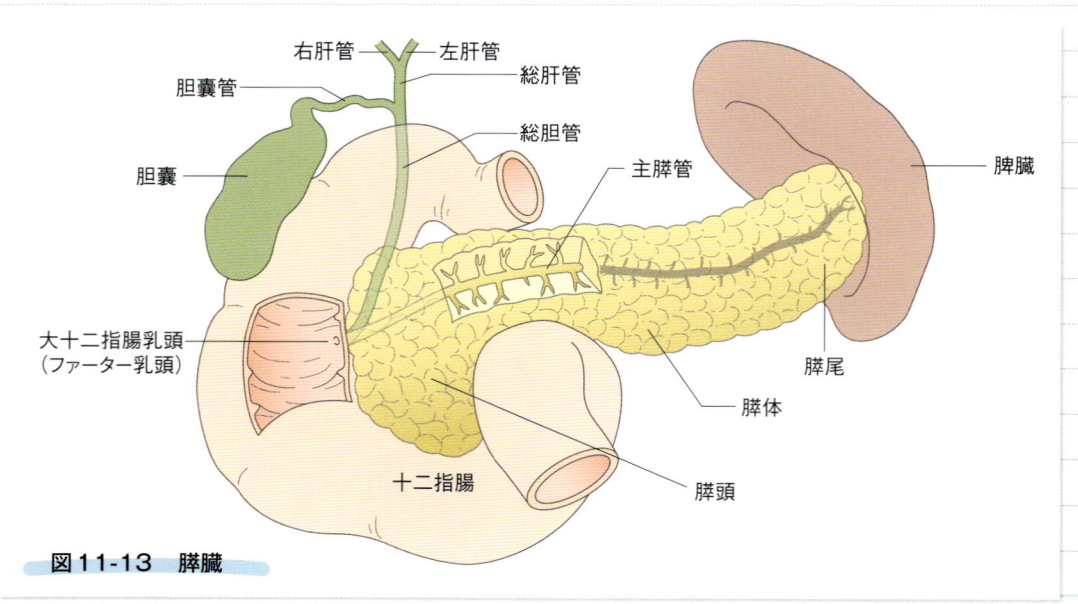

図11-13　膵臓

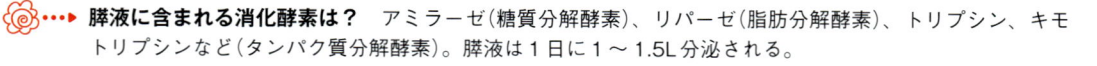

膵液に含まれる消化酵素は？　アミラーゼ（糖質分解酵素）、リパーゼ（脂肪分解酵素）、トリプシン、キモトリプシンなど（タンパク質分解酵素）。膵液は1日に1〜1.5L分泌される。

Chapter 12 代謝

1 同化作用と異化作用

- 生体は、食物から糖質、脂質、タンパク質などの栄養素を摂取してグルコースやアミノ酸などの低分子に（①　　　　　　）して、吸収する。さらに二酸化炭素や水といったより単純な物質へ分解する化学反応で（②　　　　　　）を産生する。これを（③　　　）作用という。
- グルコースやアミノ酸などの低分子からエネルギーを使って生命に必要な物質を再合成する化学反応を（④　　　）作用という。
- （③　　　）作用と（④　　　）作用を合わせて物質（⑤　　　）、あるいは単に（⑤　　　）という。

2 酵素

- 酵素は、（①　触媒　神経伝達物質　）であり、体内で起こる化学反応の速度を上げる作用がある。消化や呼吸、筋肉の運動など生命活動に関与している。身体には数1,000種類存在しており、それぞれ違った働きをしている。
- 消化酵素には、唾液に含まれるデンプンを分解する（②　　　　　　　）、胃液に含まれるタンパク質を分解する（③　　　　　　　　）、膵液にある脂肪を分解する（④　　　　　　）などがある。
- 酵素の働きとしてはほかに、汗や尿中に有害物質を排出する、免疫力を高める、などがある。

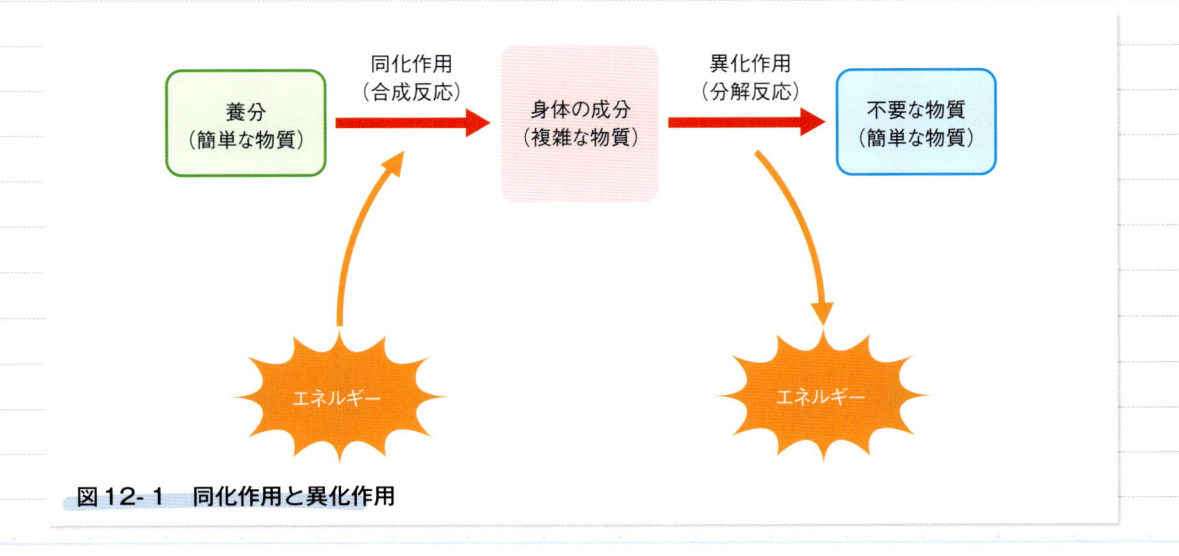

図12-1　同化作用と異化作用

養分（簡単な物質）　同化作用（合成反応）　身体の成分（複雑な物質）　異化作用（分解反応）　不要な物質（簡単な物質）

エネルギー　　エネルギー

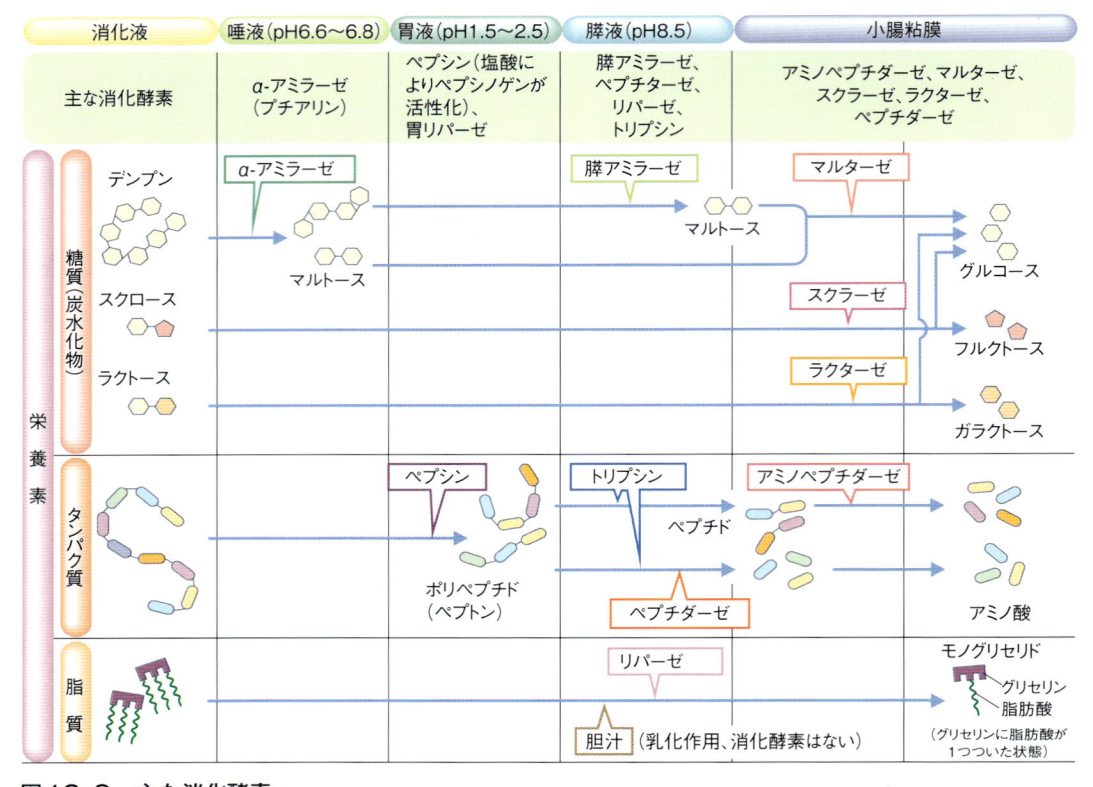

図 12-2　主な消化酵素

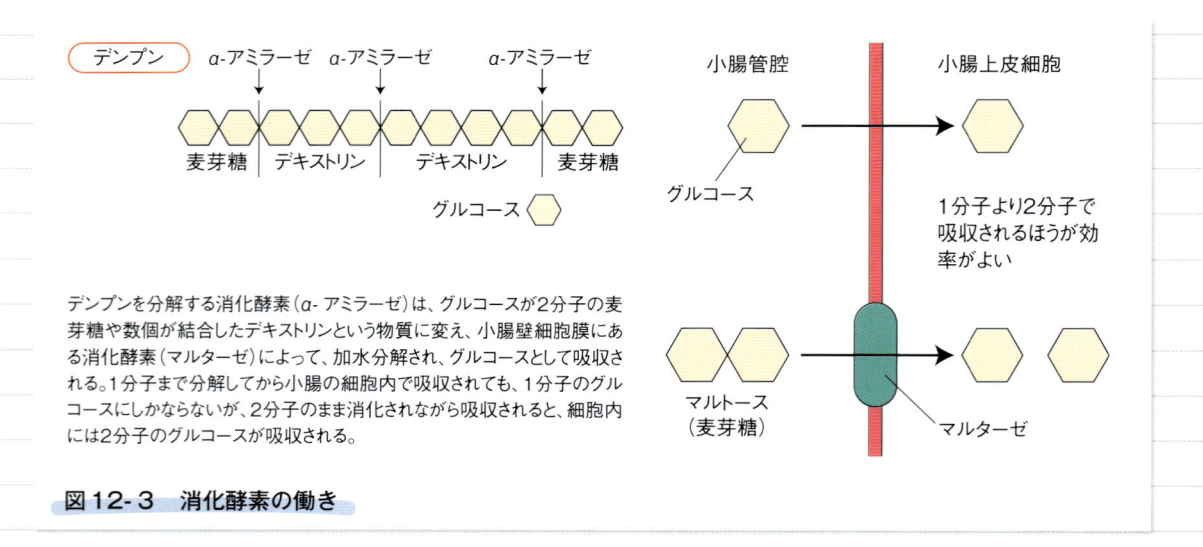

デンプンを分解する消化酵素（α-アミラーゼ）は、グルコースが2分子の麦芽糖や数個が結合したデキストリンという物質に変え、小腸壁細胞膜にある消化酵素（マルターゼ）によって、加水分解され、グルコースとして吸収される。1分子まで分解してから小腸の細胞内で吸収されても、1分子のグルコースにしかならないが、2分子のまま消化されながら吸収されると、細胞内には2分子のグルコースが吸収される。

図 12-3　消化酵素の働き

3 基礎代謝

- 代謝は、食物の消化や運動などにより左右されるが、環境温度（かんきょうおんど）などからも影響を受ける。
- 心身ともに安静な状態で、生命を維持するための最小限の活動、呼吸や心臓の拍動などを保持するために必要なエネルギー量を（① ）という。
- 基礎代謝は、消費される全エネルギーの約60〜70％を占める。
- 🌸基礎代謝は思春期（ししゅんき）までは（② ）して20歳あたりで減少し、その後45歳くらいまでは一定であり、高齢化とともに（③ ）する。
- 一般的に成人男子では1日（④ ）kcalであり、成人女子では1,200kcalである。
- スポーツマンや筋肉質の労働者は肥満（ひまん）の人や座業者より基礎代謝が（⑤ ）。筋収縮（きんしゅうしゅく）に伴う（⑥ ）消費の増加が関係している。

4 糖質（炭水化物）の代謝

- 🌸多糖類であるデンプンは、唾液や膵液に含まれる（① ）により分解されマルトース（麦芽糖）やデキストリンとなり、小腸で単糖類に分解され吸収される。（② ）であるスクロース（ショ糖）やラクトース（乳糖）は小腸で単糖類まで分解され吸収される。
- 二糖類は、小腸の腸上皮細胞の微絨毛（びじゅうもう）がつくる刷子縁（さっしえん）にある二糖類分解酵素のマルターゼ、スクラーゼ、ラクターゼにより分解される。これを（③ ）という。
- （③ ）によりマルトースは（④ ）により2分子のグルコース（ブドウ糖）に分解される。スクロースは（⑤ ）によりフルクトース（果糖）とグルコースに分解される。ラクトースはラクターゼ（乳糖分解酵素）によりガラクトースとグルコースに分解される。
- 🌸（⑥ ）は、血液中に入って（⑦ ）となり、脳細胞などに運ばれエネルギー源となる。また、肝臓や筋肉にグリコーゲンとして貯えられ、必要に応じて再び（⑥ ）に分解される。
- グルコースはそのままのかたちではエネルギー源として利用できないため、さらに分解される。その過程は酸素の有無によって異なり、（⑧ ）的エネルギー代謝と（⑨ ）的エネルギー代謝に分けられる。嫌気（けんき）的条件でエネルギーを作り出せるのはグルコースだけである。
- 🌸細胞内の1分子のグルコースは、いろいろな酵素の反応を受けて2分子のピルビン酸になるが、このとき（⑩ ）を産生し、嫌気的条件下で（⑪ ）を生成する（解糖系（かいとうけい））。
- 🌸ピルビン酸はミトコンドリアに入って好気（こうき）的条件下では（⑫ ）になり、（⑬ ）〔クエン酸〕回路と電子伝達系を経てATPを産生する。
- 🌸アセチルCoAはオキサロ酢酸と結合してクエン酸になり、最終的には酸素を使って（⑭ ）と（⑮ ）に分解され、ATPが生成される。

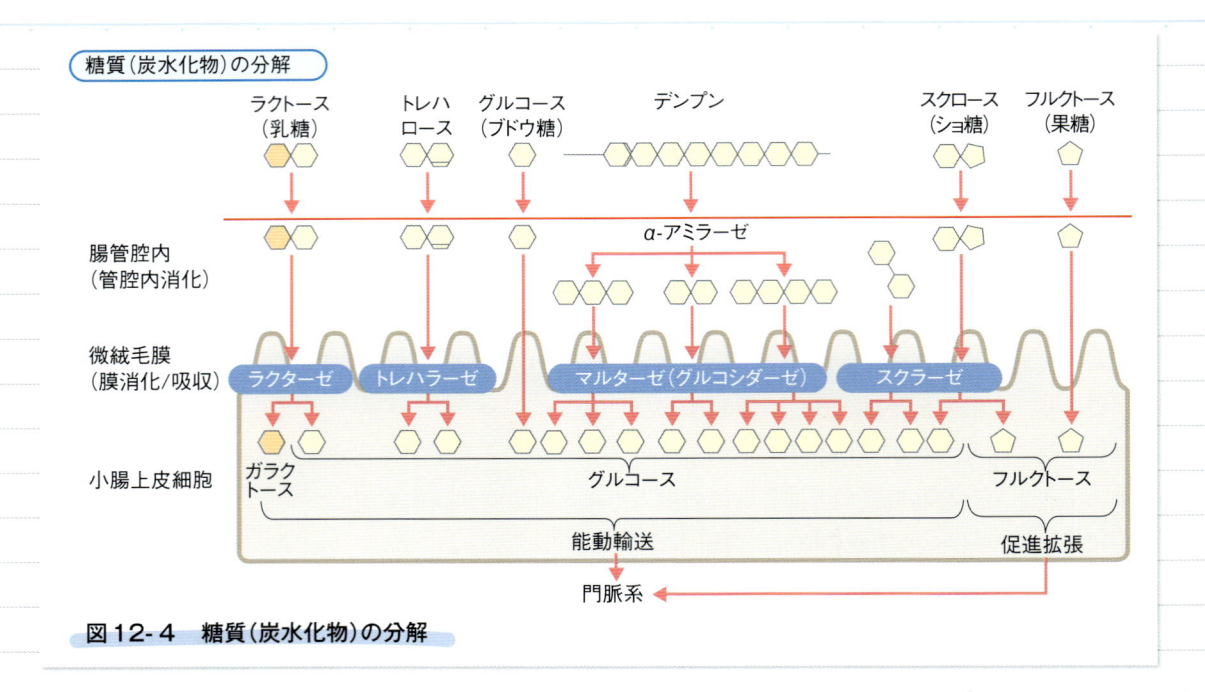

図12-4　糖質（炭水化物）の分解

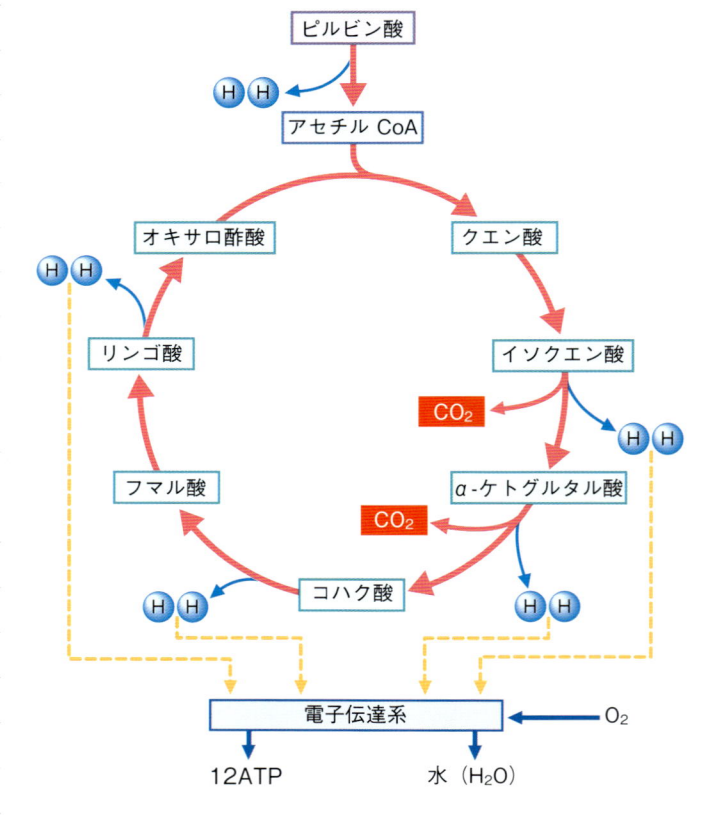

ピルビン酸はアセチルCoAとなって、オキサロ酢酸と結合してTCA（クエン酸）回路に入る。TCA回路に入ったアセチルCoAは、CO_2と8分子のHに最終的に分解される。TCA回路自体が作り出したH分子は、電子伝達系でO_2と結合し、ATPと水（H_2O）が産生される。

図12-5　TCA（クエン酸）回路

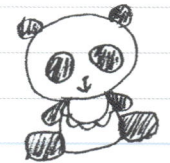

5　脂肪の代謝

- ●脂肪は十二指腸で<u>胆汁</u>により<u>乳化（にゅうか）</u>され、次に膵液中の脂肪分解酵素（①　　　　　）によ
り脂肪酸（し ぼうさん）と（②　　　　　）に分解される。脂肪を乳化することにより、水溶性の
（①　　　　　）はより分解しやすくなる。
- ●脂肪酸と（②　　　　　）、<u>コレステロール</u>などは<u>胆汁酸（たんじゅうさん）</u>の作用により親水性の
（③　　　　　）を形づくり、腸上皮細胞に吸収される。ミセルは細胞内で再合成され、
（④　　　　　）→（⑤　　　　　）となり（⑥　　　　　）に入り、胸
管を経て血中に入る。

6　タンパク質の代謝

- ●タンパク質は胃液中の（①　　　　　）によりポリペプチドとなり、膵液中の
（②　　　　　）や<u>キモトリプシン</u>などによって<u>トリペプチド</u>（アミノ酸が3個つながって
いる）と（③　　　　　）（アミノ酸が2個つながっている）に分解される。
- ●トリペプチドと<u>ジペプチド</u>は小腸微絨毛（びじゅうもう）の刷子縁（さっしえん）にある分解酵素の（④　　　　　）によ
り、1個ずつの（⑤　　　　　）に分解される。毛細血管に入り（⑥　　　　　）を経て肝臓に
送られる。
- ●肝臓へ送られた<u>アミノ酸</u>は血漿タンパク質の生成に使われるほか、血液により各組織へと運ば
れる。組織では、結合組織の線維や筋肉タンパク質といった生体の構成成分になる。また、酵
素やホルモン、神経伝達物質（しんけいでんたつぶっしつ）の材料となる。

Chapter
12

代
謝

7　核酸

- ●<u>核酸（かくさん）</u>は、動植物のすべての細胞に含まれる有機化合物で（①　　　　　）と（②　　　　　）を
指す。
- ●核酸は核のなかにある酸性物質で、塩基（えん き）と糖、リン酸からなる（③　　　　　）がリン酸エ
ステル結合で連なった生体高分子である。
- ●<u>DNA</u>（デオキシリボ核酸）は、（④　　　　　）合成に必要なアミノ酸配列の情報を担う物質で
ある。<u>RNA</u>（リボ核酸）は、DNA の情報をもとに（④　　　　　）を合成する過程に必要な物
質であり、（⑤　　　　　）RNA（mRNA）、<u>トランスファー RNA</u>（tRNA）、<u>リボソーム
RNA</u>（rRNA）の3種類がある。

 食事由来のトリグリセリドの運搬は？　カイロミクロン。腸管で吸収した脂質はカイロミクロンとなって
リンパ系に入る。

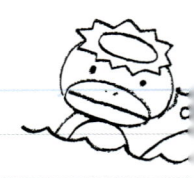

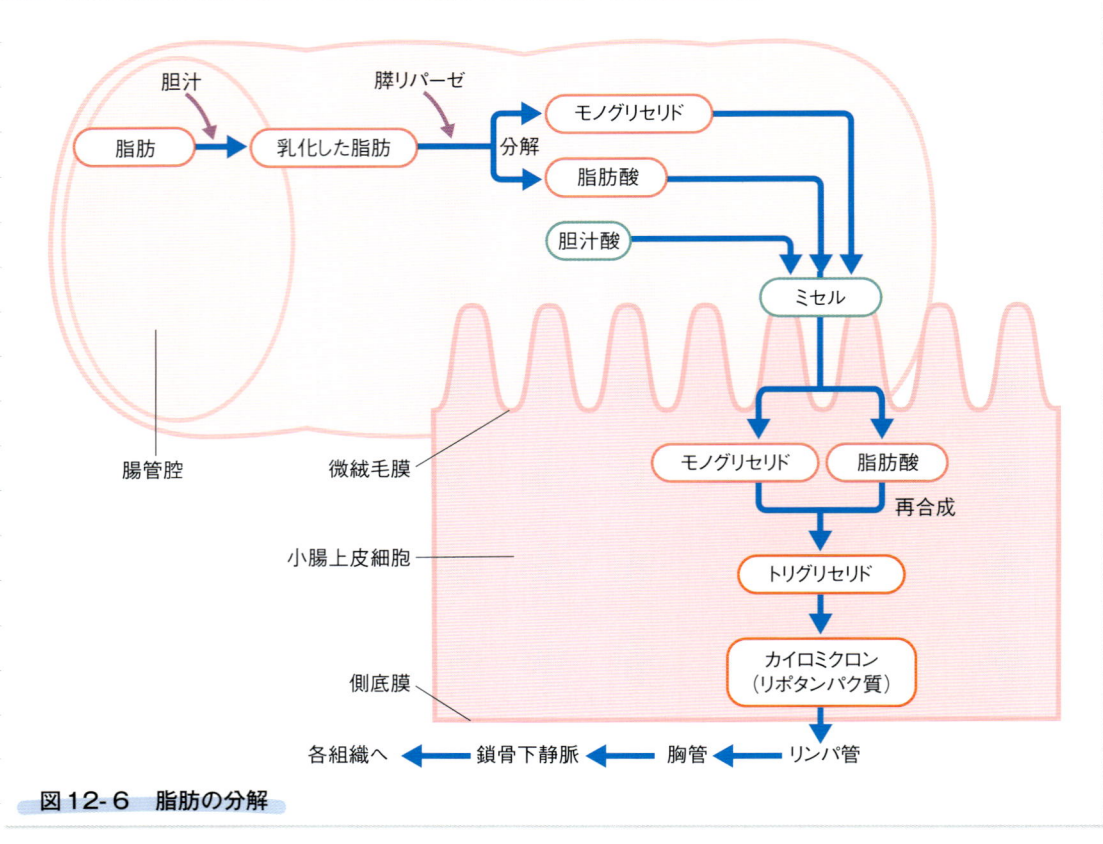

図12-6　脂肪の分解

- 胆汁 → 脂肪 → 乳化した脂肪 → 膵リパーゼ（分解）→ モノグリセリド / 脂肪酸
- 胆汁酸 → ミセル
- 腸管腔
- 微絨毛膜
- 小腸上皮細胞
- モノグリセリド / 脂肪酸 → 再合成 → トリグリセリド → カイロミクロン（リポタンパク質）
- 側底膜
- 各組織へ ← 鎖骨下静脈 ← 胸管 ← リンパ管

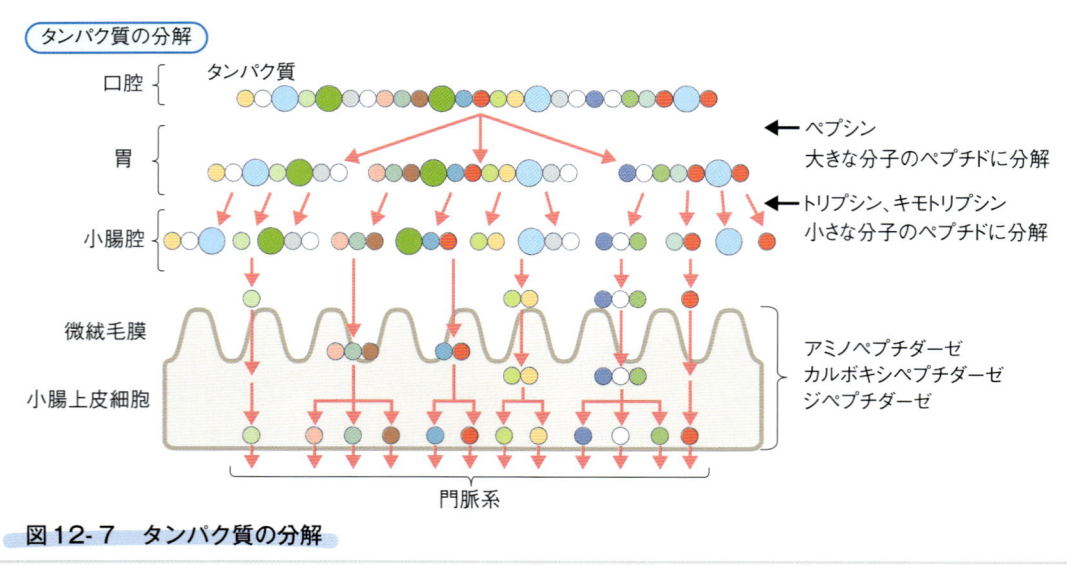

タンパク質の分解

- 口腔：タンパク質
- 胃：← ペプシン　大きな分子のペプチドに分解
- 小腸腔：← トリプシン、キモトリプシン　小さな分子のペプチドに分解
- 微絨毛膜
- 小腸上皮細胞：アミノペプチダーゼ／カルボキシペプチダーゼ／ジペプチダーゼ
- 門脈系

図12-7　タンパク質の分解

リポタンパクの種類は？　カイロミクロン（トリグリセリドを多く含む）、VDLD（肝臓から末梢に脂質を運ぶ）、LDL（コレステロールを最も多く含む。悪玉コレステロール）、HDL（コレステロールを取り除く。善玉コレステロール）

8 ビタミン・ミネラルの代謝

● ビタミンは（①　　　　）性ビタミンと（②　　　　）性ビタミンに分けられる。

● 水溶性ビタミン（水に溶けやすく、油脂に溶けにくい）は、ビタミン（③　　　　）群やビタミン（④　　　　）、（⑤　　　　）などであり、（⑥　　　　）で吸収され肝臓に運ばれる。

● ビタミンB群は、（⑦　　　　　　　）として酵素の手助けをする。酵素にはビタミンB群と結合することで初めて活性化するものがある。

● ビタミンCは、（⑧　　　　）型と（⑨　　　　　　）型の2つの型が体内にあり、酸化型になりやすい性質がある。この性質は、他の物質を還元する力になる。たとえば、消化液に溶けない酸化型の（⑩　　　　）を還元して消化液に溶けやすくして小腸に吸収されやすくする。

● 脂溶性ビタミンは、ビタミン（⑪　　　　）、（⑫　　　　）、（⑬　　　　）、（⑭　　　　）があり、脂質とともにカイロミクロンとなって（⑮　　　　）へ運ばれる。

● ビタミン（⑪　　　　）は、肝臓で脂肪酸と結合し貯蔵される。必要時、（⑯　　　　　　）と結合して体内に運ばれ細胞に取り込まれる。成長促進や皮膚、鼻、肺、消化器などの粘膜維持に関与する。網膜視細胞に含まれているロドプシンの構成成分である。

● ビタミン（⑫　　　　）は、日光を浴びることによって皮膚で合成可能で、コレステロールからビタミン前駆体となり肝臓と腎臓で処理され活性型となる。小腸でのリン酸や（⑰　　　　　　）の吸収を促す。

● ビタミン（⑬　　　　）はタンパク質により組織に運ばれて（⑱　**細胞膜　中心小体**　）や血液中のLDLコレステロールの酸化を防ぐ。

● ビタミン（⑭　　　　）は腸内細菌からもつくられ、肝臓における（⑲　　　　　　）因子の生成に関与する。

● ミネラル（無機質）とは、身体を構成する元素のうちで酸素、炭素、水素、窒素以外をいう。（⑳　　　　）を中心に吸収されて、骨や血液のもとになる。

● ミネラルの80％以上が（㉑　　　　）や（㉒　　　　）に存在する。リン酸カルシウム、リン酸マグネシウムとして存在し、強さや硬さ、弾力、耐性を与えている。また、約10％はタンパク質などと結合して筋肉内に存在する。約1％はATPにリン酸として、細胞膜にはリン脂質として、また酵素や補酵素、生理活性物質の材料として存在する。

● ミネラルは、血液中や細胞内外の体液中にプラスやマイナスの電気を帯びて（㉓　　　　　）になるものがある。細胞内外のイオン濃度のバランスは一定に保たれている。

Chapter 13 泌尿器系

1 腎臓

● 腎臓は赤褐色の**そら豆形**で脊柱の両側に左右1対ある。腹膜後壁に接している（① 　　　　　　　　　）器官である。第11胸椎から第3腰椎の高さにあり、右腎は上に肝臓があるため左腎より少し（② **高く　低く**）位置している。

● 腎臓は外側が**皮質**で内側が（③ 　　　　　　）に区分される。

● 腎臓の内側中央部は（④ 　　　　　　）といい、**腎動脈**や**腎静脈**、**尿管**が通る。

● 皮質には濾過装置である（⑤ 　　　　　　　　）（マルピーギ小体）が散在しており、**糸球体**と（⑥ 　　　　　　　　　）から構成され、ボウマン嚢は**尿細管**へと続く。

● ボウマン嚢を出た**尿細管**は皮質では（⑦ 　　　　　　　　　）として腎小体付近を蛇行し、髄質内に下行して（⑧ 　　　　　　　　　）をU字状にカーブして再び皮質に戻り、**遠位尿細管**となり**集合管**に合流する。集合管は腎門に向かって走行する。

● 腎小体と尿細管を合わせたものを（⑨ 　　　　　　　　　）といい、片側の腎臓に**約100万個**あるといわれる。

● 髄質には放射状にみえる**腎錐体**があり、腎門に向かって突き出ている部分を（⑩ 　　　　　　　）という。集合管は（⑩ 　　　　　　）に開口している。

● 腎門から入った**尿管**は、腎臓内部の**腎洞**で（⑪ 　　　　　　　）（腎盤）として広がり、枝分かれした先端の**腎杯**に（⑩ 　　　　　　　）が入り込んでいる。

● **腎動脈**は枝分かれして、**腎柱**を**葉間動脈**として進み、皮質と髄質の間を**弓状動脈**となって通り、次に小葉間動脈、さらに枝分かれして（⑫ 　　　　　　　　　）となって、ボウマン嚢のなかに入って毛細血管（糸球体）をつくる。

2 尿の生成と排泄

● 尿は、腎臓の（① 　　　　　　　　）でつくられる。

● 腎動脈から入った血液が糸球体で濾過され、1日に約160Lの**原尿**が産生される。このうち、99％は（② 　　　　　　）を通過するときに（③ 　　　　　　　　）され、尿として排出されるのは**1～1.5L**である。**2L以上**を（④ 　　　　　　）、**0.4L以下**を（⑤ 　　　　　　）という。

● **近位尿細管**で原尿中の水、Na^+、K^+などはほとんどが再吸収される。

● 遠位尿細管や（⑥ 　　　　　　）における**再吸収**はホルモンなどの作用を受け、**尿の量、濃度、成分が調整**されてる。

● 尿の比重は**1.015～1.025**、pHはおよそ6.0の**弱酸性**、**固形成分**は**水95％**に対して**5％**である。

ナトリウムイオンが再吸収される主な部位は？　近位尿細管。ナトリウムの再吸収量（濾過量に対する比）：近位尿細管で約65％、ヘンレループで約25％、遠位尿細管・集合管で約10％

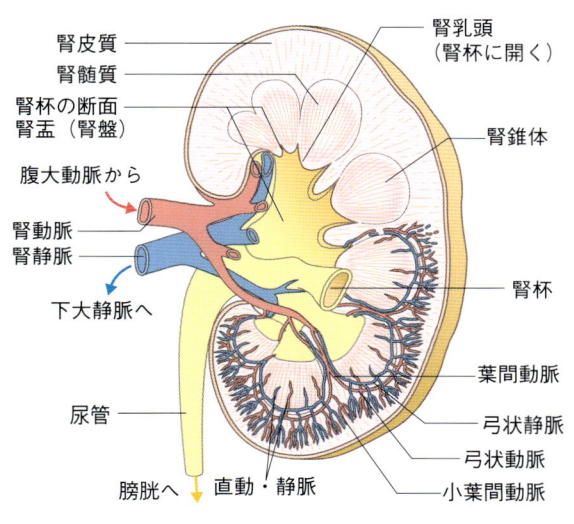

図13-1　腎臓の位置

(正面)
- 右の腎臓（肝臓があるため腎臓より約3cm下にある）
- 下大静脈
- 腹大動脈
- 副腎
- 副腎静脈
- 腎動脈と腎静脈
- 左の腎臓
- 尿管
- 腎門
- 大腰筋
- 総腸骨動脈
- 総腸骨静脈
- 直腸
- 膀胱
- 精索の血管叢
- 尿道

(背面)
- 肋骨横隔洞
- 副腎
- 第12肋骨
- 腎臓
- 尿管
- 第12胸椎
- 第1腰椎
- 横隔膜
- 第2腰椎
- 膀胱

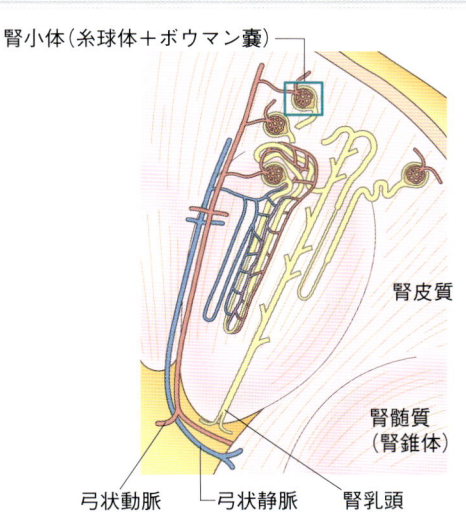

図13-2　腎臓の構造

- 腎皮質
- 腎髄質
- 腎杯の断面 腎盂（腎盤）
- 腹大動脈から
- 腎動脈
- 腎静脈
- 下大静脈へ
- 尿管
- 膀胱へ
- 直動・静脈
- 腎乳頭（腎杯に開く）
- 腎錐体
- 腎杯
- 葉間動脈
- 弓状静脈
- 弓状動脈
- 小葉間動脈

- 腎小体（糸球体＋ボウマン嚢）
- 腎皮質
- 腎髄質（腎錐体）
- 弓状動脈
- 弓状静脈
- 腎乳頭

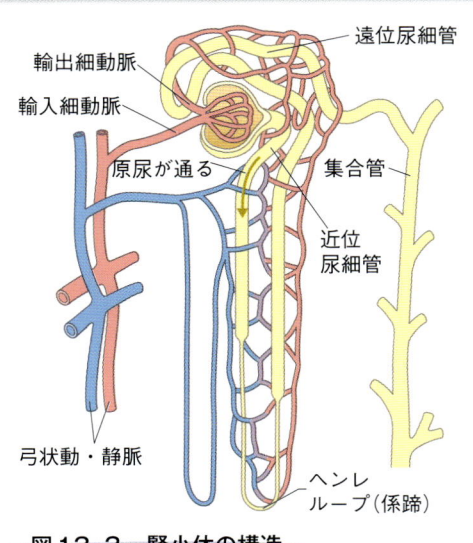

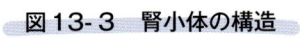

図13-3　腎小体の構造

- 遠位尿細管
- 輸出細動脈
- 輸入細動脈
- 原尿が通る
- 集合管
- 近位尿細管
- 弓状動・静脈
- ヘンレループ（係蹄）

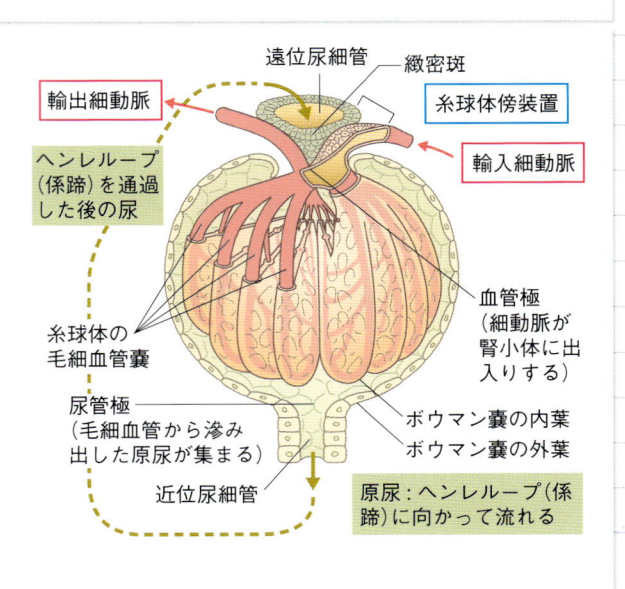

- 遠位尿細管
- 緻密斑
- 輸出細動脈
- 糸球体傍装置
- 輸入細動脈
- ヘンレループ（係蹄）を通過した後の尿
- 糸球体の毛細血管嚢
- 尿管極（毛細血管から滲み出した原尿が集まる）
- 近位尿細管
- 血管極（細動脈が腎小体に出入りする）
- ボウマン嚢の内葉
- ボウマン嚢の外葉
- 原尿：ヘンレループ（係蹄）に向かって流れる

3 ▶ 腎臓のホルモン系

- ●下垂体後葉からの（①　　　　　　　　）は、集合管での水の再吸収を促進する。
- ●副腎皮質からの（②　　　　　　　　）は、集合管でのNa^+の再吸収とK^+の排泄を促進する。
- ●心房からの（③　　　　　　　　）（ANP）は、集合管でのNa^+の再吸収を抑制することにより、Na^+の排泄を促進する。
- ●副甲状腺からの（④　　　　　　　　）は、遠位尿細管でのCa^{2+}の再吸収を促進する。
- ●傍糸球体装置の顆粒細胞から分泌されるレニン（タンパク質分解酵素）は、アンギオテンシノゲンを分解してアンギオテンシン（⑤　　　　　　　）をつくる。これはアンギオテンシン変換酵素（ACE）によってアンギオテンシン（⑥　　　　　）に変わる。アンギオテンシンIIは、血管を収縮させて血圧を上昇させる作用のほかに、（②　　　　　　　　）の分泌させてナトリウム再吸収を促進させる作用もある。
- ●腎臓から分泌されるエリスロポエチンは、（⑦　　**赤血球　白血球**　　）の産生を促進する。
- ●ビタミンD_3は腎臓で（⑧　　　　　　）になり、小腸からのCa^{2+}の吸収を促進する。

4 ▶ 尿管・膀胱・尿道

- ●（①　　　　　　）とは、左右の腎盂から膀胱に尿を運ぶ長さ25〜30cm、直径5mmの平滑筋性の管である。生理的狭窄部があり、腎盂から尿管移行部・総腸骨動静脈との交差部・膀胱壁を貫く部の3か所である。
- ●尿管壁は移行上皮の粘膜と平滑筋の筋層、外膜からなり、（②　　　　　　）運動により尿を膀胱へ導く。
- ●膀胱は尿をためる平滑筋性の袋で、恥骨結合の後ろにある。男性は（③　　　　　）の前に、女性は子宮や膣の前方に位置する。容量は約（④　　　　）mL である。
- ●膀胱の内部下方には2つの尿管開口部と、尿を尿道に導く内尿道口がある。この3つの孔に囲まれた部位を（⑤　　　　　　　）という。
- ●膀胱壁は粘膜・筋層・漿膜からなり、粘膜は移行上皮で、筋層は3層の平滑筋でできている。尿量が（⑥　　　　〜　　　　）mLくらいに達すると膀胱内圧が上昇し（⑦　　　　　　）を感じる。
- ●膀胱壁の平滑筋は（⑧　　　　　　　）神経の骨盤内臓神経の興奮により収縮し、排尿を促す働きがあるため（⑨　　　　　）筋とよばれる。
- ●膀胱の内尿道口を囲む平滑筋は、（⑩　　　　　　　　）筋または膀胱括約筋とよばれ、交感神経の（⑪　　　　　）神経に支配される。尿道には、体性神経の陰部神経の支配を受けている外尿道括約筋がある。
- ●膀胱に尿がたまり、（⑫　　　　　　　）が伸展すると、その刺激により仙髄にある排尿中枢を介して排尿反射が起こる。反射により排尿筋は収縮、内尿道括約筋と外尿道括約筋は弛緩する。

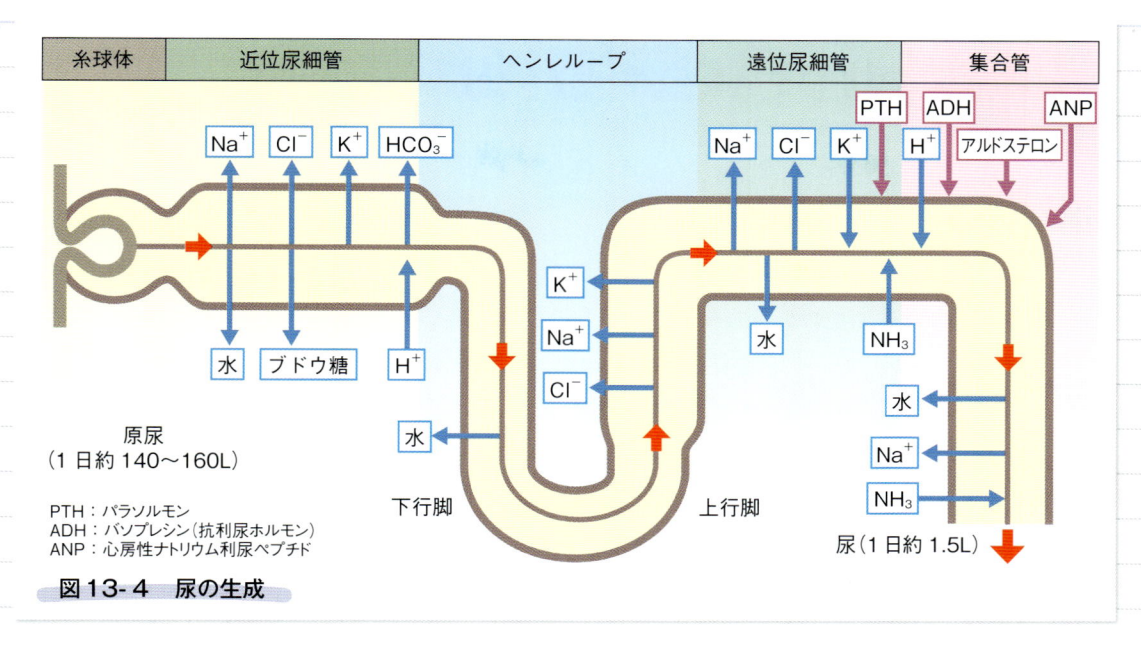

図13-4　尿の生成

原尿
（1 日約 140〜160L）

PTH：パラソルモン
ADH：バソプレシン（抗利尿ホルモン）
ANP：心房性ナトリウム利尿ペプチド

尿（1 日約 1.5L）

下行脚　　　　上行脚

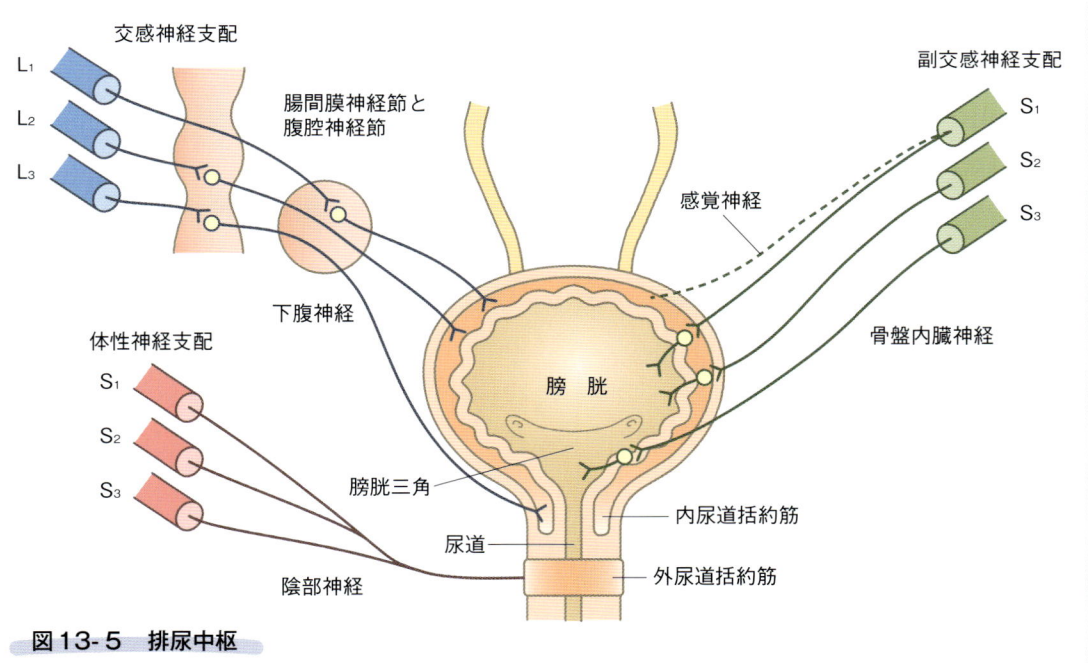

図13-5　排尿中枢

●排尿を抑制できない状態では（⑬　　　　　）となる。

●尿道は尿を体外に排出する 1 本の管で、男性は約（⑭　　〜　　）cmでS状になっているが、女性は短く（⑮　　〜　　）cmである。そのため女性は、外尿道口から尿道や膀胱に（⑯　　　　）感染症が生じやすい。男性の尿道は、前立腺部・隔膜部・海綿体部に区分される。

1 女性の生殖器系

● 女性生殖器は、卵子を産生する（①　　　　　）、卵子を輸送する卵管、受精卵が着床し発生・発育させる場の（②　　　　　）、交接器と産道の役割を果たす腟、さらに大陰唇や小陰唇、恥丘、陰核、腟前庭、大前庭腺の外生殖器からなる。

● 卵巣は子宮の左右に位置し、子宮広間膜の後面に包まれる。実質性器官であり、皮質と髄質よりなる。表層の皮質には（③　　　　　）や黄体、白体などがあり、髄質には血管や神経が分布する。

● 卵胞は、卵母細胞（卵子）を内包する多数の（④　　　　　　　　　）が、一次卵胞、二次卵胞と成熟していき、そのうちの１個が成熟卵胞（グラーフ卵胞）となり腹腔内に卵母細胞を（⑤　　　　　）する。排卵後の卵胞は（⑥　　　　　）となる。妊娠が成立すると妊娠黄体に、受精されなければ月経黄体といい、その後、白体となって退縮・消滅する。

● 卵胞から（⑦　　　　　　　　　　）が分泌され、黄体からエストロゲンとプロゲステロンが分泌され、卵胞の成熟や排卵、子宮内膜の増殖などに関与する。

● 卵管は、卵巣から（⑧　　　　　　　　　）の外側までの10〜15cmほどの細い管である。卵巣側は漏斗状（卵管漏斗）で卵管腹腔口として腹腔に開口する。その外周縁には複数の突起が伸び出しており、（⑨　　　　　　　　）とよぶ。卵巣表面をおおっている。

● 卵管采に続く卵管の外側１／３は卵管膨大部とよばれ、通常、ここで（⑩　　　　）が起こる。

● 子宮は、膀胱の後方、直腸の前に位置し、長さ７cm、幅４cm、厚さ３cmほどの大きさの中空器官で、底部、体部、（⑪　　　　　）に分けられる。通常、前傾前屈している。

● 上端の子宮底の両外側から卵管、（⑫　　　　　　　　　　　　　）、子宮円索が出ている。体部と頸部の間のくびれている部分を子宮峡部とよぶ。

● 子宮の壁は、粘膜である（⑬　　　　　　　　　　　）と平滑筋層、漿膜である子宮外膜からなる。

● 子宮内膜は、基底層と機能層に分かれる。月経期・増殖期・分泌期のサイクルを月経周期というが、月経期に（⑭　　　　　）層が剥脱し出血する。増殖期は、卵巣周期の卵胞期にあたり卵胞からのエストロゲンの分泌が増加して子宮内膜は肥厚する。（⑮　　排卵　着床　）が起こり卵巣周期の黄体期になると、黄体からのプロゲステロンにより分泌期となった子宮内膜は子宮腺からの分泌も増え、より厚さを増して着床に備える。妊娠がないと黄体は退縮し、黄体からのエストロゲンとプロゲステロンが（⑯　　増加　減少　）するため、子宮内膜は月経期となる。

● 腟は、子宮頸部から続く扁平な７cmほどの管で腟前庭に開口（腟口）する。腟前庭は外尿道口の後方、直腸の前に位置する。腟の上端部で子宮腟部を取り巻く溝を（⑰　　　　　　）という。

● 腟内腔は酸性であり、外部からの細菌や病原微生物の侵入や増殖を防御する。これは常在菌である（⑱　　　　　　　）菌がつくる酸性環境（乳酸）による。

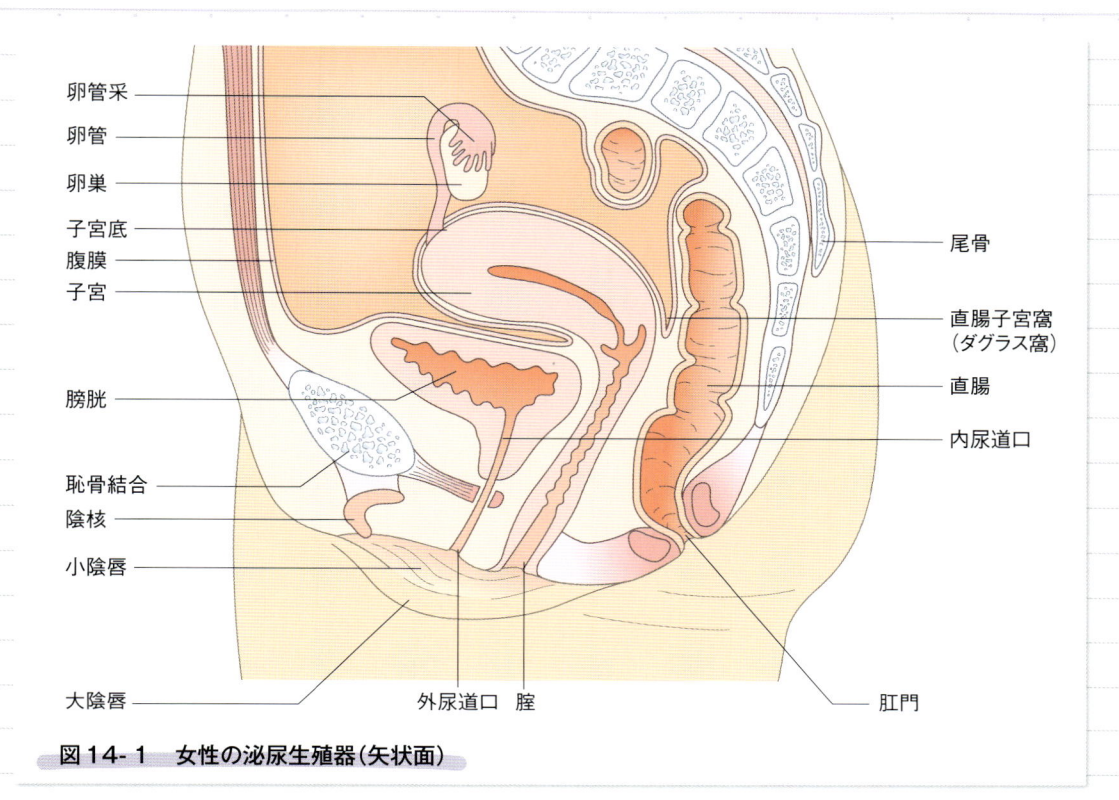

図 14-1　女性の泌尿生殖器（矢状面）

卵管采
卵管
卵巣
子宮底
腹膜
子宮
膀胱
恥骨結合
陰核
小陰唇
大陰唇
外尿道口　腟

尾骨
直腸子宮窩（ダグラス窩）
直腸
内尿道口
肛門

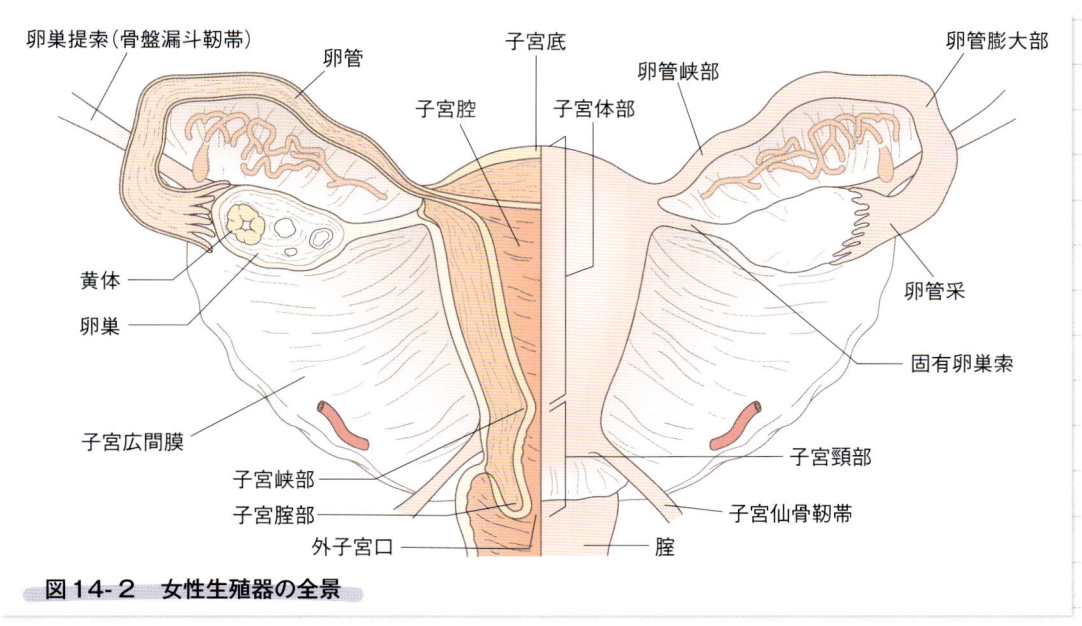

図 14-2　女性生殖器の全景

卵巣提索（骨盤漏斗靭帯）
卵管
子宮底
卵管峡部
子宮腔
子宮体部
卵管膨大部
黄体
卵巣
卵管采
固有卵巣索
子宮広間膜
子宮峡部
子宮腟部
外子宮口
腟
子宮頸部
子宮仙骨靭帯

Chapter 14　生殖と老化

● 胎盤は、胎児が母体から（⑲　　　　　　）と酸素を受け取る器官で、成熟した胎盤は直径15cm、厚さ3cm、約500gの重さの円盤状の構造である。胎盤の母体側は（⑳　**脱落膜　腹膜**　）といい、胎児側の絨毛膜との間に母体の血液が循環する絨毛間腔がある。

2 ▶ 男性の生殖器系

- 男性生殖器は、（①　　　　　）、精巣上体、精管、外生殖器の陰茎からなり、付属生殖腺として精嚢、前立腺、尿道球腺がある。
- 精巣（睾丸）は、陰嚢のなかにある1対の楕円形の長径4～5cm、約10gの器官で、（②　　　　　）をつくる。精子細胞を含む精細胞とセルトリ細胞がある。
- ✿ 精巣の内部には精細管が詰まっており、その間に少量の結合組織がみられる。このなかに、下垂体前葉からの性線刺激ホルモンにより男性ホルモンの（③　　　　　）を分泌する間質細胞〔（④　　　　　）細胞〕が小集団を形成する。
- ✿ 精細管は、精巣内部の多数ある小葉内では（⑤　　　　　）（ここで精子がつくられる）といい、直精細管となって精巣後方に精巣網をつくる。精巣網から複数の精巣輸出管が出る。
- 精巣輸出管は、精巣上体のなかで1本の（⑥　　　　　）となり、蛇行しながら下行し、その後、上行して（⑦　　　　）となる。
- ✿ 精子は特殊な形態で、頭部と長い尾部からなる。頭部にDNAをもち、尾部を振って運動する。
- 精子の形成の際に染色体数が半減する（⑧　　　　）分裂が行われる。
- 精管は、直径約4mm、長さ約40cmの管である。精巣上体の下端部から陰嚢の内部を鼠径管に向けて上行し骨盤腔に入る。膀胱の後ろで精管膨大部をつくり（⑨　　　　　）となって前立腺を貫き左右別々に尿道に開口する。
- （⑩　　　　　）は、膀胱の下部後方で精管膨大部の外側にある細長い袋状の構造で、射精管に開口する。アルカリ性の分泌物を産生して、射精の際、精子の運動を活発にする。
- 前立腺は膀胱の下にあり、鶏卵大で栗の実の形をした器官である。分泌物は乳白色の液体で特有のにおいがあり、精子の運動を促進させる。尿道と射精管が前立腺を貫く。
- 陰茎は尿道海綿体と、勃起の主役をなす（⑪　　　　　）海綿体からなる。

3 ▶ 受精

- 受精は、卵子の内部に精子が入り込んだことで成立する。精子は（①　　　　）を含む核がある頭部のみが入る。排卵によって卵巣から出た卵子は、卵管采によって卵管腹腔口に吸い込まれ卵管に入る。精子は、卵子からの化学物質によって誘導され尾部の運動性によって腟から子宮を経て卵管に至る。（②　　　　　　　）において卵子と精子が受精し、受精卵ができる。
- 受精卵は、細胞分裂である卵割を繰り返しながら卵管を進む。
- 受精卵の16細胞期のころは（③　　　　　）とよばれ、さらに分裂が進み内部に胞胚腔という液腔をもつ（④　　　　）となって子宮に入り、子宮体部に位置する子宮内膜に（⑤　　　　　）する。
- ヒトの染色体は44本の（⑥　　　　　）染色体と2本の（⑦　　　　　）染色体からなり、デオキシリボ核酸〔（⑧　　　　　）〕を主成分とした遺伝子の本体である。

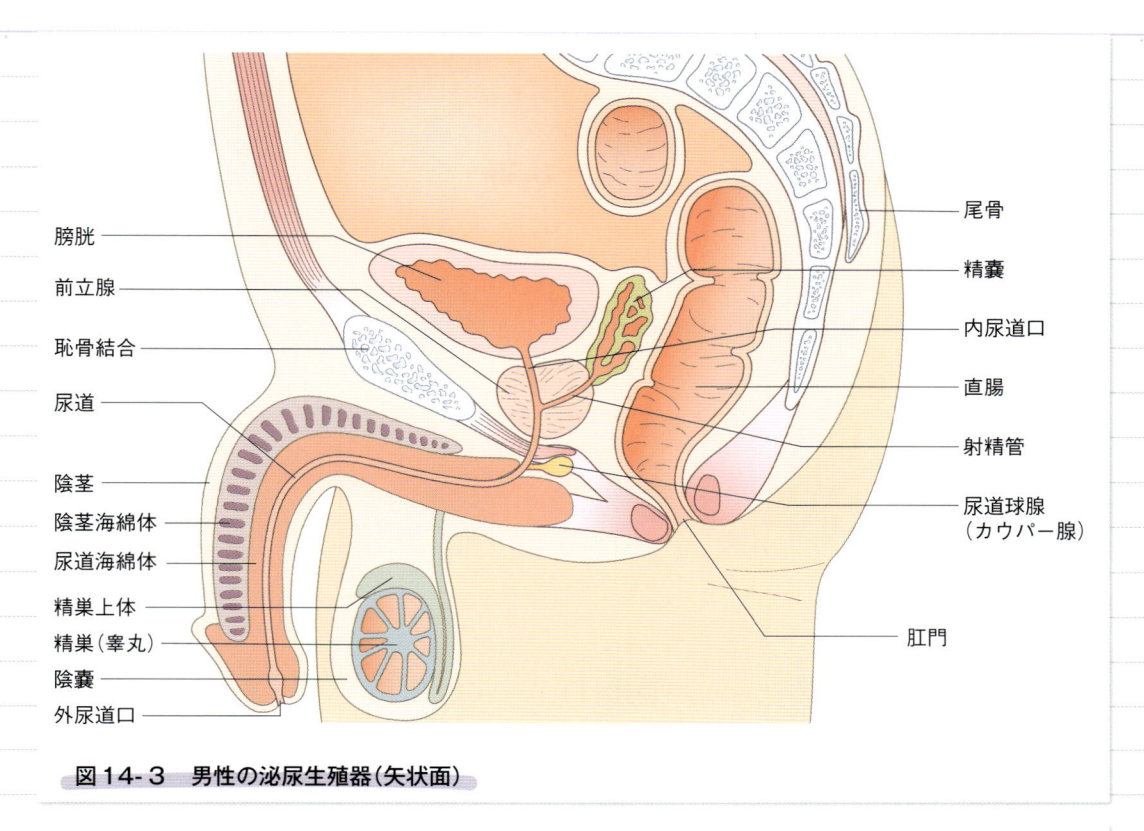

図14-3　男性の泌尿生殖器（矢状面）

膀胱
前立腺
恥骨結合
尿道
陰茎
陰茎海綿体
尿道海綿体
精巣上体
精巣（睾丸）
陰嚢
外尿道口

尾骨
精嚢
内尿道口
直腸
射精管
尿道球腺（カウパー腺）
肛門

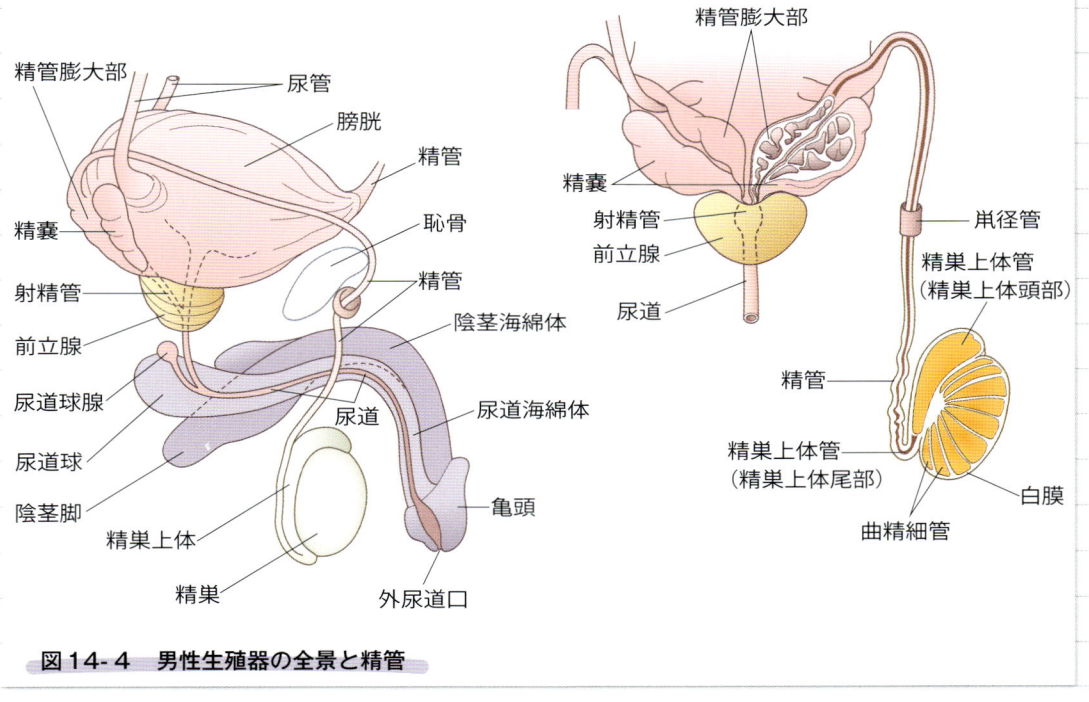

精管膨大部
尿管
膀胱
精管
精嚢
恥骨
射精管
精管
前立腺
陰茎海綿体
尿道球腺
尿道
尿道海綿体
尿道球
陰茎脚
精巣上体
亀頭
精巣
外尿道口

精管膨大部
精嚢
射精管
前立腺
尿道
鼠径管
精巣上体管（精巣上体頭部）
精管
精巣上体管（精巣上体尾部）
曲精細管
白膜

図14-4　男性生殖器の全景と精管

- 生殖細胞の細胞分裂は、体細胞分裂ではなく、（⑨　　　　　）分裂が行われ染色体数は半減する。
- ●精子は父親の細胞からつくられる。父親の細胞は常染色体44本＋性染色体XYであるから、減数分裂により常染色体22本＋性染色体Xと常染色体22本＋性染色体Yをもつ２種類の精子がつくられる。
- ●卵子は常染色体44本＋性染色体XXをもつ母親の細胞からつくられる。減数分裂によりつくられる卵子は、常染色体22本＋性染色体Xをもつ１種類しかない。
- ●ヒトの性は卵子と合体する精子の種類によって決定される。性染色体Yをもつ精子と合体すれば性染色体XYとなり（⑩　　　　　）がつくられ、性染色体Xをもつ精子と合体すれば性染色体XXとなり（⑪　　　　　）がつくられる。これを第一次性徴という。

4　成長と加齢

成長

- ●個体の成長は、（①　　　　　）因子に規定される、加えて内部要因(ホルモン)や外部要因(栄養、睡眠と運動、気候、愛情、社会的・経済的因子、疾病)からの影響を受けて進んでいく。
- ●出生時の体重は約（②　　　）gで、１歳児では約３倍となる。
- ●出生時の身長は約50cmで、１歳児では約（③　　　）倍、12歳で約３倍となる。身長は、とくに思春期に性ホルモンの分泌が増えるため大幅な伸長がみられる特徴がある。
- ●出生時の頭囲は約33cmで（④　　　　　）よりも大きい。３歳児で成人の約90％の大きさになり、脳の成長は他の臓器よりも早い。
- ●思春期とは、（⑤　　　　　　　　　）である男女それぞれに特有の性的特徴が現れはじめ完成する時期をいう。女子は男子よりも早く始まり９〜12歳から14〜16歳くらいまで、男子は10〜13歳から15〜18歳くらいまでである。個人差が（⑥　　　　　　）が、男女ともに身体的に合わせて精神的変化がみられる。
- ●思春期の女子では、乳房・乳腺の発育、陰毛・腋毛の発生、月経の発来〔（⑦　　　　　）〕、皮下の脂肪沈着などの性的特徴がみられる。
- ●思春期の男子では、陰茎の発育、陰毛・腋毛・ひげの発生、声変わり、喉頭軟骨の突出、骨・筋の発達などの性的特徴がみられる。

加齢

- ●加齢に伴う身体機能の変化は成長期を過ぎると、徐々に減弱、減退していく。つまり、加齢による生理的機能低下である老化がみられるようになる。老化も成長と同じく、個人差が大きい。
- ●心臓の機能では、動脈壁が肥厚して弾力性が低下するなどにより収縮期血圧が（⑧　上昇　低下　）し、脈圧が開大する。また、心臓重量は増大するが運動負荷時の心拍出量は低下する。
- ●血液では、造血機能が低下するため、（⑨　白血球　赤血球　）が減少し貧血傾向になる。
- ●呼吸器系では、呼吸筋力や胸壁・肺の（⑩　弾性　慣性　）が低下するため、肺活量が減少する。また、気道粘膜の線毛運動の低下により、咳嗽反射が弱くなる。

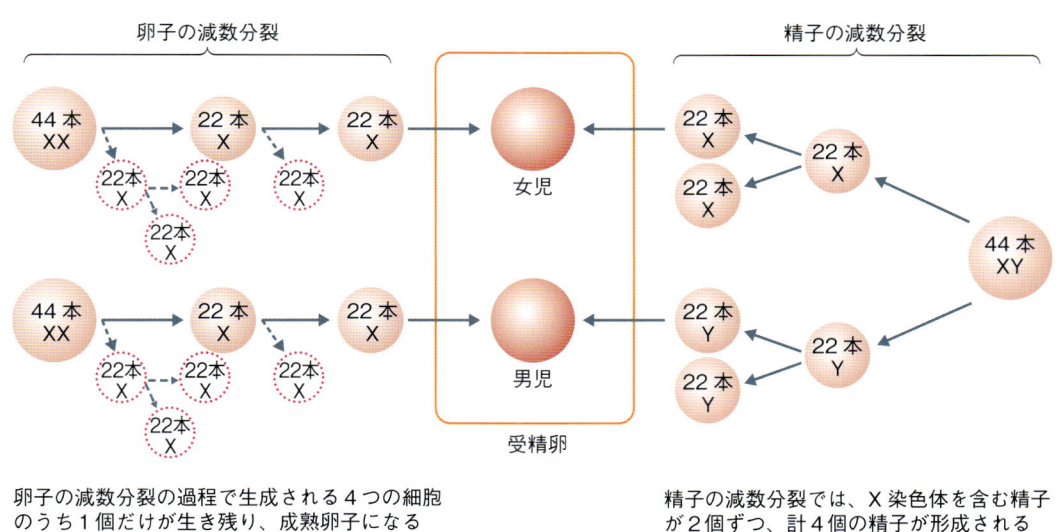

図14-5　受精と着床

卵子の減数分裂

44 本 XX　22 本 X　22 本 X

22本 X　22本 X　22本 X

22本 X

女児

44 本 XX　22 本 X　22 本 X

22本 X　22本 X　22本 X

22本 X

男児

受精卵

精子の減数分裂

22 本 X　22 本 X　44 本 XY

22 本 X

22 本 Y　22 本 Y

22 本 Y

卵子の減数分裂の過程で生成される4つの細胞のうち1個だけが生き残り、成熟卵子になる

精子の減数分裂では、X 染色体を含む精子が2個ずつ、計4個の精子が形成される

図14-6　遺伝的な性の決定

加齢に伴うホルモンの変化は？　メラトニン（増加）、コルチゾル（変化なし）、成長ホルモン（減少）、パラソルモン（増加）、カルシトニン（減少）

- ●脳神経系では、脳の萎縮や脳細胞が減少する。神経伝導路の伝達速度の低下、認知機能や短期記憶力の低下がみられる。

- ●骨・筋肉系では骨量は減少し、骨密度は低下する。女性では、閉経になると卵胞ホルモンであるエストロゲンの分泌量が大幅に減少することにより骨吸収が骨形成を上回るため骨塩量が減少し、（⑪　　　　　　　　　）になりやすい。骨格筋の萎縮や筋量が減少する。軟骨の減少などにより関節痛や変形性関節症がみられる。

- ●視覚では老視や暗順応の低下など、聴覚では高音域の聴力が（⑫　**低下　過敏**　）など、味覚は低下し、皮膚感覚が低下し、汗腺が減少するため、乾燥しやすくなる。

- ●内分泌系では、ホルモンの分泌量の変化はさまざまである。女性におけるエストロゲンの分泌量は大きく減少するが、男性におけるテストステロン分泌の減少率は小さい。

- ●消化管では、食道や腸の（⑬　　　　　）運動の低下がみられ、消化液の分泌量が減少する。また、咀嚼・嚥下機能の低下により誤嚥性肺炎になりやすくなる。

- ●腎臓では、糸球体が硬化し腎臓全体が萎縮するため、腎機能は低下する。糸球体濾過量や濃縮能などが低下し脱水や頻尿傾向となる。

- ●泌尿器では、女性では尿道括約筋の筋力低下により尿失禁が起こりやすく、男性では（⑭　　　　　　　　　）によって排尿困難となりやすい。

【参考文献】
　本書を作成するにあたり、以下の書物を参考にさせていただきました。著者の先生方に感謝いたします。
1）佐伯由香ほか訳：トートラ人体解剖生理学、原書10版、丸善出版、2017
2）林正健二ほか訳：人体の構造と機能、第4版、医学書院、2015
3）井上貴央監訳：カラー人体解剖学―構造と機能：ミクロからマクロまで．西村書店、2003
4）坂井建雄、岡田隆夫：人体の構造と機能1、解剖生理学、系統看護学講座 専門基礎分野、第10版、医学書院、2018
5）市川正道ほか訳：医科生理学展望、原書20版、丸善出版、2002
6）古河太郎、本田良行編：現代の生理学、改訂3版、金原出版、1994
7）清水勘治：人体解剖学ノート、改訂8版、金芳堂、2015
8）本郷利憲ほか編：標準生理学、第9版、医学書院、2019
9）植村慶一監訳：オックスフォード生理学、原書4版、丸善出版、2016
10）三木明徳、井上貴央監訳：からだの構造と機能、西村書店、1998
11）佐久間康夫監訳：カラー図解 よくわかる生理学の基礎、第2版、メディカル・サイエンス・インターナショナル、2017
12）大地陸男：生理学テキスト、第8版、文光堂、2017
13）田中越郎：イラストで学ぶ生理学、第3版、医学書院、2016
14）堺章：新訂 目でみるからだのメカニズム、第2版、医学書院、2016
15）和田勝：基礎から学ぶ生物学・細胞生物学、第3版、羊土社、2015
16）石川統ほか編：ダイナミック図説生物―総合版、東京書籍、2004
17）NHK「人体」プロジェクト：驚異の小宇宙・人体」―遺伝子・DNA．日本放送出版協会、1999
18）なぜ人は病気になるのか、Newton別冊、ニュートンプレス、1999
19）ここまで解明された脳と心のしくみ、Newton別冊、ニュートンプレス、2006
20）性染色体と「男と女のサイエンス」性を決めるXとY、Newton別冊、ニュートンプレス、2006
21）日経サイエンス編集部編：エイジング研究の最前線―心とからだの健康学．別冊日経サイエンス、日経サイエンス社、2004
22）木戸康博、中坊幸宏編：基礎栄養学、栄養科学シリーズNEXT、講談社、2005
23）前場良太：まんがイラストでマスター生化学　ふしぎの世界の物語．医歯薬出版、2004
24）斎藤紀先：休み時間の免疫学、第3版、講談社、2018

実践問題

看護師国家試験の過去問題より重要な問題を選択しました。問題を解くことで、苦手な箇所や復習が必要なポイントがわかります。理解度をチェックしましょう!!

問1 タンパク合成が行われる細胞内小器官はどれか (第104回)

1．核
2．リボソーム
3．リソソーム
4．ミトコンドリア
5．Golgi〈ゴルジ〉装置

[　　　　　]

問2 細胞内におけるエネルギー産生や呼吸に関与する細胞内小器官はどれか (第102回)

1．ミトコンドリア
2．リボソーム
3．ゴルジ体
4．小胞体
5．核

[　　　　　]

問3 外分泌器官はどれか (第100回)

1．副 腎
2．胸 腺
3．涙 腺
4．甲状腺

[　　　　　]

問4 内分泌器官はどれか (第105回)

1．乳 腺
2．涙 腺
3．甲状腺
4．唾液腺

[　　　　　]

問5 健常な成人の体重における水分の割合に最も近いのはどれか (第102回)

1．20%
2．40%
3．60%
4．80%

[　　　　　]

問6 細胞外液に比べて細胞内液で濃度が高いのはどれか (第101回)

1．カルシウム
2．ナトリウム
3．カリウム
4．クロール

[　　　　　]

問7 体温の調節機構で正しいのはどれか (第100回)

1．体温の調節中枢は脳幹にある。
2．体温が上昇すると、骨格筋は収縮する。
3．体温が上昇すると、汗腺は活性化される。
4．体温が低下すると、皮膚の血流は増加する。

[　　　　　]

問8 体温を調節しているのはどれか (第104回)

1．橋
2．小 脳
3．中 脳
4．視床下部

[　　　　　]

問9 健常な成人の血液中にみられる細胞のうち、核が無いのはどれか (第107回)

1．単 球
2．好中球
3．赤血球
4．リンパ球

[　　　　　]

問10 血清に含まれないのはどれか (第102回)

1．インスリン
2．アルブミン
3．γ-グロブリン
4．β-グロブリン
5．フィブリノゲン

[　　　　　]

問11 白血球について正しいのはどれか (第103回)

1．酸素を運搬する。
2．貪食作用がある。
3．骨髄で破壊される。
4．血液 $1\mu L$ 中に10万～20万個含まれる。

[　　　　　]

問12 白血球の働きはどれか (第97回)

1．生体防御
2．血液凝固
3．酸素の運搬
4．ホルモンの運搬

[　　　　　]

問13 貪食能を有する細胞はどれか (第105回)

1．好酸球
2．Bリンパ球
3．線維芽細胞
4．血管内皮細胞
5．マクロファージ

[　　　　　]

問14 貪食を行う細胞はどれか。2つ選べ

（第99回）

1．単 球　　　　　　2．赤血球
3．好中球　　　　　　4．Tリンパ球
5．Bリンパ球

[　　　　　]

問15 免疫機能に関与する細胞はどれか（第104回）
1．血小板　　　　　　2．白血球
3．網赤血球　　　　　4．成熟赤血球

[　　　　　]

問16 血液凝固に関連するのはどれか　　（第96回）
1．ヘモグロビン　　　2．フィブリノゲン
3．マクロファージ　　4．エリスロポエチン

[　　　　　]

問17 血小板の機能はどれか（第94回）
1．抗体産生　　　　　2．浸透圧調整
3．酸素の運搬　　　　4．血液凝固

[　　　　　]

問18 リンパ系について正しいのはどれか

（第101回）

1．リンパ管には弁がない。
2．吸収された脂肪を輸送する。
3．胸管は鎖骨下動脈に合流する。
4．リンパの流れは動脈と同方向である。

[　　　　　]

問19 健康な成人の血液中に最も多い抗体はどれか

（第97回）

1．IgA　　　　　　　2．IgE
3．IgG　　　　　　　4．IgM

[　　　　　]

問20 細胞性免疫に関わる細胞はどれか　（第88回）
　　a．T細胞　　　　　b．B細胞
　　c．肥満細胞　　　　d．マクロファージ
1．a，b　2．a，d　3．b，c　4．c，d

[　　　　　]

問21 抗体を産生するのはどれか　　　（第101回）
1．顆粒球　　　　　　2．T細胞
3．NK細胞　　　　　4．形質細胞
5．マクロファージ

[　　　　　]

問22 心臓の刺激伝達系で最も早く興奮するのはどれか

（第95回）

1．ヒス束　　　　　　2．房室結節
3．洞結節　　　　　　4．プルキンエ線維

[　　　　　]

問23 正常心拍の歩調とり（ペースメーカー）はどれか

（第97回）

1．ヒス束　　　　　　2．房室結節
3．洞房結節　　　　　4．プルキンエ線維

[　　　　　]

問24 左心室から全身に血液を送り出す血管はどれか

（第103回）

1．冠状動脈　　　　　2．下大静脈
3．肺動脈　　　　　　4．肺静脈
5．大動脈

[　　　　　]

問25 大動脈に血液を送り出す部位はどれか

（第106回）

1．左心室　　　　　　2．右心室
3．左心房　　　　　　4．右心房

[　　　　　]

問26 部位と流れる血液との組合せで正しいのはどれか

（第95回）

1．肺動脈−動脈血　　2．肺静脈−静脈血
3．右心房−動脈血　　4．左心室−動脈血

[　　　　　]

問27 全身からの静脈血が戻る心臓の部位はどれか

（第93回）

1．右心房　　　　　　2．右心室
3．左心房　　　　　　4．左心室

[　　　　　]

問28 人体の右側のみにあるのはどれか（第102回）

1．総頸動脈 　　　2．腕頭動脈

3．腋窩動脈 　　　4．内頸動脈

5．鎖骨下動脈

[　　　　]

問29 胎児で酸素飽和度の最も高い血液が流れているのはどれか　（第98回）

1．門　脈 　　　2．臍動脈

3．臍静脈 　　　4．下大静脈

[　　　　]

問30 胎児の卵円孔の位置で正しいのはどれか

（第101回）

1．右心房と左心房の間

2．右心室と左心室の間

3．大動脈と肺動脈の間

4．門脈と下大静脈の間

[　　　　]

問31 正しいのはどれか　　　　（第83回）

1．左肺は3葉に分かれている。

2．気管異物は右気管支に入りやすい。

3．肺動脈は酸素に富んだ血液を肺から右心房に送る。

4．気管の壁には全周に気管軟骨が存在する。

[　　　　]

問32 気管支の構造で正しいのはどれか（第100回）

1．左葉には3本の葉気管支がある。

2．右気管支は左気管支よりも長い。

3．右気管支は左気管支よりも直径が大きい。

4．右気管支は左気管支よりも分岐角度が大きい。

[　　　　]

問33 血液による二酸化炭素の運搬で最も多いのはどれか　　　　（第92回）

1．そのままの形で血漿中に溶解する。

2．赤血球のヘモグロビンと結合する。

3．重炭酸イオンになり血漿中に溶解する。

4．炭酸水素ナトリウムになり血漿中に溶解する。

[　　　　]

問34 吸息時に収縮する筋はどれか。2つ選べ

（第104回）

1．腹直筋 　　　2．腹横筋

3．横隔膜 　　　4．外肋間筋

5．内肋間筋

[　　　　]

問35 中枢神経系で正しいのはどれか　（第95回）

1．大脳の表面は白質と黒質とからなる。

2．小脳の下端に下垂体が位置する。

3．脳幹は延髄と脊髄とからなる。

4．間脳は視床と視床下部とからなる。

[　　　　]

問36 脊髄で正しいのはどれか　　　（第97回）

1．小脳に連なる。

2．脊柱管内にある。

3．2層の膜で保護されている。

4．第10胸椎の高さで終わる。

[　　　　]

問37 呼吸中枢の存在する部位はどれか（第103回）

1．大　脳 　　　2．小　脳

3．延　髄 　　　4．脊　髄

[　　　　]

問38 視床下部の機能で正しいのはどれか。2つ選べ　　　　（第103回）

1．感覚系上行路の中継核

2．長期記憶の形成

3．摂食行動の調節

4．飲水行動の調節

5．姿勢の調節

[　　　　]

問39 小脳の機能はどれか。2つ選べ　（第104回）

1．関節角度の知覚 　　　2．振動感覚の中継

3．姿勢反射の調節 　　　4．随意運動の制御

5．下行性の疼痛抑制

[　　　　]

問40 言語中枢があるのはどれか　　　　（第97回）
1．大　脳　　　　　　　2．小　脳
3．橋　　　　　　　　　4．延　髄
[　　　　　]

問41 麻痺すると猿手を生じるのはどれか（第102回）
1．総腓骨神経　　　　　2．橈骨神経
3．尺骨神経　　　　　　4．正中神経
[　　　　　]

問42 嚥下に関わる脳神経はどれか　　　（第107回）
1．嗅神経　　　　　　　2．外転神経
3．滑車神経　　　　　　4．迷走神経
[　　　　　]

問43 神経伝達物質はどれか　　　　　　（第106回）
1．アルブミン　　　　　2．フィブリン
3．アセチルコリン　　　4．エリスロポエチン
[　　　　　]

問44 運動神経の神経伝達物質はどれか　（第99回）
1．ドパミン　　　　　　2．ヒスタミン
3．セロトニン　　　　　4．アドレナリン
5．アセチルコリン
[　　　　　]

問45 交感神経系の緊張で弛緩するのはどれか
（第98回）
1．立毛筋　　　　　　　2．瞳孔散大筋
3．膀胱括約筋　　　　　4．気管支平滑筋
[　　　　　]

問46 副交感神経の作用はどれか。2つ選べ
（第102回）
1．瞳孔の散大　　　　　2．発汗の促進
3．心拍数の低下　　　　4．気管支の拡張
5．消化液の分泌亢進
[　　　　　]

問47 レム睡眠で正しいのはどれか　　　（第96回）
1．脳波上徐波を示す。
2．骨格筋は弛緩する。
3．心拍数は安定する。
4．高齢になると増加する。
[　　　　　]

問48 関節軟骨を構成する成分で最も多いのはどれ
か　　　　　　　　　　　　　　（第98回）
1．アクチン　　　　　　2．ミオシン
3．ケラチン　　　　　　4．コラーゲン
5．グリコゲン
[　　　　　]

問49 脊柱で椎骨が5個なのはどれか　　（第96回）
1．頸　椎　　　　　　　2．胸　椎
3．腰　椎　　　　　　　4．尾　骨
[　　　　　]

問50 各関節の基本肢位を表すのはどれか
（第98回）
1．0°　　　　　　　　　2．45°
3．60°　　　　　　　　 4．90°
[　　　　　]

問51 不随意筋はどれか　　　　　　　（第105回）
1．心筋　　　　　　　　2．僧帽筋
3．大殿筋　　　　　　　4．ヒラメ筋
[　　　　　]

問52 上腕を外転させる筋肉はどれか　　（第96回）
1．大胸筋　　　　　　　2．三角筋
3．上腕二頭筋　　　　　4．上腕三頭筋
[　　　　　]

問53 股関節を屈曲させる筋肉はどれか　（第93回）
1．腸腰筋　　　　　　　2．大殿筋
3．大腿四頭筋　　　　　4．腹直筋
[　　　　　]

問54 内耳とともに平衡覚に関与するのはどれか
（第98回）
1．聴　覚　　　　　　　2．嗅　覚
3．視　覚　　　　　　　4．味　覚
[　　　　　]

問55 瞳孔が縮小するのはどれか　　　　（第93回）
1．睫毛反射　　　　　　2．輻輳反射
3．眼瞼反射　　　　　　4．角膜反射
[　　　　　]

問56 表在感覚の受容器が存在する部位はどれか

(第102回)

1．筋　肉　　　　　2．皮　膚
3．関　節　　　　　4．骨

[　　　　　]

問57 ホルモンと分泌部位の組合せで正しいのはどれか

(第106回)

1．サイロキシン ——— 副甲状腺
2．テストステロン —— 前立腺
3．バソプレシン ——— 副腎皮質
4．プロラクチン ——— 下垂体前葉

[　　　　　]

問58 ホルモンとその産生部位の組合せで正しいのはどれか

(第104回)

1．エリスロポエチン — 膵　臓
2．アドレナリン ——— 副腎皮質
3．成長ホルモン ——— 視床下部
4．レニン ————— 腎　臓

[　　　　　]

問59 ホルモンを分泌するのはどれか　(第98回)

1．前立腺　　　　　2．子　宮
3．膵　臓　　　　　4．肝　臓

[　　　　　]

問60 血圧を上げる作用を持つのはどれか。2つ選べ

(第103回)

1．レニン　　　　　2．インスリン
3．カルシトニン　　4．ソマトスタチン
5．ノルアドレナリン

[　　　　　]

問61 低血糖によって分泌が促進されるのはどれか

(第99回)

1．アルドステロン
2．テストステロン
3．甲状腺ホルモン
4．副腎皮質刺激ホルモン

[　　　　　]

問62 消化管ホルモンはどれか　　　(第88回)

1．アミラーゼ　　　2．インスリン
3．ガストリン　　　4．ペプシン

[　　　　　]

問63 食道について正しいのはどれか　(第103回)

1．厚く強い外膜で覆われる。
2．粘膜は重層扁平上皮である。
3．胸部では心臓の腹側を通る。
4．成人では全長約50cmである。

[　　　　　]

問64 正常な胃液のpHはどれか　　(第103回)

1．pH 1～2　　　2．pH 4～5
3．pH 7～8　　　4．pH 10～11

[　　　　　]

問65 排便のメカニズムで正しいのはどれか

(第97回)

1．横隔膜の挙上
2．直腸内圧の低下
3．内肛門括約筋の弛緩
4．外肛門括約筋の収縮

[　　　　　]

問66 肝臓の機能はどれか　　　　(第94回)

1．体液量の調整　　2．胆汁の貯蔵
3．蛋白代謝　　　　4．ホルモンの分泌

[　　　　　]

問67 肝臓の機能で正しいのはどれか　(第107回)

1．胆汁の貯蔵　　　2．脂肪の吸収
3．ホルモンの代謝　4．血漿蛋白質の分解

[　　　　　]

問68 脂肪を乳化するのはどれか　(第102回)

1．胆汁酸塩　　　　2．トリプシン
3．ビリルビン　　　4．リパーゼ

[　　　　　]

問69 膵リパーゼが分解するのはどれか(第100回)

1．脂　肪　　　　　2．蛋白質
3．炭水化物　　　　4．ビタミン

[　　　　　]

問70 腎臓について正しいのはどれか （第105回）
1．腹腔内にある。
2．左右の腎臓は同じ高さにある。
3．腎静脈は下大静脈に合流する。
4．腎動脈は腹腔動脈から分かれる。

[　　　]

問71 ナトリウムイオンが再吸収される主な部位は
どれか （第102回）
1．近位尿細管
2．Henle〈ヘンレ〉のループ〈係蹄〉下行脚
3．Henle〈ヘンレ〉のループ〈係蹄〉上行脚
4．遠位尿細管
5．集合管

[　　　]

問72 アンジオテンシンⅡの作用はどれか
（第98回）
1．細動脈を収縮させる。
2．毛細血管を拡張させる。
3．レニン分泌を促進する。
4．アルドステロン分泌を抑制する。

[　　　]

問73 アルドステロンで正しいのはどれか
（第106回）
1．近位尿細管に作用する。
2．副腎髄質から分泌される。
3．ナトリウムの再吸収を促進する。
4．アンジオテンシンⅠによって分泌が促進される。

[　　　]

問74 腎臓でナトリウムイオンの再吸収を促進する
のはどれか （第95回）
1．バソプレシン
2．アルドステロン
3．レニン
4．心房性ナトリウム利尿ペプチド

[　　　]

問75 尿細管で再吸収されないのはどれか

（第93回）
1．水　　　　　　　2．ブドウ糖
3．ナトリウムイオン　4．クレアチニン

[　　　]

問76 女性の骨盤腔内器官について腹側から背側へ
の配列で正しいのはどれか （第106回）
1．尿　道 ——— 肛門管 ——— 腟
2．腟 ——————— 尿　道 ——— 肛門管
3．肛門管 ——— 腟 ——————— 尿　道
4．尿　道 ——— 腟 ——————— 肛門管
5．腟 ——————— 肛門管 ——— 尿　道

[　　　]

問77 男性生殖器で正しいのはどれか （第96回）
1．精子は精細管で作られる。
2．精索は血管と神経からなる。
3．陰茎には軟骨様組織がある。
4．前立腺はホルモンを分泌する。

[　　　]

問78 成人男性の直腸診で腹側に鶏卵大の臓器を触
れた。この臓器はどれか （第99回）
1．副　腎　　　　　　2．膀　胱
3．精　巣　　　　　　4．前立腺

[　　　]

問79 受精卵の正常な着床部位はどれか

（第100回）
1．卵　巣　　　　　　2．卵　管
3．子宮体部　　　　　4．子宮頸部

[　　　]

問80 精子の性染色体はどれか （第99回）
1．X染色体1種類
2．XY染色体1種類
3．X染色体とY染色体の2種類
4．XX染色体とXY染色体の2種類

[　　　]

さくいん

さ行

125

ステップアップ解剖生理学ノート
第2版

監 修	増田敦子
発行所	株式会社サイオ出版
	〒101-0054
	東京都千代田区神田錦町 3-6 錦町スクウェアビル7階
	TEL 03-3518-9434
	https://www.scio-pub.co.jp/
発売所	丸善出版株式会社
	〒101-0051
	東京都千代田区神田神保町 2-17
	TEL 03-3512-3256
	https://www.maruzen-publishing.co.jp/
企画・編集	ステップアップノート編集委員会
カバーデザイン	Anjelico
DTP	マウスワークス
本文イラスト	株式会社日本グラフィックス
印刷・製本	株式会社朝陽会

2014 年 3 月 25 日	第 1 版第 1 刷発行	ISBN 978-4-907176-75-4　　　ⒸScio Publishers Inc.
2019 年 8 月 10 日	第 2 版第 1 刷発行	●ショメイ：ステップアップカイボウセイリガクノートダイ 2 ハン
2025 年 3 月 25 日	第 2 版第 5 刷発行	乱丁本、落丁本はお取り替えします。

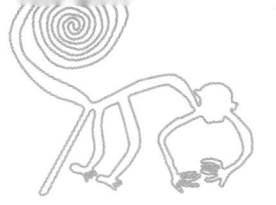

塗って覚える!　書いて覚える!

カラーリングブック
解剖学ノート

「色を塗る」「名称を書き込む」という面倒な作業を通して、

オリジナルの解剖学ノートができます。

解剖学の基本となるところだけを取り上げた書き込み式の問題です。

「解剖学が嫌い」「解剖学が苦手」という人も、

ぬり絵だけでも始めてみませんか。

自分でつくることで理解が深まること間違いなし!

本書の使い方

　本文で紹介した解剖学のイラストのなかから基本的なものを選びました。空欄には名称を記述し、それぞれの器官や部位ごとに色を塗ってください。

　たとえば、骨格は複数の骨や軟骨が連結してできる骨組みです。頭蓋や脊柱、胸郭、骨盤、上肢、下肢に大別され、新生児で約350個、成人で約200個の骨で構成されています。ここでは、それぞれ重要な部位ごとに、頭蓋骨(=水色)、上腕骨(=ピンク色)、肋骨(=黄色)、大腿骨(緑色)といったように色分けをしてみましょう。塗り分けをしていくことで、理解力が増していくはずです(本文のイラストでは、必ずしも器官や部位ごとに色分けをしてありません)。

　名称の解答は、本文のイラストを参照してください(書き込みをしていただくため、引き出し線の位置が本文のイラストと異なった位置にあります)。

無断複写禁ず

---

step up問題

読み書きできれば、解剖生理学がもっと身近に!

ちょっと難解!?
解剖学用語 ▶別冊p.26

数字で読み解く!数字で見える!
解剖生理学 ▶別冊p.37

『ステップアップ解剖生理学ノート第2版』本文穴埋め記述問題　解答　▶p.41

実践問題　解答　▶p.45

サイオ出版

問題1　細胞の構造 (解答：本文▶p.7)

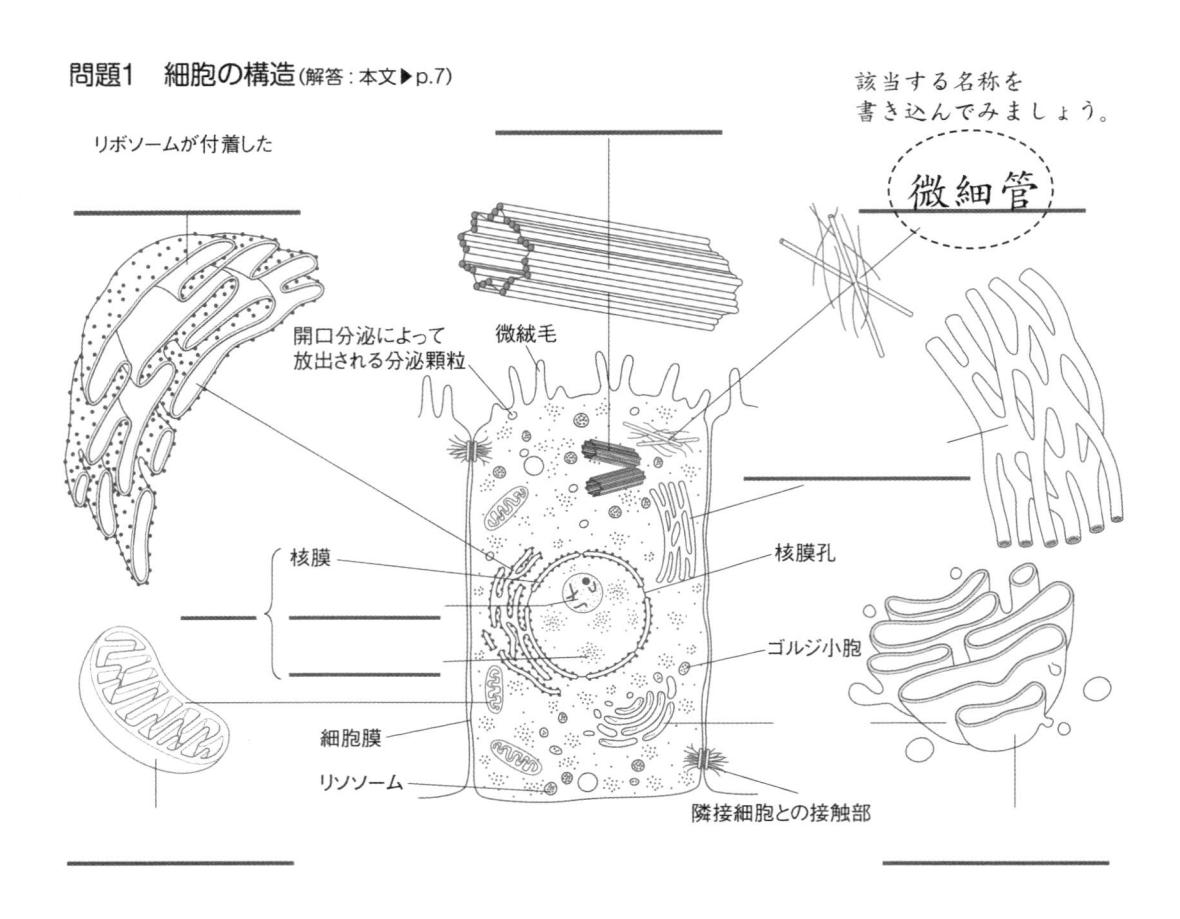

リボソームが付着した

該当する名称を
書き込んでみましょう。

微細管

開口分泌によって
放出される分泌顆粒

微絨毛

核膜

核膜孔

ゴルジ小胞

細胞膜

リソソーム

隣接細胞との接触部

問題2　神経細胞の構造 (解答：本文▶p.9)

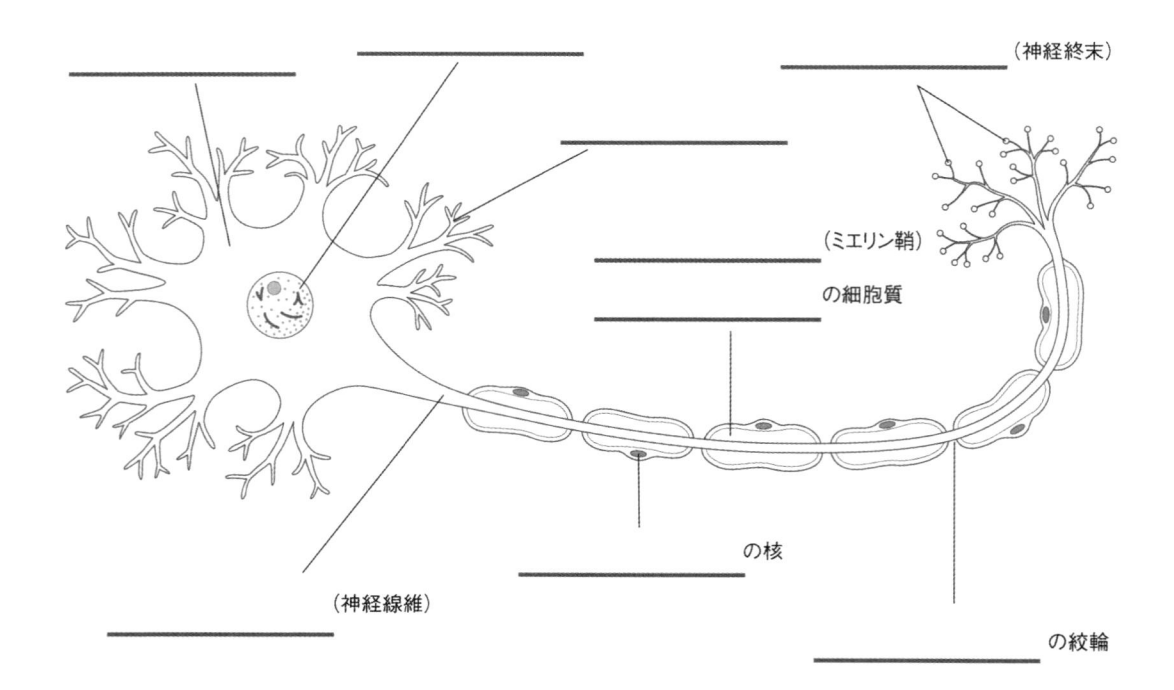

（神経終末）

（ミエリン鞘）

の細胞質

の核

（神経線維）

の絞輪

問題3　血液の成分（解答：本文▶p.15）

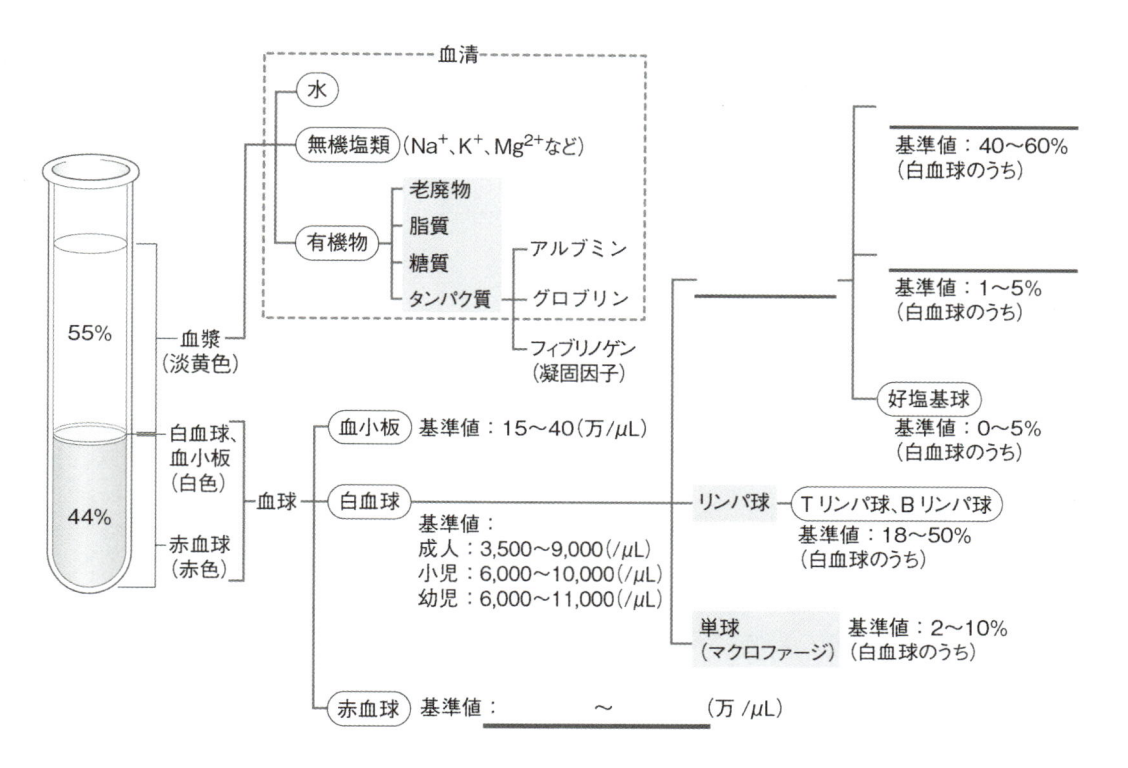

問題4　リンパ系（解答：本文▶p.17）

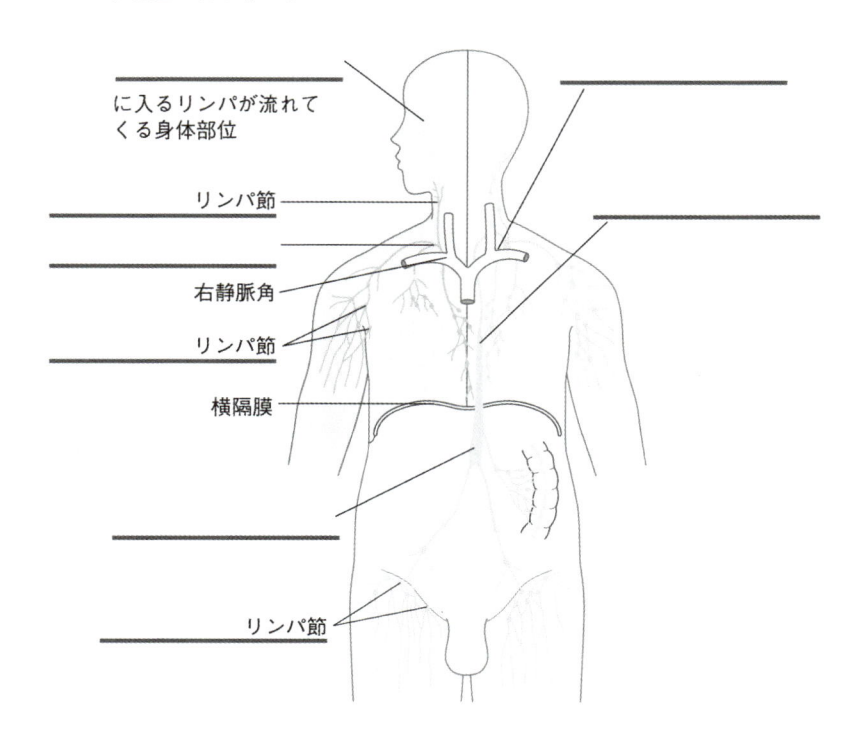

問題5　心臓の構造（外観）_{（解答：本文 ▶ p.22）}

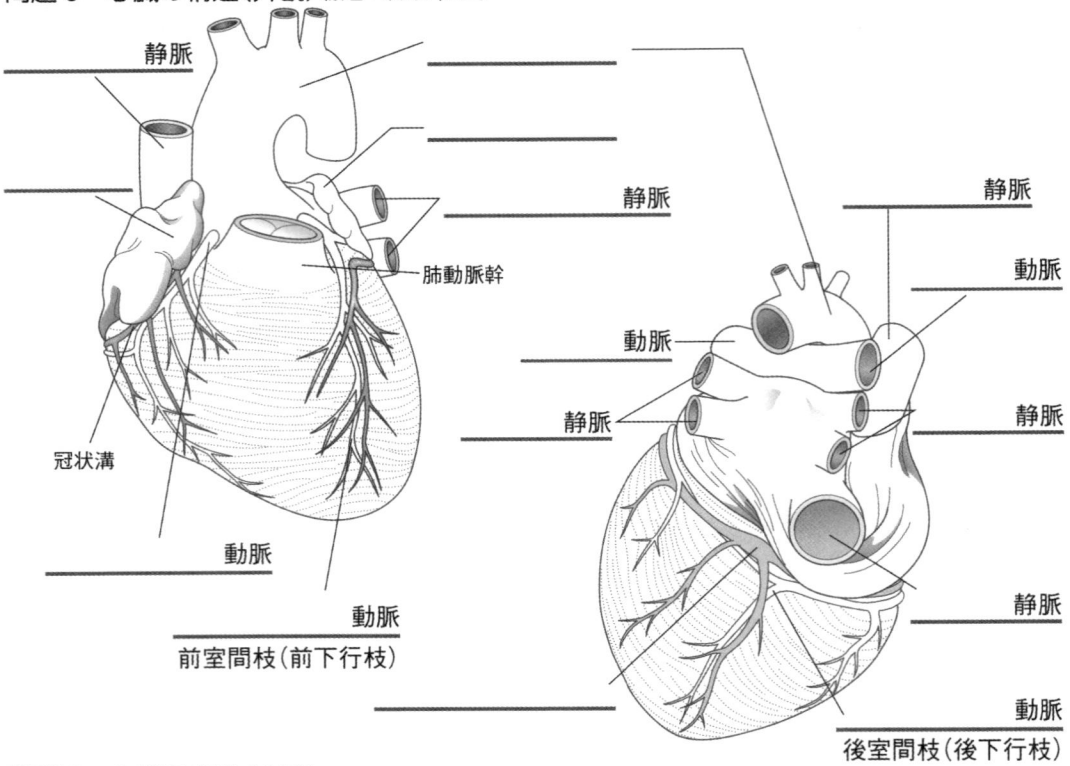

静脈
肺動脈幹
冠状溝
動脈
動脈
前室間枝（前下行枝）

静脈
動脈
静脈

静脈
動脈
静脈
静脈
動脈
後室間枝（後下行枝）

問題6　心臓の構造（内腔）_{（解答：本文 ▶ p.24）}

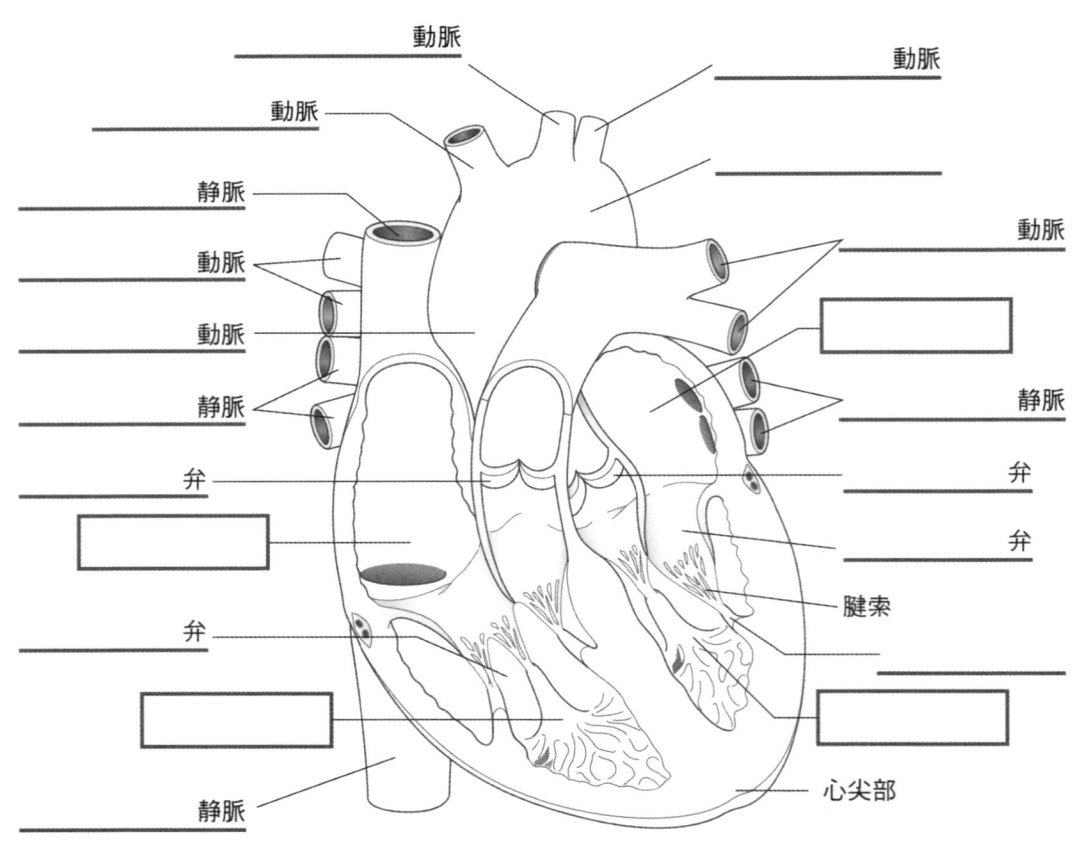

動脈
動脈
静脈
動脈
動脈
静脈
弁
弁
静脈

動脈
動脈
静脈
弁
弁
腱索
心尖部

4

問題7　全身を巡る動脈（解答：本文▶p.26）

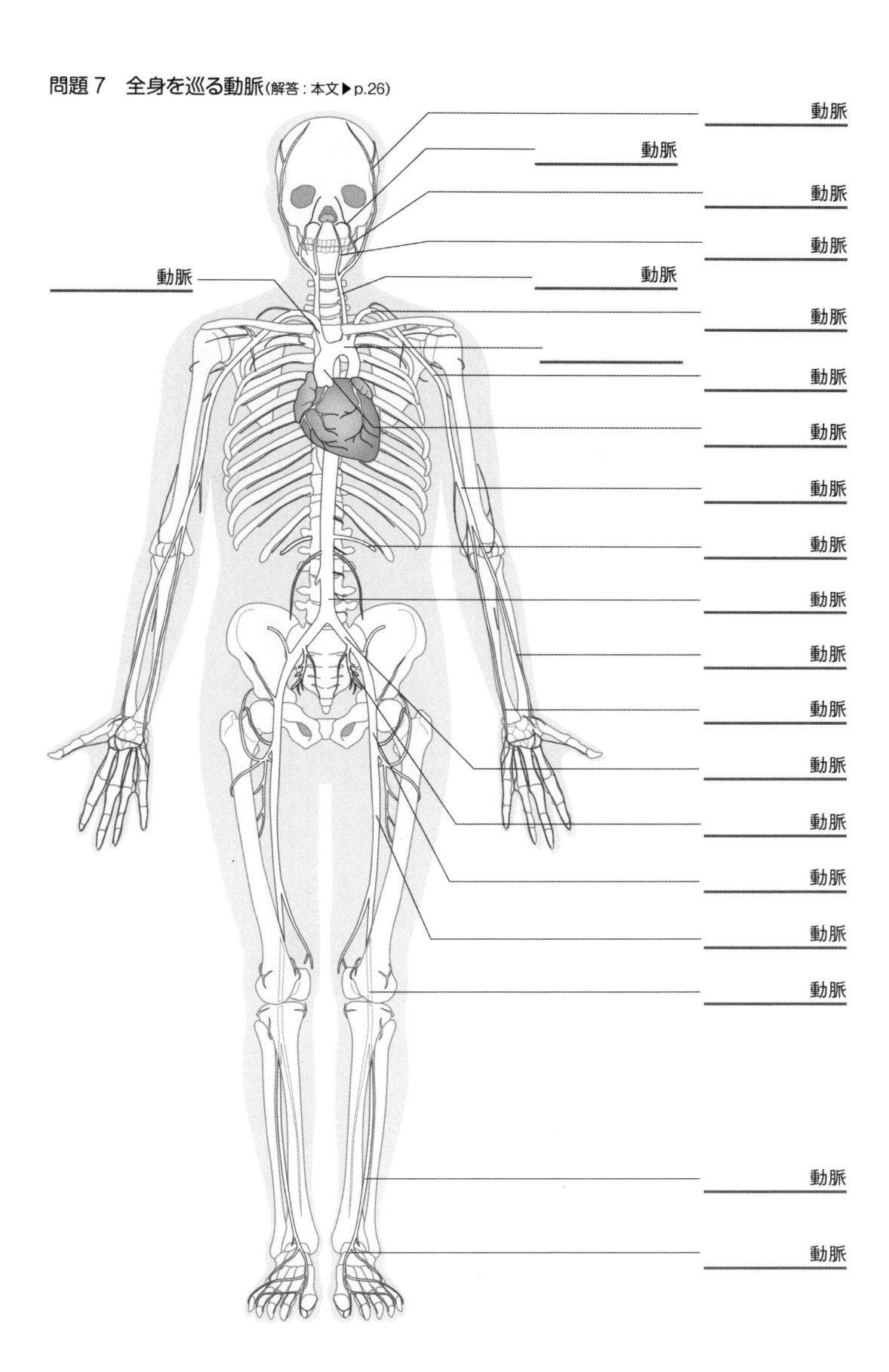

動脈

動脈

動脈

動脈

動脈

動脈

動脈

動脈

動脈

動脈

動脈

動脈

動脈

動脈

動脈

動脈

動脈

動脈

動脈

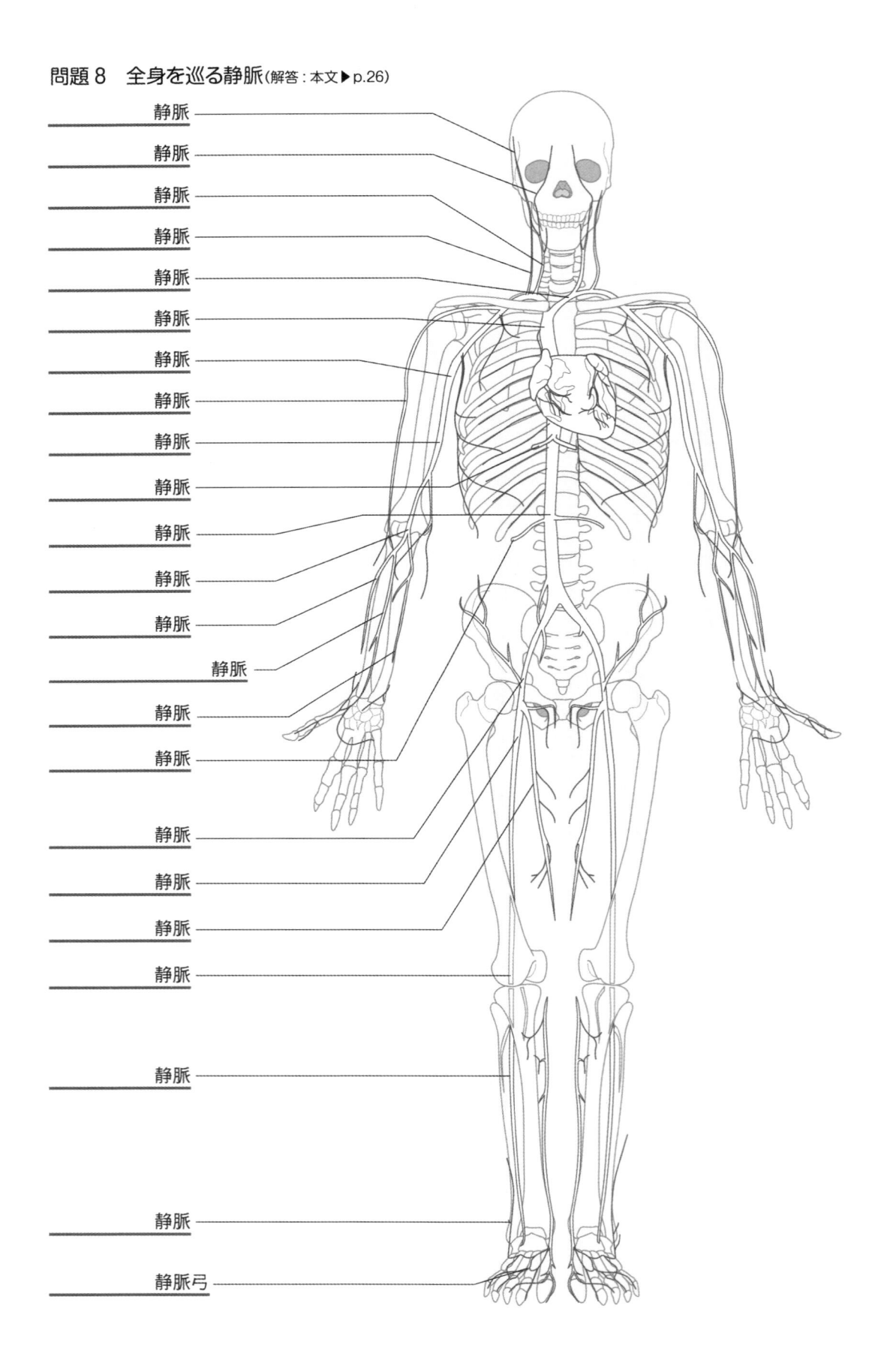

_____　静脈

_____　静脈

_____　静脈

_____　静脈

_____　静脈

_____　静脈

_____　静脈

_____　静脈

_____　静脈

_____　静脈

_____　静脈

_____　静脈

_____　静脈

_____　静脈

_____　静脈

_____　静脈

_____　静脈

_____　静脈

_____　静脈

_____　静脈

_____　静脈

_____　静脈

_____　静脈弓

問題9　呼吸器の構造(解答：本文▶p.29)

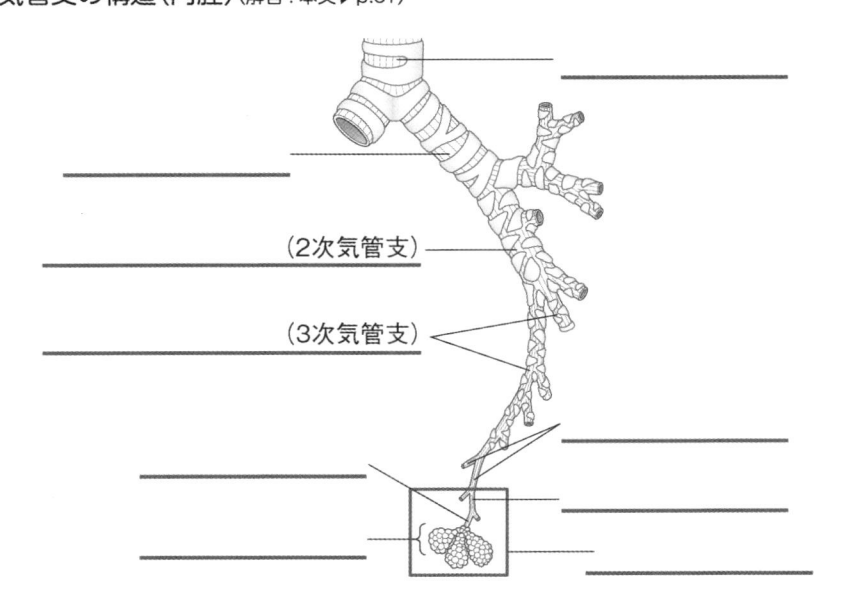

蝶形骨洞　鼻腔

甲介
甲介
甲介

後鼻孔

咽頭

声帯(声帯ヒダ)

軟骨
輪状軟骨

食道

軟骨

鎖骨

肺尖

右肺

左肺

肋骨

肺底

胸骨

問題10　気管支の構造(内腔)(解答：本文▶p.31)

(2次気管支)

(3次気管支)

問題 11 　脳の構造（解答：本文▶p.33）

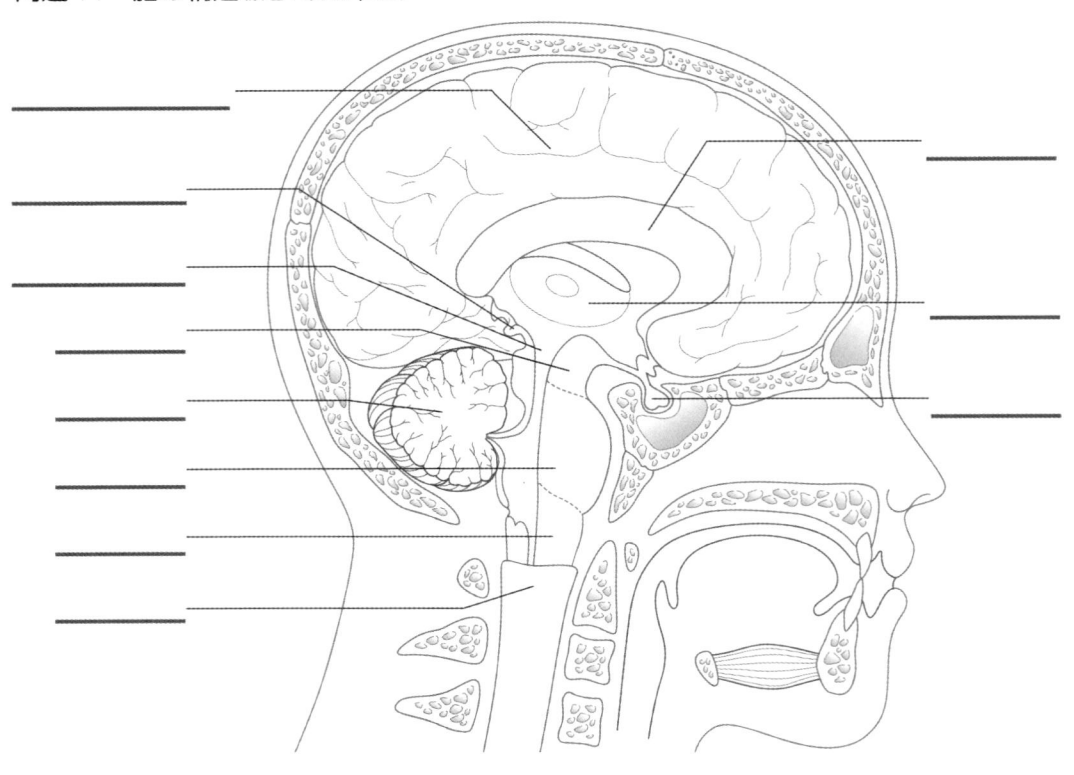

問題 12 　間脳の構造（解答：本文▶p.37）

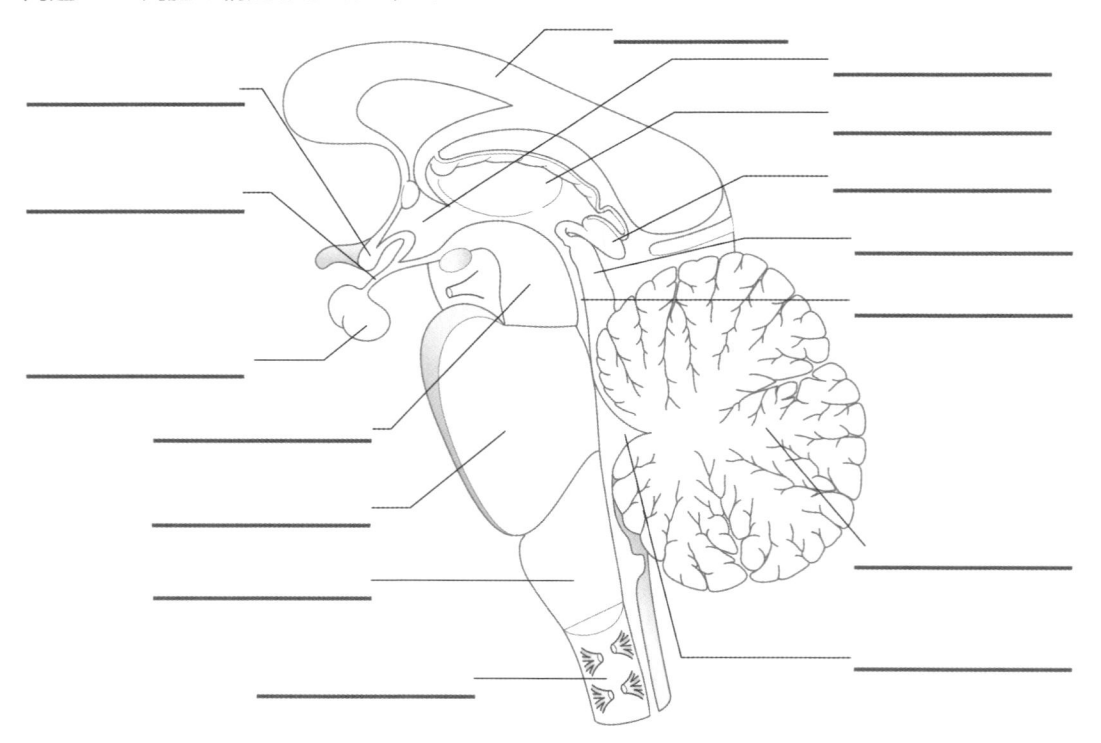

問題 13　大脳皮質にある機能局在(解答：本文▶p.39)

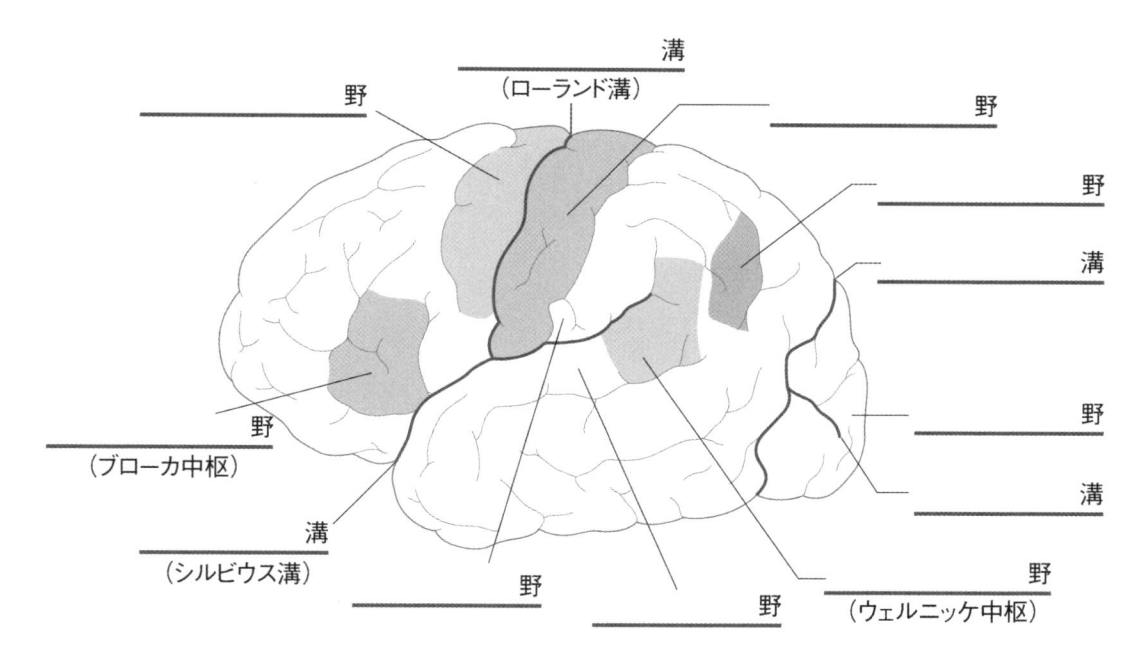

＿＿＿＿＿＿野

溝
（ローランド溝）

＿＿＿＿＿＿野

＿＿＿＿＿＿野

＿＿＿＿＿＿溝

＿＿＿＿＿＿野
（ブローカ中枢）

溝
（シルビウス溝）

＿＿＿＿＿＿野

＿＿＿＿＿＿野

＿＿＿＿＿＿野

＿＿＿＿＿＿溝

＿＿＿＿＿＿野

＿＿＿＿＿＿野
（ウェルニッケ中枢）

問題 14　脳神経(解答：本文▶p.43)

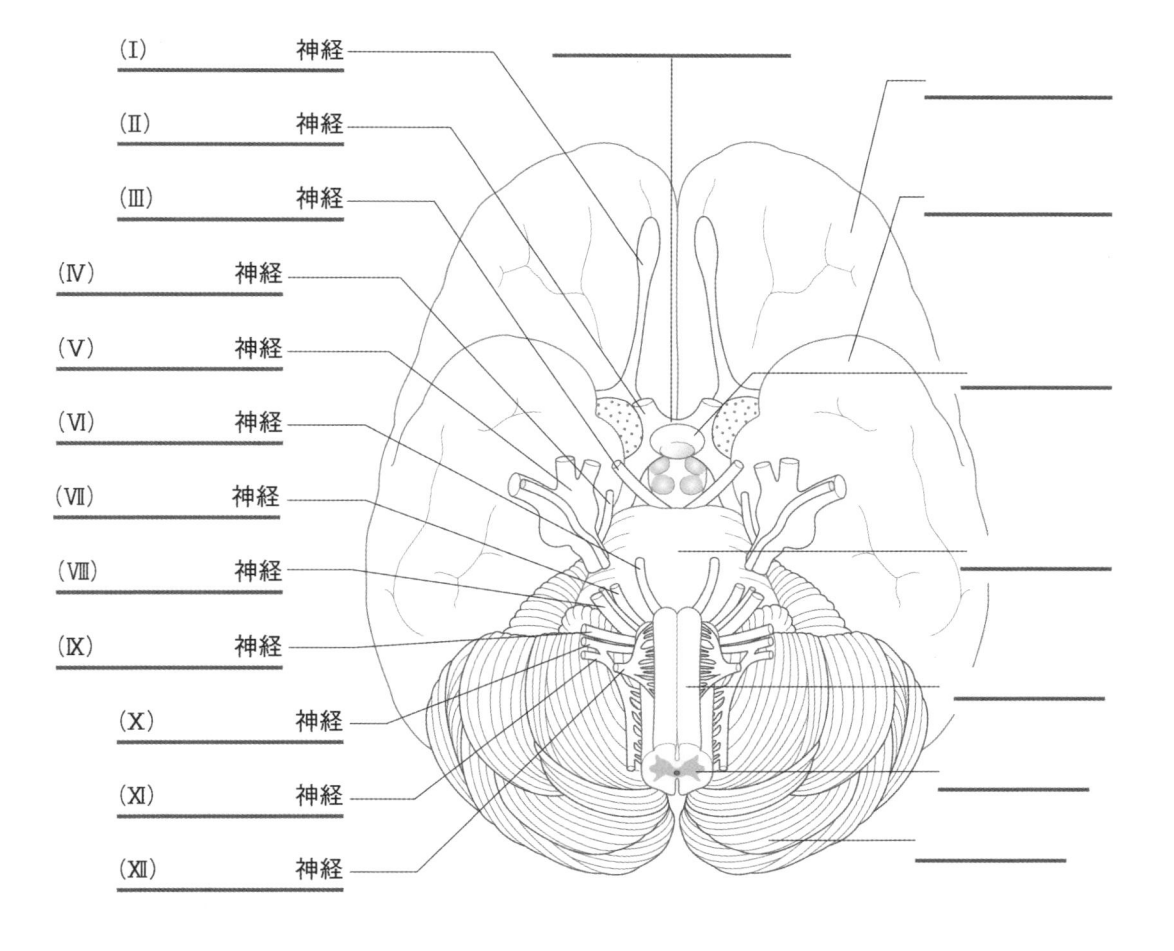

（Ⅰ）＿＿＿＿＿＿神経

（Ⅱ）＿＿＿＿＿＿神経

（Ⅲ）＿＿＿＿＿＿神経

（Ⅳ）＿＿＿＿＿＿神経

（Ⅴ）＿＿＿＿＿＿神経

（Ⅵ）＿＿＿＿＿＿神経

（Ⅶ）＿＿＿＿＿＿神経

（Ⅷ）＿＿＿＿＿＿神経

（Ⅸ）＿＿＿＿＿＿神経

（Ⅹ）＿＿＿＿＿＿神経

（Ⅺ）＿＿＿＿＿＿神経

（Ⅻ）＿＿＿＿＿＿神経

問題15　主な骨格(解答：本文▶p.48)

後面 ／ 前面

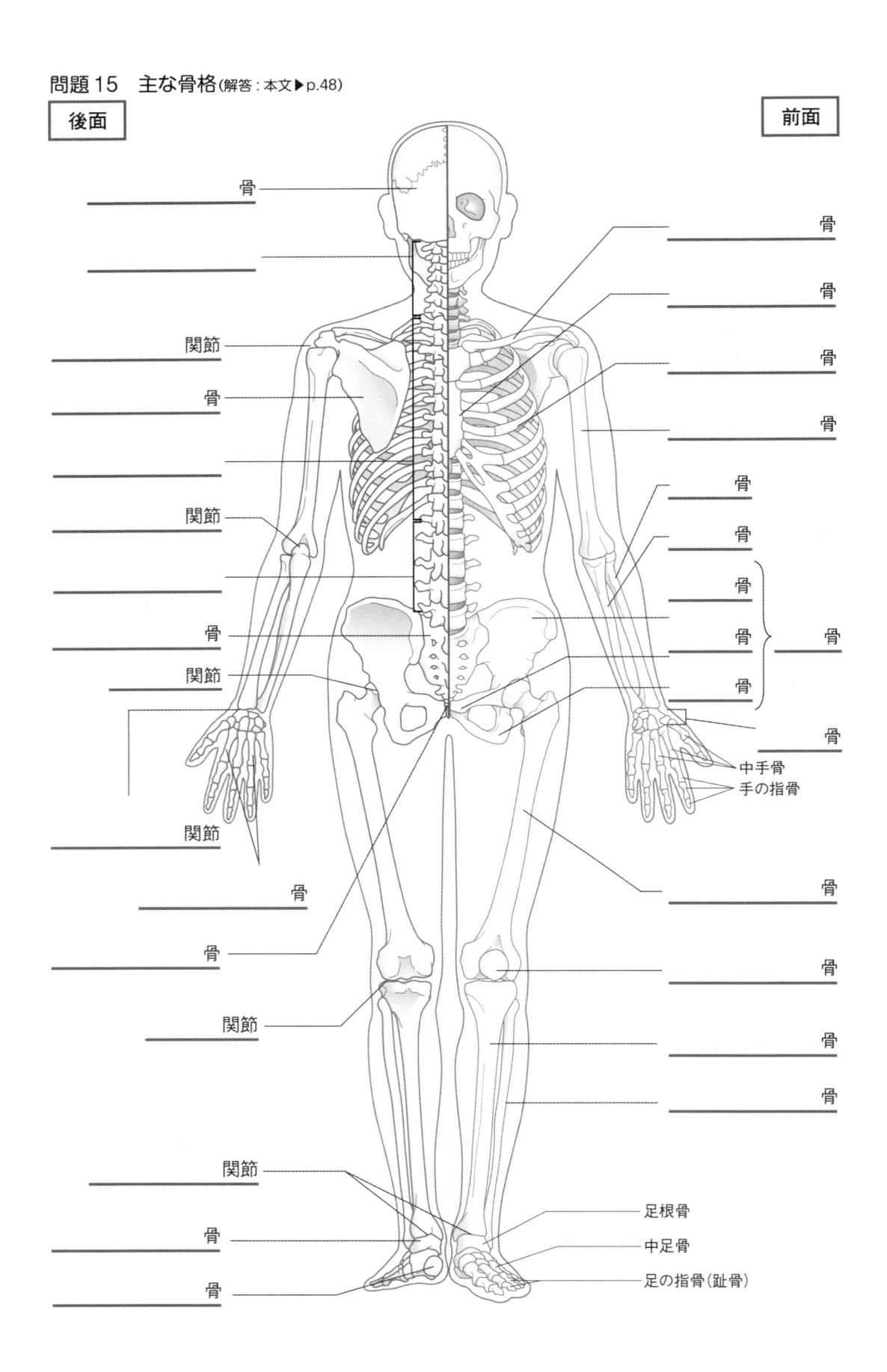

後面側：
＿＿＿＿＿＿骨
＿＿＿＿＿＿
関節
＿＿＿＿＿＿骨
関節
＿＿＿＿＿＿骨
関節
＿＿＿＿＿＿
関節
＿＿＿＿＿＿骨
＿＿＿＿＿＿骨

前面側：
＿＿＿＿＿＿骨
＿＿＿＿＿＿骨
＿＿＿＿＿＿骨
＿＿＿＿＿＿骨
＿＿＿＿＿＿骨
＿＿＿＿＿＿骨
＿＿＿＿＿＿骨 ｝＿＿＿＿＿＿骨
＿＿＿＿＿＿骨
＿＿＿＿＿＿骨
中手骨
手の指骨
＿＿＿＿＿＿骨
＿＿＿＿＿＿骨
＿＿＿＿＿＿骨
＿＿＿＿＿＿骨
足根骨
中足骨
足の指骨(趾骨)

10

問題16　関節の構造 (解答：本文 ▶ p.50)

（a）関節の断面

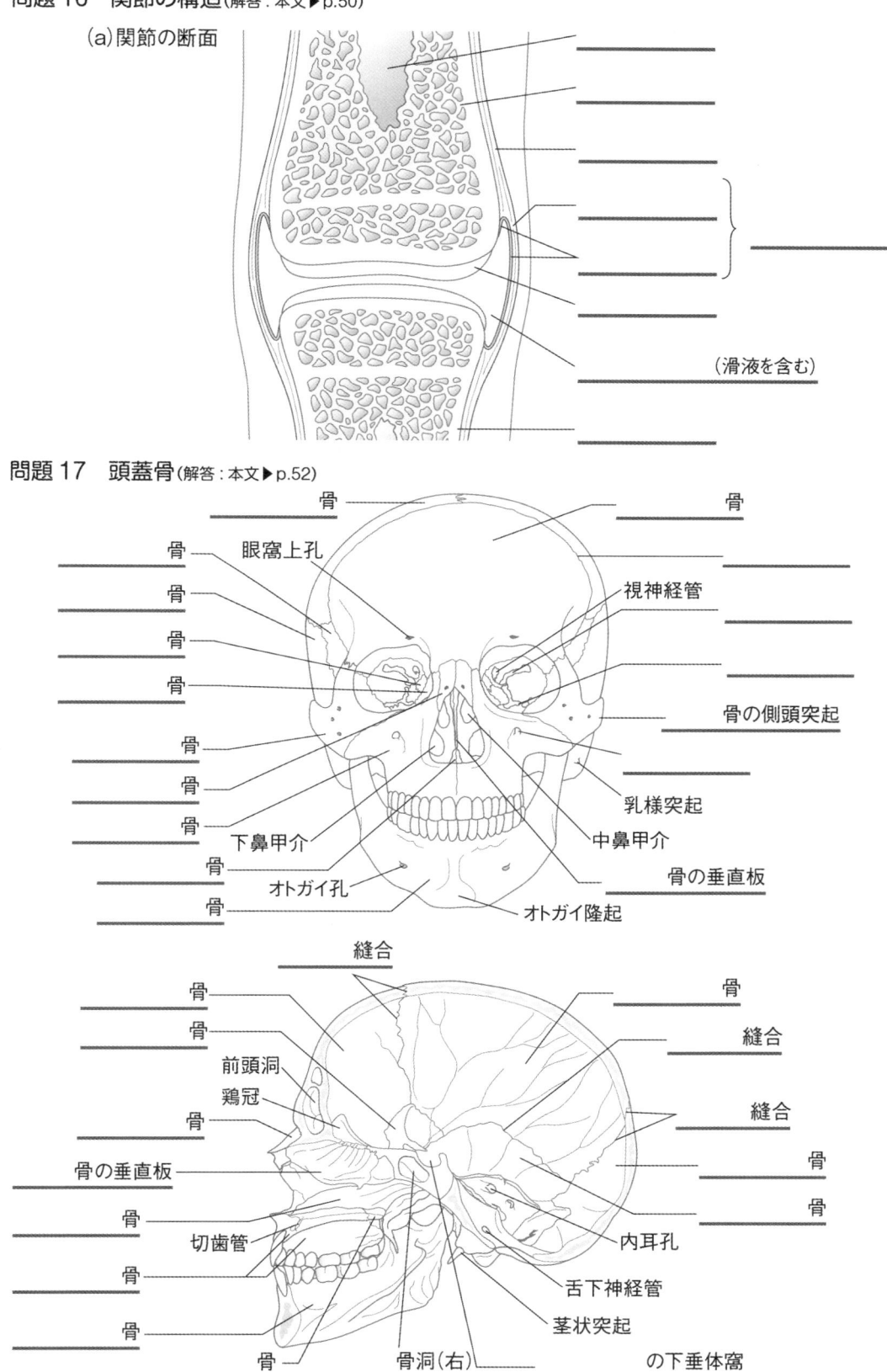

（滑液を含む）

問題17　頭蓋骨 (解答：本文 ▶ p.52)

骨

骨

眼窩上孔

骨

視神経管

骨

骨

骨の側頭突起

骨

骨

乳様突起

骨

中鼻甲介

下鼻甲介

骨の垂直板

骨

オトガイ孔

骨

オトガイ隆起

縫合

骨

骨

縫合

骨

縫合

前頭洞

鶏冠

骨の垂直板

骨

骨

切歯管

内耳孔

骨

舌下神経管

骨

茎状突起

骨

骨洞（右）

の下垂体窩

11

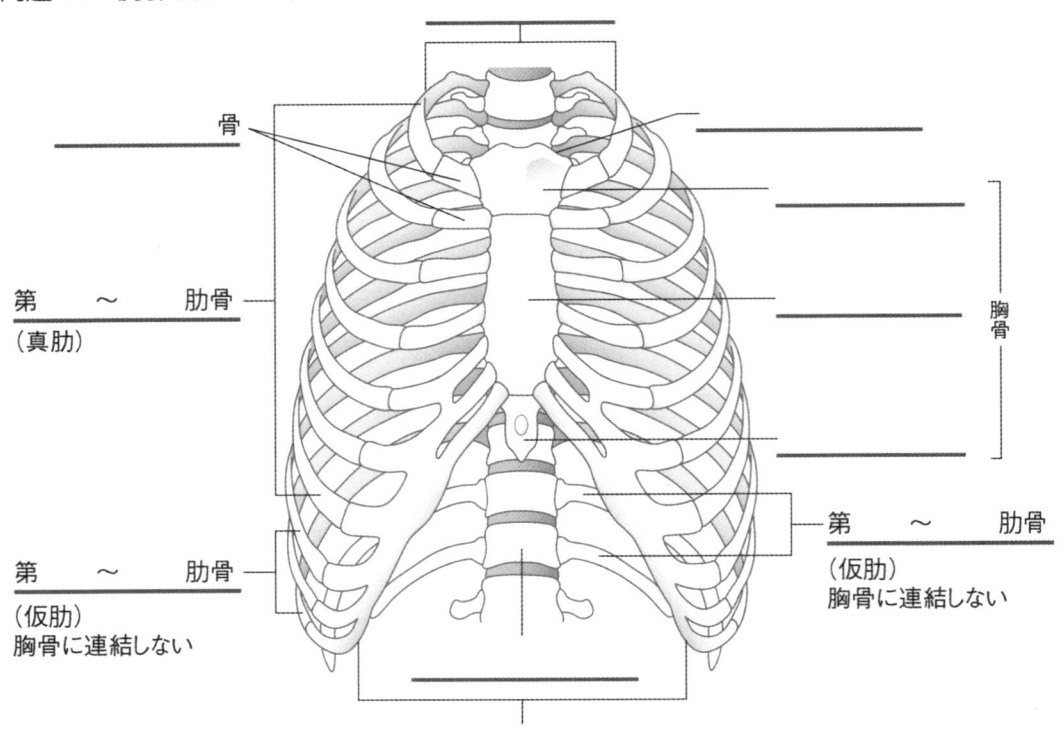

　　　　骨

第　　～　　肋骨
（真肋）

第　　～　　肋骨
（仮肋）
胸骨に連結しない

胸骨

第　　～　　肋骨
（仮肋）
胸骨に連結しない

問題 19　上肢の骨(解答：本文▶p.54)

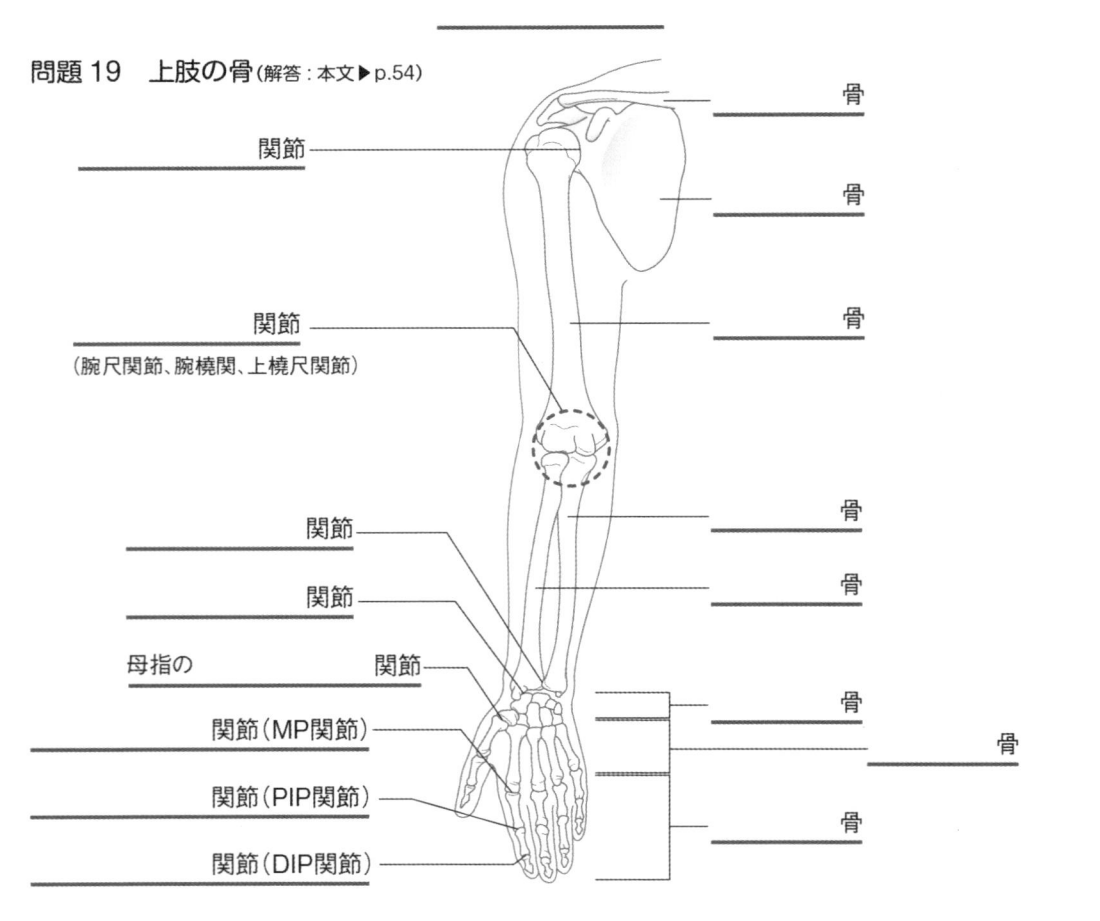

　　　骨

関節

　　　骨

関節
（腕尺関節、腕橈関、上橈尺関節）

　　　骨

　　　骨

関節

　　　骨

関節

母指の　　　　　関節

　　　骨

関節（MP関節）

　　　骨

関節（PIP関節）

　　　骨

関節（DIP関節）

問題 20　骨盤(解答：本文▶p.56)

関節
線
骨
骨
骨
骨
骨
骨

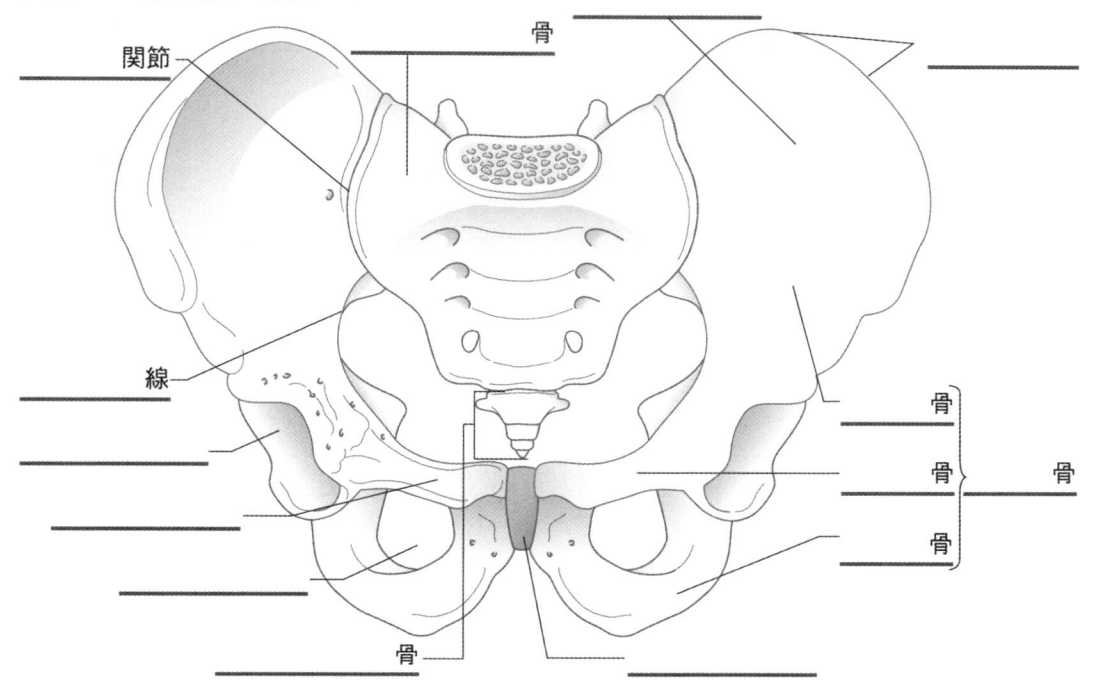

問題 21　下肢の骨(解答：本文▶p.56)

骨
骨
骨
関節
骨
骨
関節
骨
骨
骨
骨
骨

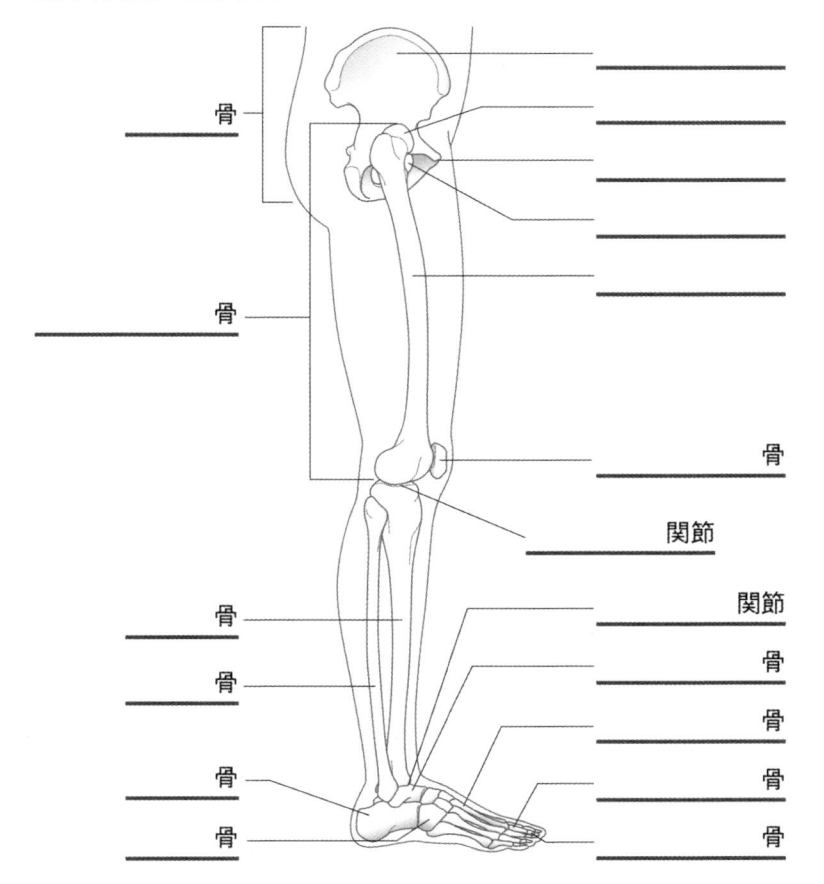

問題 22　頭部の筋(解答：本文 ▶ p.59)

膜

筋（切断し反転）

筋

筋

筋

筋

鼻根筋

鼻筋

筋

筋

小頬骨筋

大頬骨筋

筋

筋

筋

筋

下唇下制筋

口角下制筋

筋

筋

筋（切断し反転）

筋

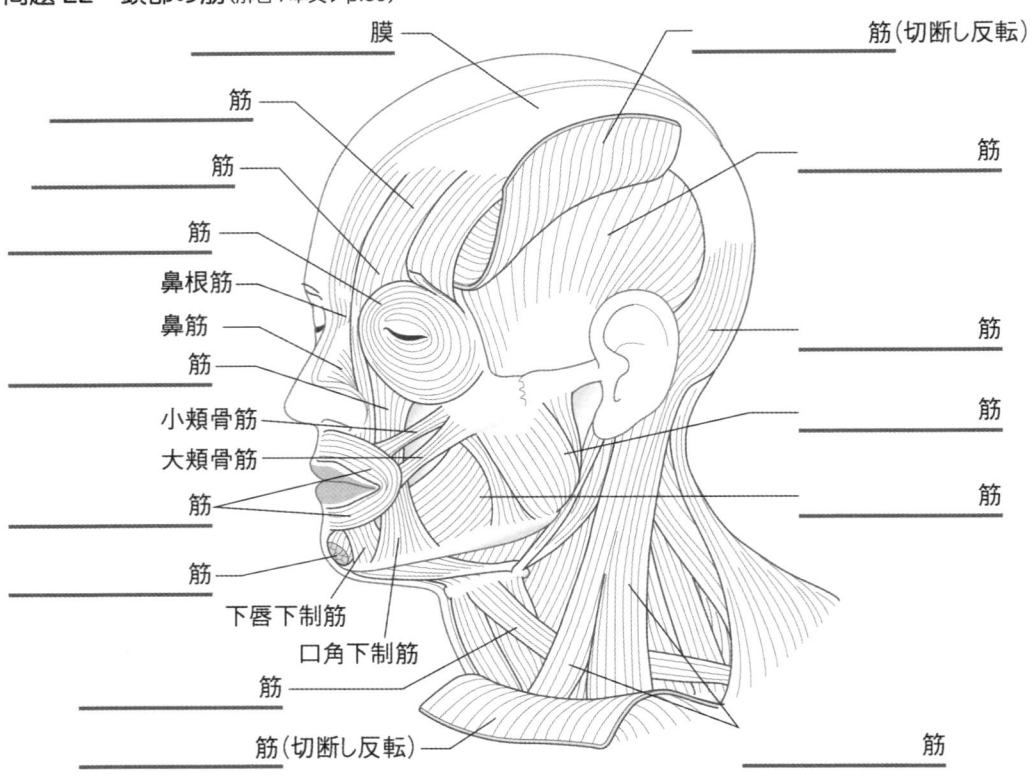

問題 23　頸部の筋(解答：本文 ▶ p.61)

下顎骨

筋

筋
（切断し反転）

筋

前腹

筋

筋

後腹

舌骨

筋

筋（切断）

喉頭の軟骨
（甲状軟骨と輪状軟骨）

上腹

筋

筋

下腹

筋

鎖骨

頭

頭

筋

筋の頭（切断）

筋

胸骨

頭

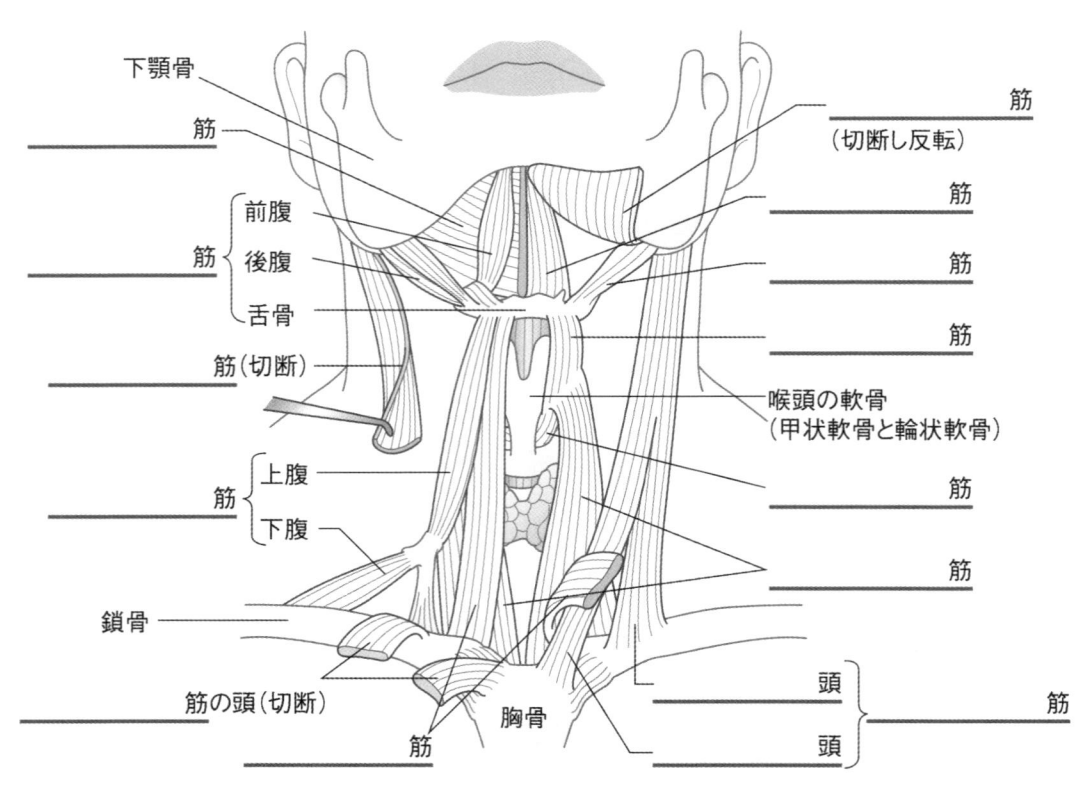

問題24　体幹の筋(解答：本文 ▶p.61)

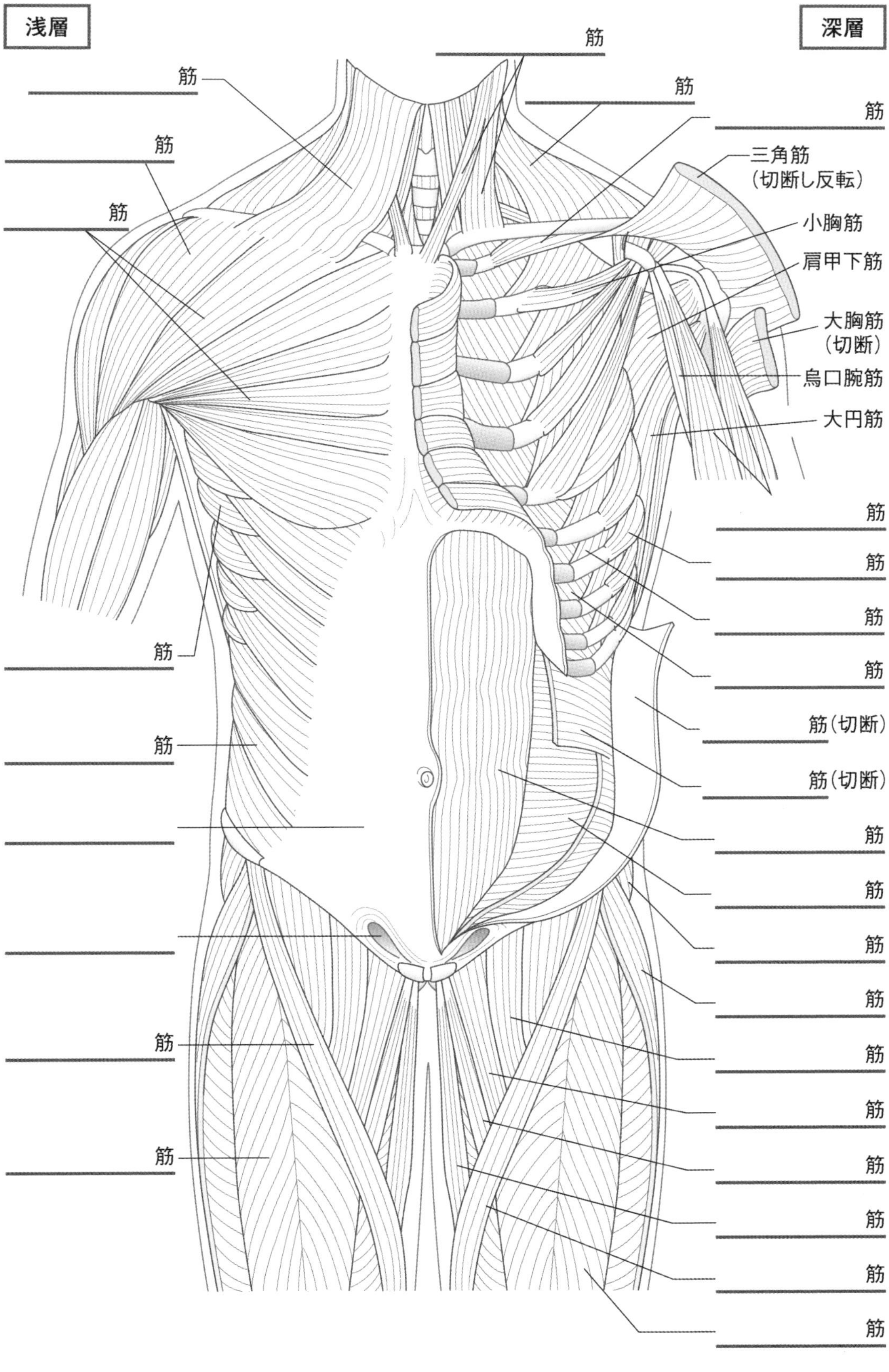

| 浅層 | | 深層 |

筋

筋

筋

筋

筋

筋

三角筋
（切断し反転）

小胸筋

肩甲下筋

大胸筋
（切断）

烏口腕筋

大円筋

筋

筋

筋

筋

筋

筋

筋（切断）

筋

筋（切断）

筋

筋

筋

筋

筋

筋

筋

筋

筋

筋

筋

筋

問題25　背部の筋(解答：本文▶p.63)

浅層 　　　　　　　　　　　　　　　　　　　　　　　　　深層

_____ 筋

_____ 筋の断端

_____ 筋

棘下筋

小円筋

大円筋

_____ 筋

_____ 筋

_____ 筋
（棘筋群、最長筋群、
　　腸肋筋群）

_____ 膜

_____ 筋

_____ 筋

_____ 筋

頭半棘筋

頭板状筋

_____ 筋

小菱形筋（切断）

棘上筋

_____ 筋

上後鋸筋

大菱形筋
（切断し反転）

大円筋

_____ 筋

_____ 筋

_____ 筋

（切断し反転）

_____ 筋

_____ 筋

_____ 筋

（切断し反転）

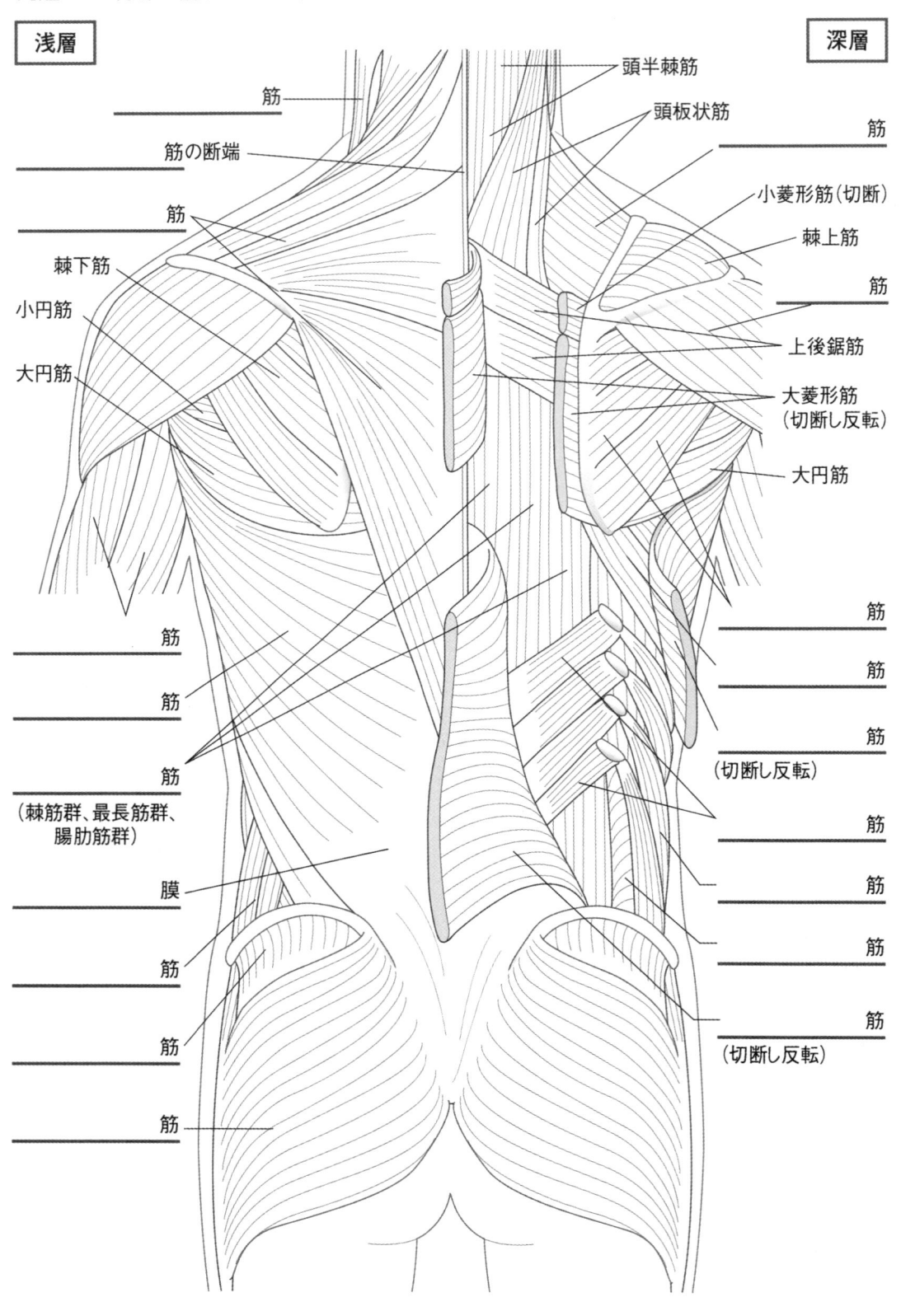

問題26　上腕の筋(解答：本文▶p.65)

前面・後面

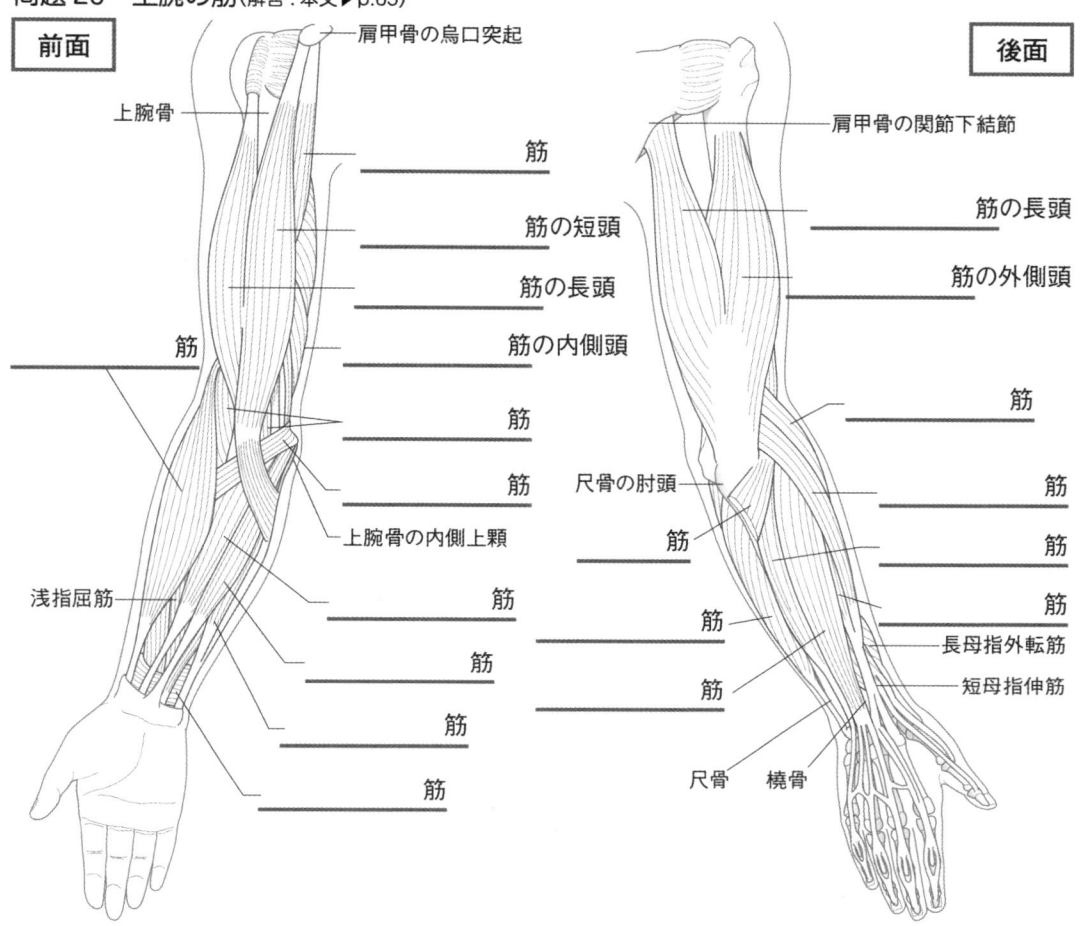

前面

- 肩甲骨の烏口突起
- 上腕骨
- ＿＿＿＿筋
- ＿＿＿＿筋の短頭
- ＿＿＿＿筋の長頭
- ＿＿＿＿筋の内側頭
- ＿＿＿＿筋
- ＿＿＿＿筋
- 上腕骨の内側上顆
- ＿＿＿＿筋
- 浅指屈筋
- ＿＿＿＿筋
- ＿＿＿＿筋
- ＿＿＿＿筋
- ＿＿＿＿筋

後面

- 肩甲骨の関節下結節
- ＿＿＿＿筋の長頭
- ＿＿＿＿筋の外側頭
- ＿＿＿＿筋
- 尺骨の肘頭
- ＿＿＿＿筋
- ＿＿＿＿筋
- ＿＿＿＿筋
- ＿＿＿＿筋
- ＿＿＿＿筋
- 長母指外転筋
- 短母指伸筋
- 尺骨
- 橈骨

問題27　骨盤の筋(解答：本文▶p.69)

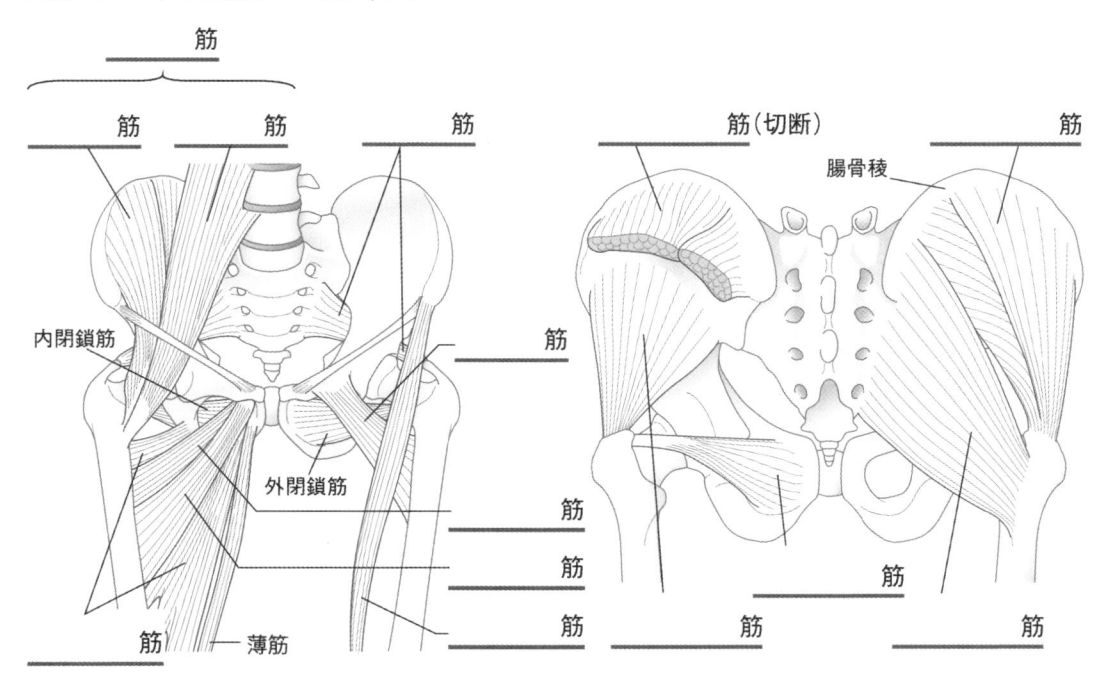

- ＿＿＿＿筋
- ＿＿＿＿筋
- ＿＿＿＿筋
- ＿＿＿＿筋
- 内閉鎖筋
- 外閉鎖筋
- ＿＿＿＿筋
- ＿＿＿＿筋
- ＿＿＿＿筋
- ＿＿＿＿筋
- ＿＿＿＿筋
- 薄筋
- ＿＿＿＿筋(切断)
- 腸骨稜
- ＿＿＿＿筋
- ＿＿＿＿筋
- ＿＿＿＿筋
- ＿＿＿＿筋

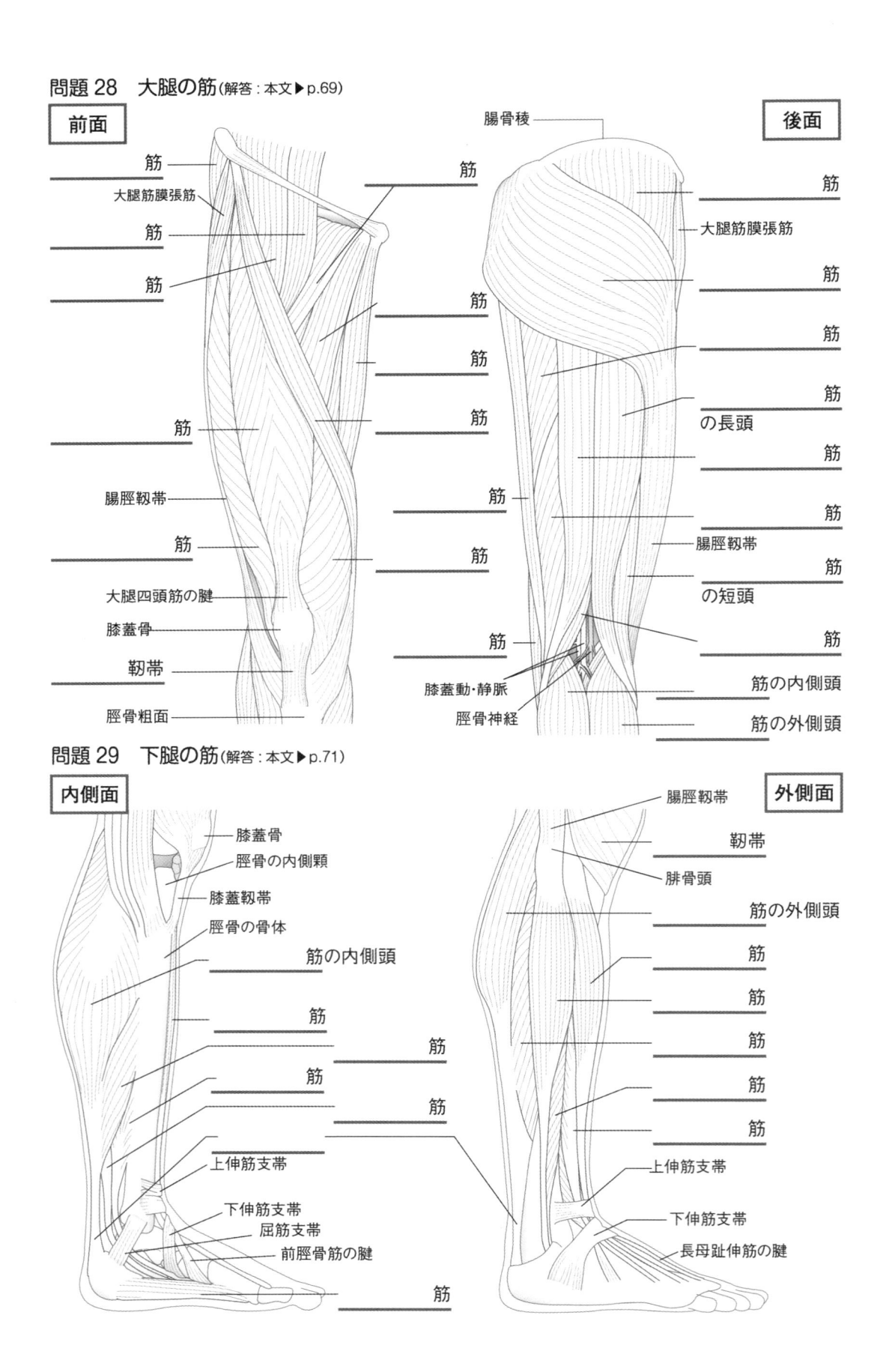

問題 28 大腿の筋 (解答：本文 ▶ p.69)

前面

- ＿＿＿ 筋
- 大腿筋膜張筋
- ＿＿＿ 筋
- ＿＿＿ 筋
- ＿＿＿ 筋
- 腸脛靱帯
- ＿＿＿ 筋
- 大腿四頭筋の腱
- 膝蓋骨
- ＿＿＿ 靱帯
- 脛骨粗面

- 腸骨稜
- ＿＿＿ 筋
- ＿＿＿ 筋
- ＿＿＿ 筋
- ＿＿＿ 筋
- ＿＿＿ 筋
- ＿＿＿ 筋
- 膝蓋動・静脈
- 脛骨神経

後面

- ＿＿＿ 筋
- 大腿筋膜張筋
- ＿＿＿ 筋
- ＿＿＿ 筋
- ＿＿＿ 筋
- ＿＿＿ の長頭
- ＿＿＿ 筋
- ＿＿＿ 筋
- 腸脛靱帯
- ＿＿＿ 筋
- ＿＿＿ の短頭
- ＿＿＿ 筋
- ＿＿＿ 筋の内側頭
- ＿＿＿ 筋の外側頭

問題 29 下腿の筋 (解答：本文 ▶ p.71)

内側面

- 膝蓋骨
- 脛骨の内側顆
- 膝蓋靱帯
- 脛骨の骨体
- ＿＿＿ 筋の内側頭
- ＿＿＿ 筋
- ＿＿＿ 筋
- 上伸筋支帯
- 下伸筋支帯
- 屈筋支帯
- 前脛骨筋の腱
- ＿＿＿ 筋

外側面

- 腸脛靱帯
- ＿＿＿ 靱帯
- 腓骨頭
- ＿＿＿ 筋の外側頭
- ＿＿＿ 筋
- ＿＿＿ 筋
- ＿＿＿ 筋
- ＿＿＿ 筋
- ＿＿＿ 筋
- 上伸筋支帯
- 下伸筋支帯
- 長母趾伸筋の腱

問題30　眼球の構造(解答：本文▶p.73)

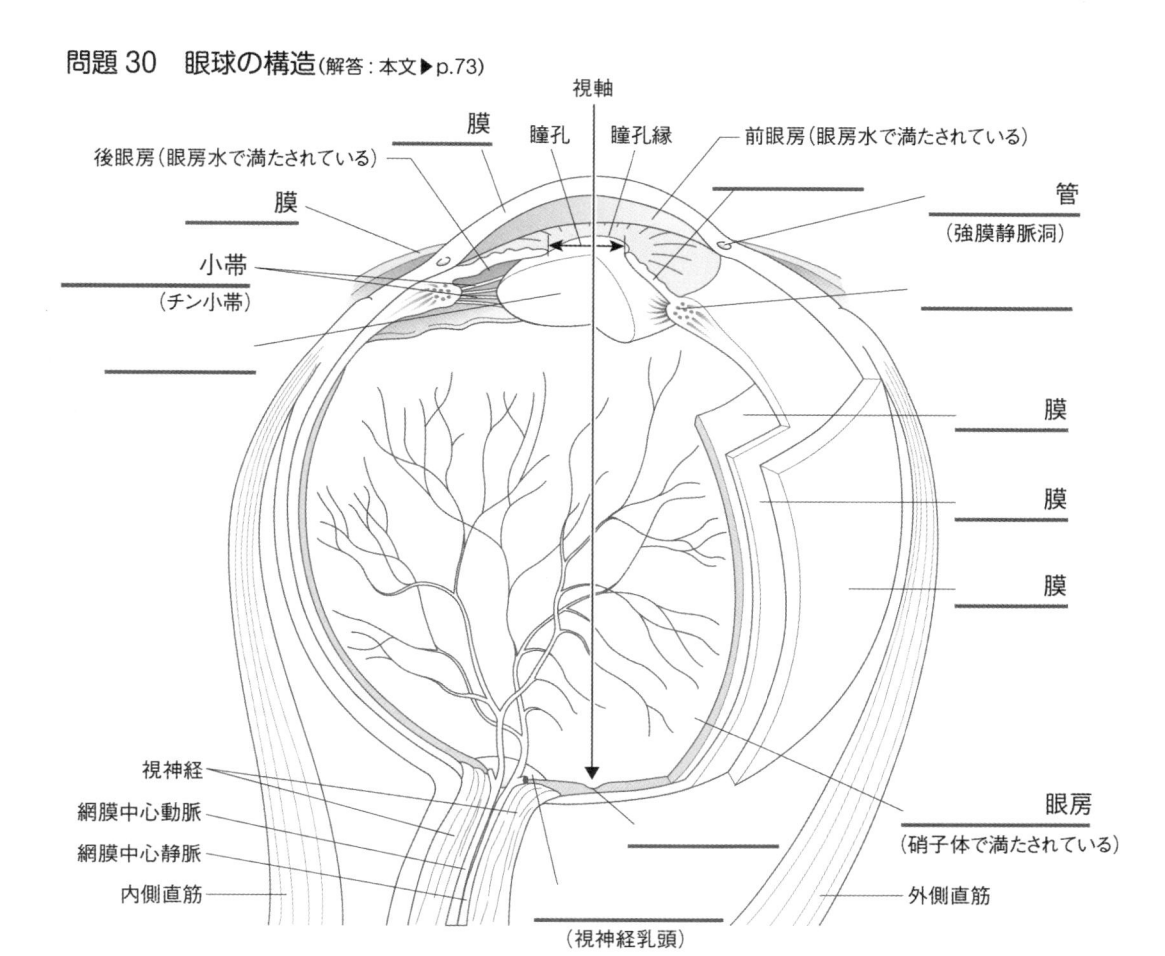

視軸

膜　瞳孔　瞳孔縁　前眼房(眼房水で満たされている)

後眼房(眼房水で満たされている)

膜

管
(強膜静脈洞)

小帯
(チン小帯)

膜

膜

膜

視神経
網膜中心動脈
網膜中心静脈
内側直筋

眼房
(硝子体で満たされている)

外側直筋

(視神経乳頭)

問題31　耳の構造(解答：本文▶p.79)

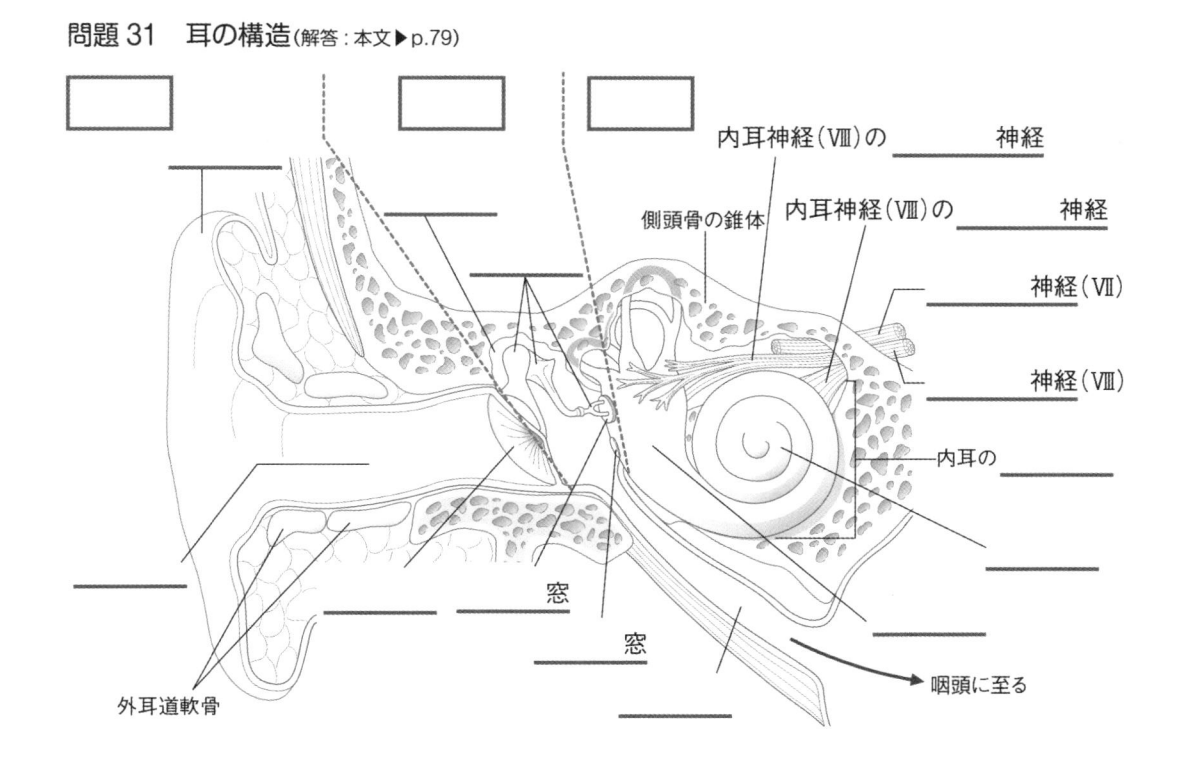

内耳神経(Ⅷ)の　　　　　　神経

側頭骨の錐体

内耳神経(Ⅷ)の　　　　　　神経

神経(Ⅶ)

神経(Ⅷ)

内耳の

窓

窓

外耳道軟骨

咽頭に至る

問題32　消化管(解答：本文▶p.95)

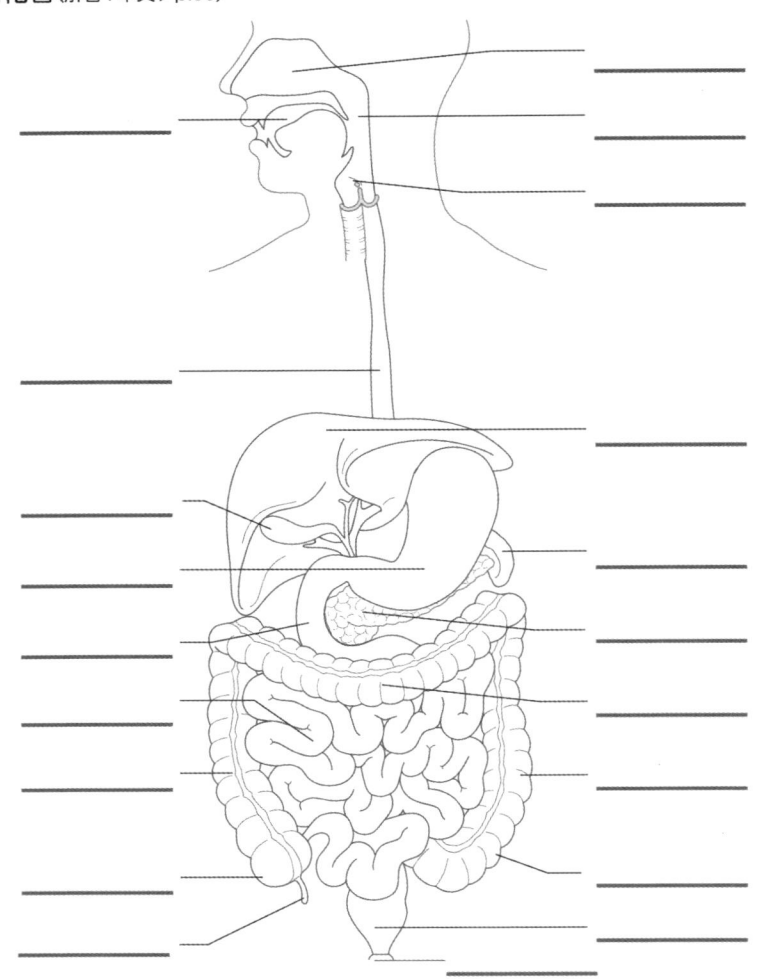

問題33　胃の構造(解答：本文▶p.95)

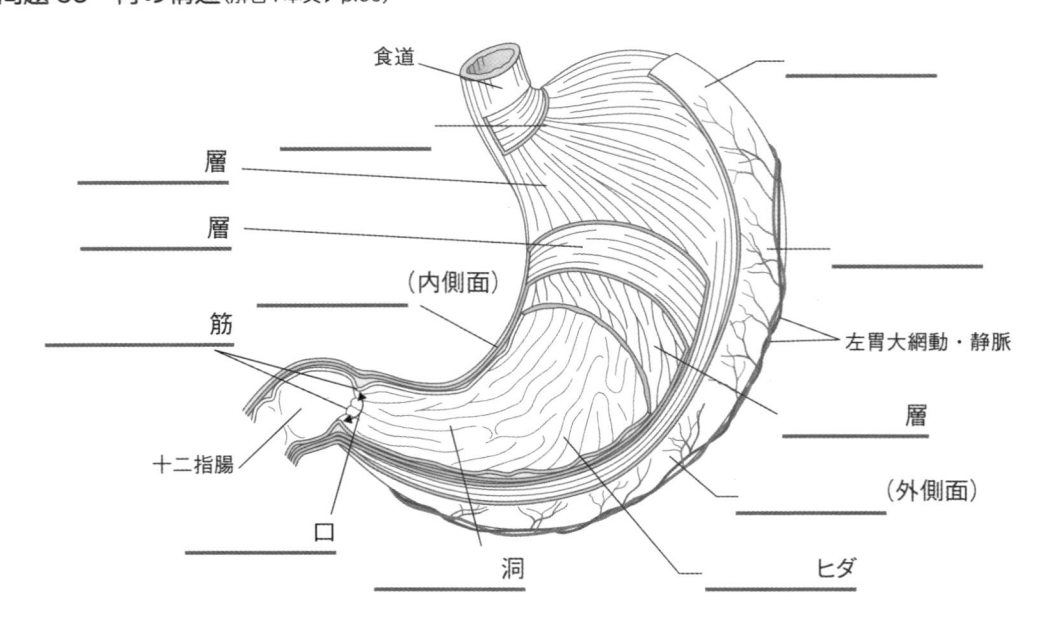

食道

層

層

（内側面）

筋

十二指腸

口

洞

左胃大網動・静脈

層

（外側面）

ヒダ

問題 34　十二指腸・膵臓・胆嚢(解答：本文▶p.95)

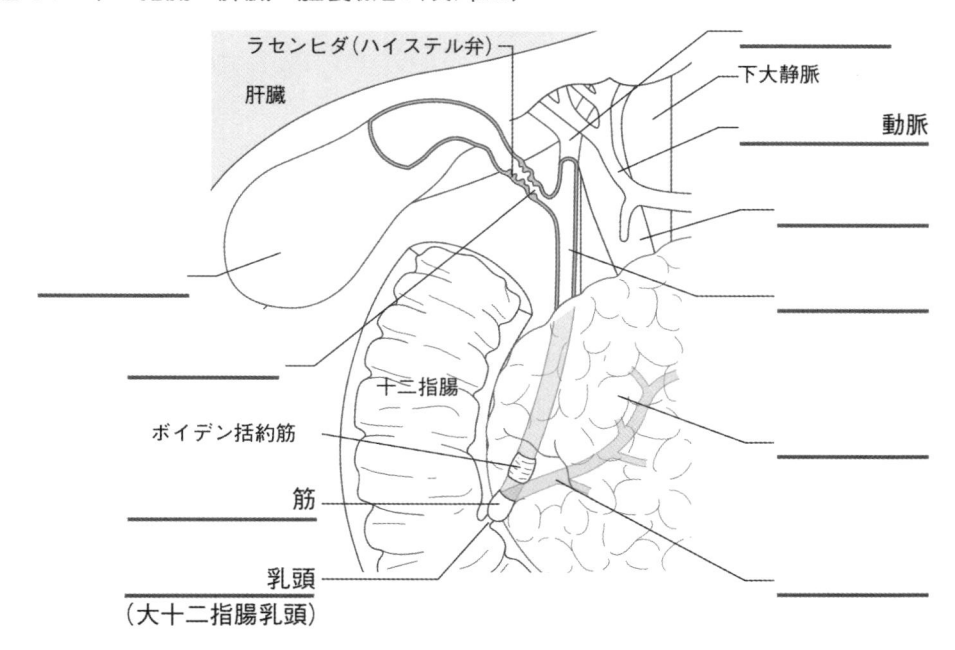

ラセンヒダ(ハイステル弁)

肝臓

下大静脈

動脈

十二指腸

ボイデン括約筋

筋

乳頭
（大十二指腸乳頭）

問題 35　肝臓(解答：本文▶p.97)

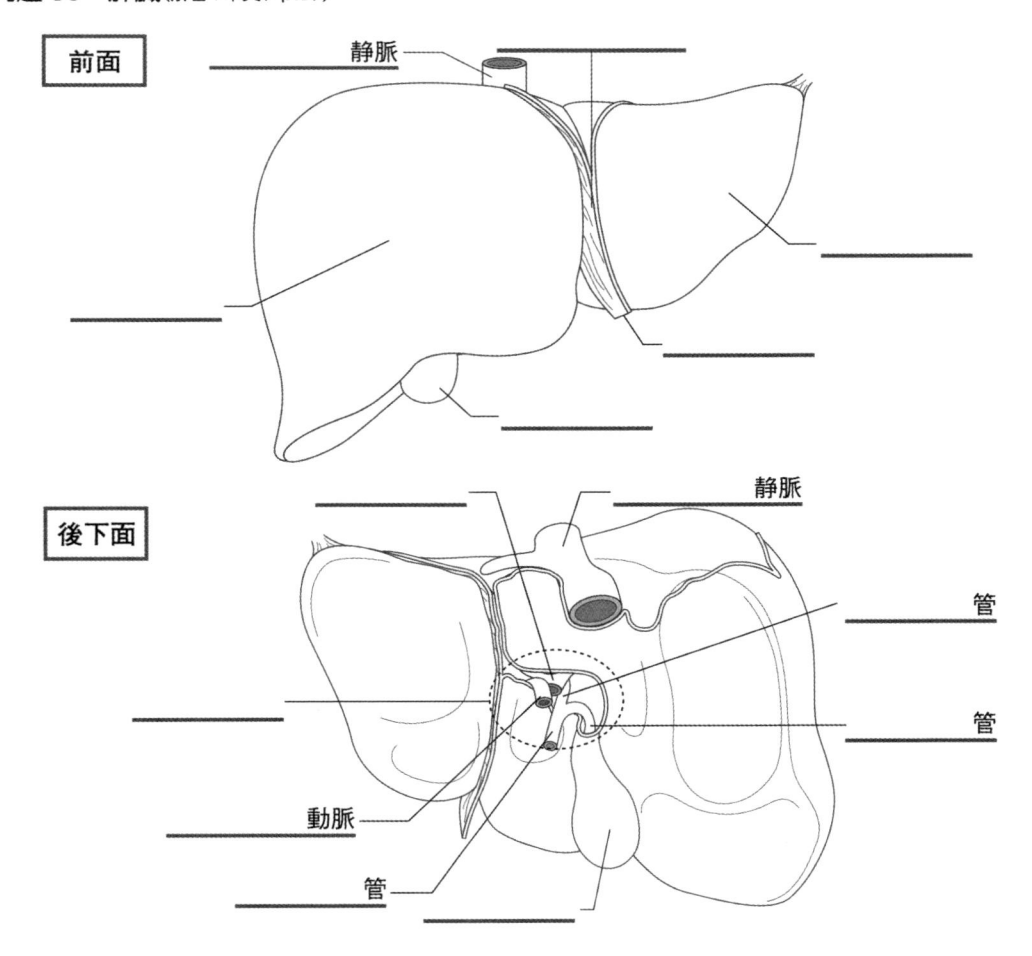

前面

静脈

後下面

静脈

管

管

動脈

管

問題36 TCA（クエン酸）回路（解答：本文▶p.102）

下記の語句群から選んで完成させましょう。不必要な語句も含まれています。

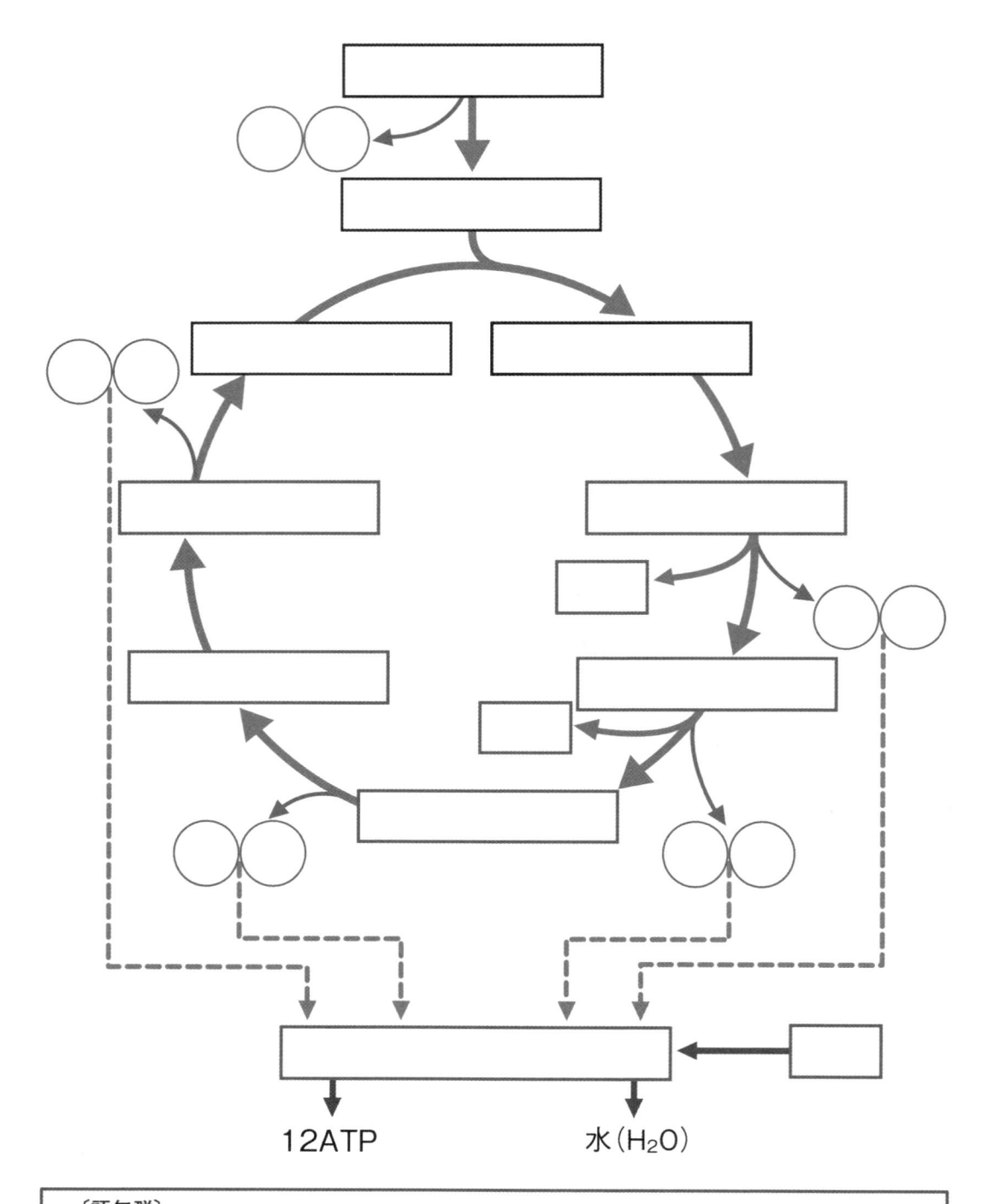

12ATP　　　　　水（H₂O）

〔語句群〕
ピルビン酸、オキサロ酢酸、クエン酸、リンゴ酸、イソクエン酸、フマル酸、α-ケトグルタル酸、パントテン酸、コハク酸、グルコース、アセチル CoA、CO₂、O₂、H、解答系、電子伝達系、門脈系

問題 37　腎臓の位置(解答：本文▶p.107)

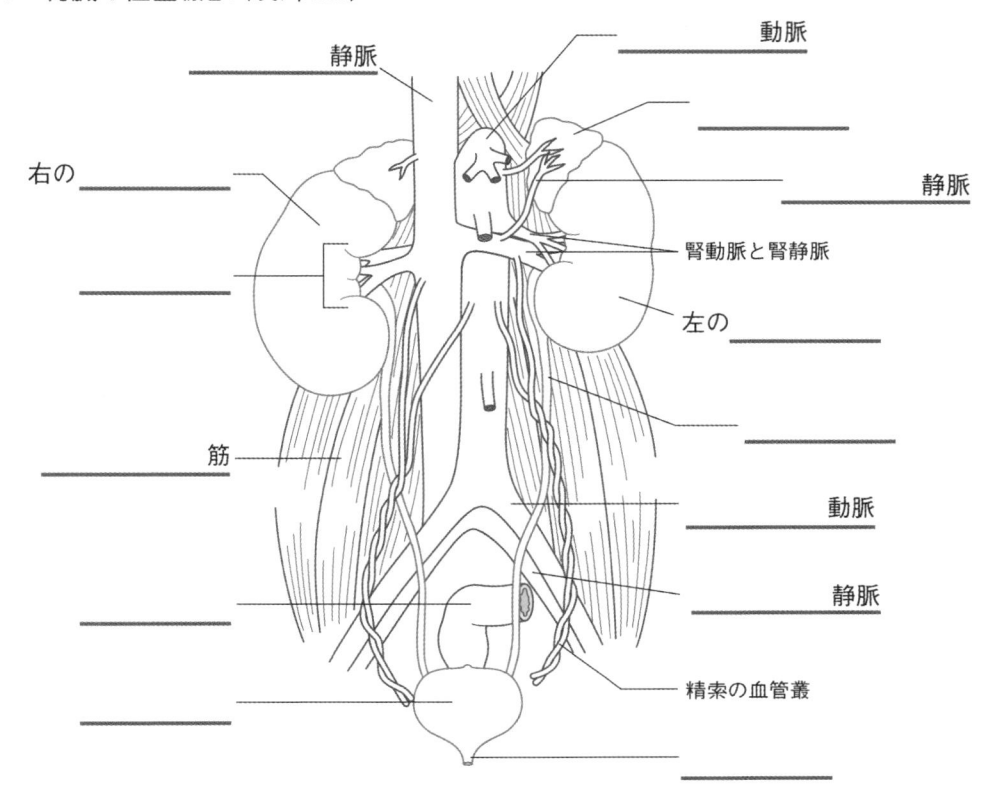

静脈

右の _____

_____

筋 _____

_____

_____

動脈

_____

静脈

腎動脈と腎静脈

左の _____

_____

動脈

静脈

精索の血管叢

_____

問題 38　腎臓の構造(解答：本文▶p.107)

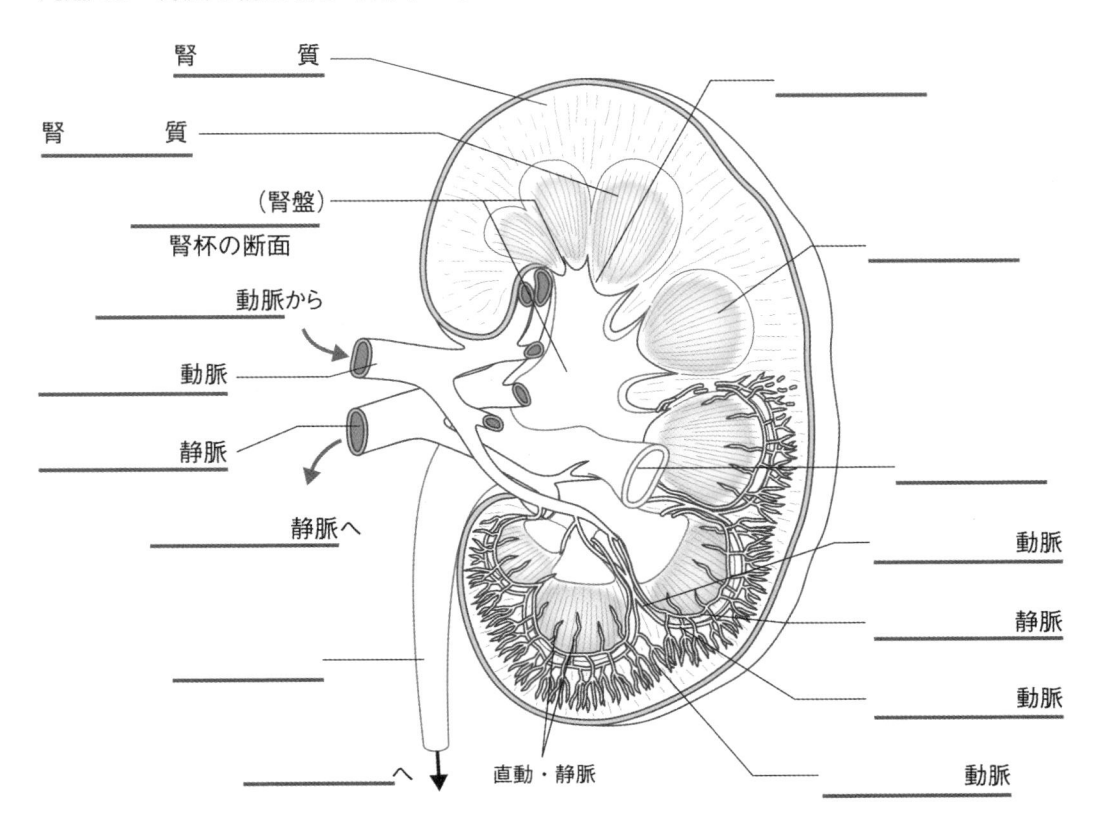

腎　　　　質 _____

腎　　　　質 _____

(腎盤) _____
腎杯の断面

動脈から _____

動脈 _____

静脈 _____

静脈へ _____

_____

_____へ

直動・静脈

_____

_____

動脈

_____

動脈

静脈

動脈

動脈

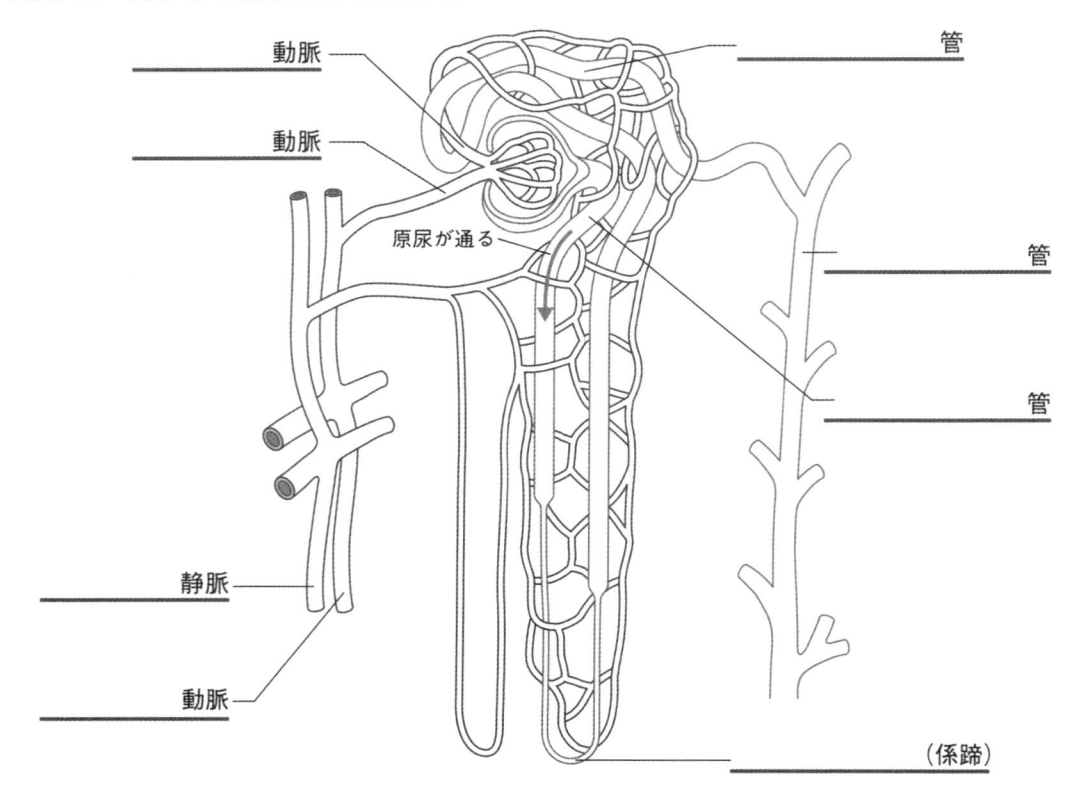

動脈

動脈

原尿が通る

静脈

動脈

管

管

管

（係蹄）

問題 40　女性の泌尿生殖器(矢状面)(解答：本文▶p.111)

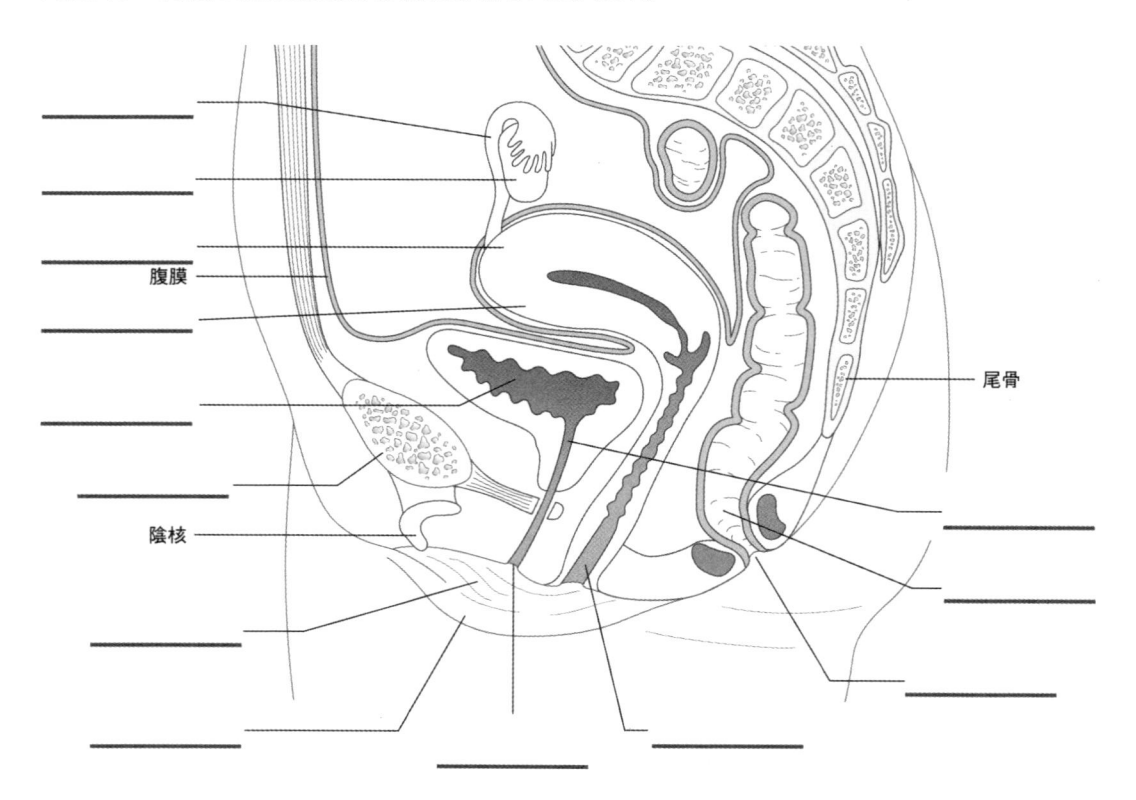

腹膜

陰核

尾骨

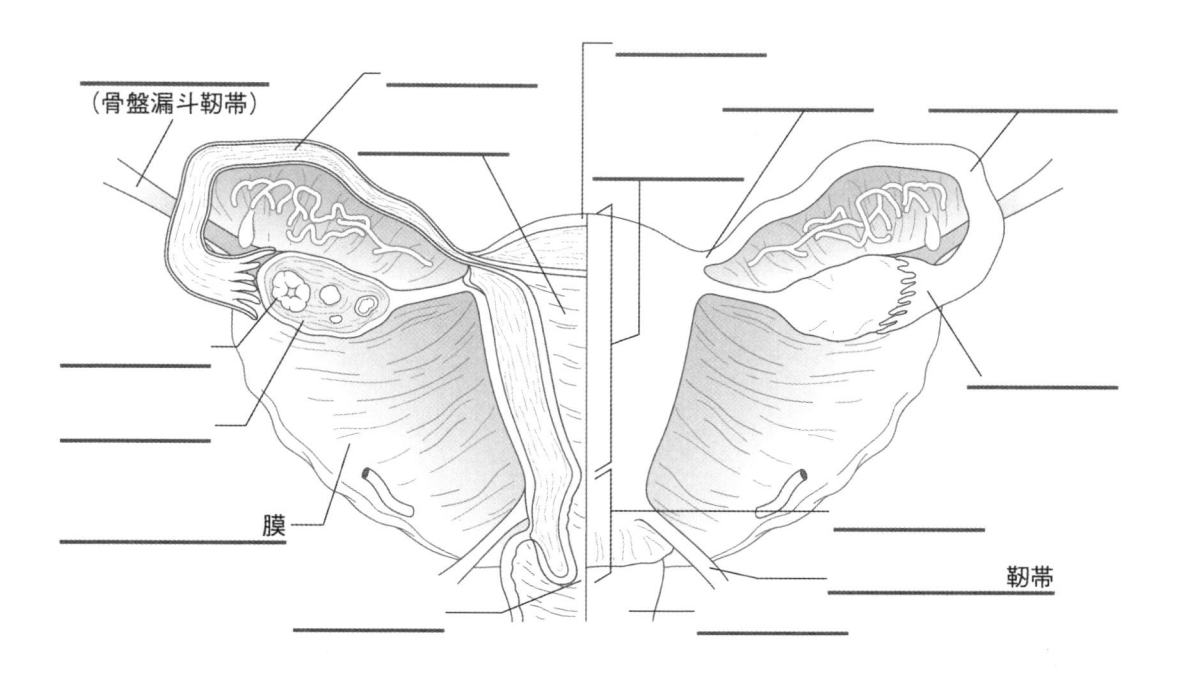

（骨盤漏斗靱帯）

膜

靭帯

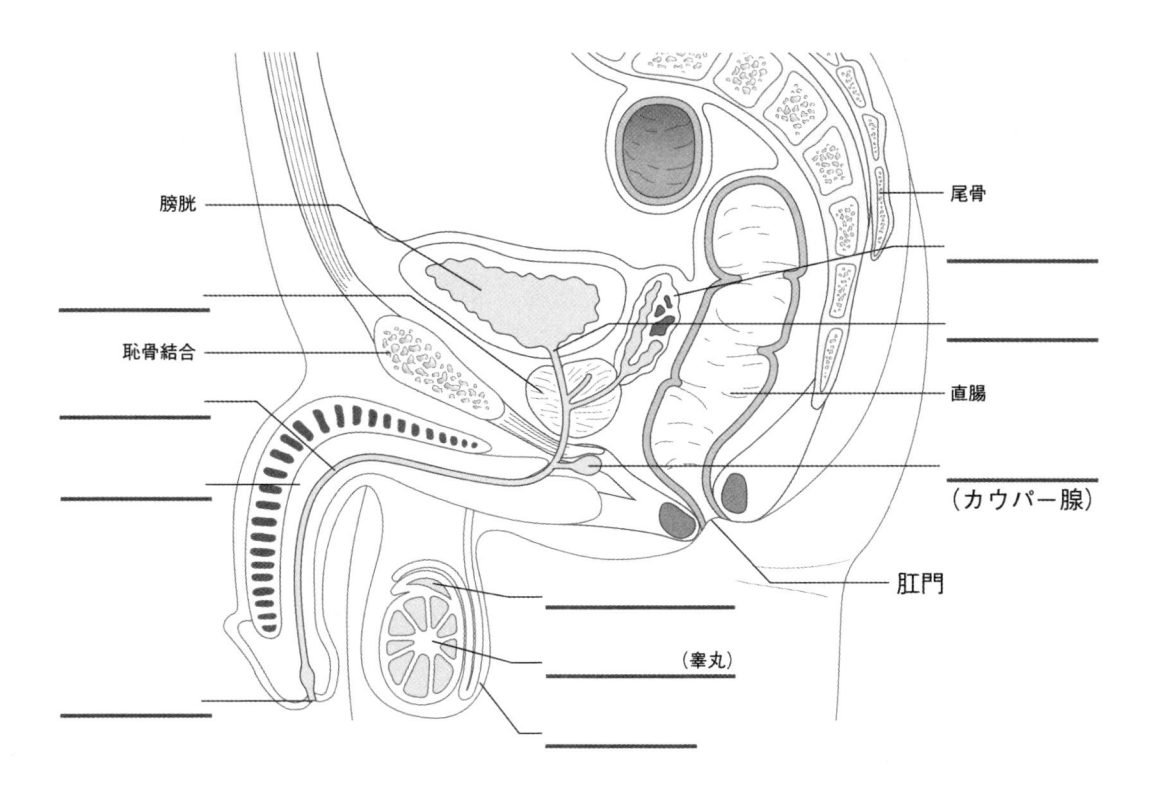

膀胱

尾骨

恥骨結合

直腸

（カウパー腺）

肛門

（睾丸）

ちょっと難解!? 解剖学用語

下線部分のひらがなを漢字に、漢字はその読みを書いてください（解答は別冊p.xxx）。

問題1 細胞、血液、生体の防御機構の用語

問題	解答欄		解説
① おうもん筋		筋	骨格筋で、アクチンとミオシンのフィラメントが規則正しく配列され縞模様がみられる
② 樹状突起			神経細胞（ニューロン）は、核を中心とする神経細胞体とそのまわりの樹状突起と軸索（神経線維）からなる
③ 神経膠細胞		細胞	神経細胞を血管などに固定したり、神経細胞と血管との栄養のやりとりに関与する
④ かんしつ液		液	体内を循環する細胞外液の1つで、全体の3/4を占める。そのほかには血漿、リンパ液がある
⑤ しょう膜		膜	胸膜、腹膜、心膜の3種類があり、それぞれの腔内の内面と肺、腹腔臓器、心臓の表面をおおう
⑥ 悪寒			不快な寒気。発熱の初期にみられ、ふるえが伴うこともある。悪寒戦慄ともいう
⑦ 顆粒球		球	白血球は、顆粒球と無顆粒球（リンパ球、単球・マクロファージ）に区別される。
⑧ こうえんき球		球	顆粒球の1つ。ほかには好中球、好酸球がある。最も数が多いのは好中球である
⑨ 血漿			血液は、液体成分である血漿と細胞成分である赤血球、白血球、血小板に分かれる。血漿は水、無機塩類、有機物からなる
⑩ 血栓			血管内の血液の塊。出血すると出血部位に血小板が集まり、血栓を形成し、止血機構として働く
⑪ ねん膜		膜	消化管、気道、生殖器、尿路など外界に通じる管腔の内表面をおおい、異物の侵入を防ぐ障壁防御の役割をはたす
⑫ じょうざい菌		菌	皮膚の表面には環境に適した種々の細菌が生息し、他の細菌の増殖を抑制する
⑬ 腸内細菌叢			大腸内は多くの非病原性細菌が定着しており、病原微生物の定着を妨害している
⑭ 浮腫			体内の水分によって手や足、顔などの末端が腫れること。間質液と血液のバランスが崩れた状態。むくみともいう
⑮ 脾髄			脾臓の実質のことで、赤血球に満ちた赤脾髄とリンパ球の集団のある部分の白脾髄がある
⑯ きょうせん			多数のリンパ球が成熟・分化し、血液や脾臓、リンパ節に送り出される器官。ここで成熟する細胞をT細胞という
⑰ めんえき			「自己（自分であること）」と「非自己（自分でないこと）」を区別することといえる
⑱ 貪食作用		作用	マクロファージが、細菌や寄生虫、死滅した細胞（好中球の死骸）などを取り込んで、分解・消化すること
⑲ ぞうけつかん細胞		細胞	白血球、赤血球、血小板など、すべての種類の血球をつくることができる幹細胞
⑳ 炎症			傷害に対する毛細血管を中心とする生体防御反応の1つ。発赤、腫脹、熱感、疼痛、機能障害などが炎症の徴候となる

問題2　循環器系の用語

	問題	解答欄	解説
①	心嚢		心臓を取り囲む袋のこと
②	心尖部	部	心室の先端部（左下端）で、いちばん拍動する部分
③	三尖弁	弁	右房室口にある。右房室弁ともよばれる
④	僧帽弁	弁	左房室口にある。二尖弁ともよばれる
⑤	洞房結節		右心房にあり、心筋の興奮が始まる場所（ペースメーカー）
⑥	心室中隔	心室	右心室と左心室を分ける心筋の壁
⑦	わんとう動脈	動脈	大動脈弓から出る枝で、右の胸鎖関節の後ろで、右総頸動脈と右鎖骨下動脈に分かれる
⑧	鎖骨下動脈	動脈	腕頭動脈から分岐した右鎖骨下動脈と、大動脈弓から分岐した左鎖骨下動脈がある。鎖骨と第Ⅰ肋間の間を進み、腋窩動脈になる
⑨	橈骨動脈	動脈	鎖骨下動脈から腋窩動脈、上腕内側にある上腕動脈を経て、肘窩で橈骨動脈と尺骨動脈に分岐される。前腕から手に分布
⑩	尺骨動脈	動脈	鎖骨下動脈から腋窩動脈、上腕内側にある上腕動脈を経て、肘窩で橈骨動脈と尺骨動脈に分岐される。前腕から手に分布
⑪	肋間動脈	動脈	胸大動脈は肋間動脈、食道動脈、気管支動脈を分岐する。肋間動脈は10対あり、胸壁を養っている
⑫	腹腔動脈	動脈	腹大動脈は、腹腔動脈、上腸間膜動脈、下腸間膜動脈を分岐する。腹腔動脈は消化器官に広く分布する
⑬	大腿動脈	動脈	下肢の動脈で、大腿部の内側を下行し、膝窩中央を下行する
⑭	膝窩動脈	動脈	膝関節の後面を通り、前後の脛骨動脈に分岐する。脈拍の触れやすい血管の1つである
⑮	脛骨動脈	動脈	膝窩動脈から分岐された血管。前脛骨動脈と後脛骨動脈に分かれる
⑯	どちょう		血管が膨れること。肝硬変や門脈圧亢進症など腹壁の静脈が膨れることがある（メデューサの頭）
⑰	食道静脈瘤	食道	肝硬変やアルコール性肝炎などで、食道の粘膜を流れる静脈が瘤（こぶ）のように膨らみでこぼこの状態
⑱	粥腫		脂質の塊で、血管内膜に蓄積し、隆起した状態。動脈硬化の原因となる。アテロームやプラークともよばれる
⑲	臍動脈	動脈	胎児の左右の内腸骨動脈から出た2本の血管。静脈性血液（混合血）が流れる。一方、臍静脈は酸素と栄養に富む動脈血が流れる
⑳	らんえんこう		胎児の左右の心房間にある心房中隔に開いている孔。右心房からの血液が卵円孔を通り、左心房へと流れる。

問題3 呼吸器系の用語

問題	解答欄	解説
① 咽頭扁桃	咽頭	咽頭の後上部の粘膜下にあり、炎症により肥大したものをアデノイドといい、小児にみられる
② 喉頭蓋		飲食物を飲み込むとき、喉頭に入らないように喉頭口にふたをする
③ 肺胞嚢		ガス交換の場である肺胞の集まりのことである。呼吸細気管支は、肺胞管によって肺胞嚢がつながっている
④ 縦隔		左右の肺に挟まれた胸腔の中隔をつくる。心臓、気管、食道、大動脈、上大静脈、迷走神経、胸管などさまざまな器官がある
⑤ 横隔膜	膜	胸腔と腹腔の境界にある筋板。大動脈裂孔、食道裂孔、大静脈孔の3つの孔がある。横隔膜の上下運動により腹式呼吸が行われる
⑥ 頚動脈小体	小体	内頚動脈と外頚動脈に分岐する部分にある末梢化学受容器。呼吸機能に関する「見張り役」の1つ
⑦ 肋間筋	筋	肋間筋には、外肋間筋と内肋間筋があり、前者は吸息時に働き、後者は呼気時に働く筋である。
⑧ 残気量	量	最大に吐き出しても、なお肺内に残っている空気の量
⑨ きょうかく		胸椎、肋骨、胸骨からなるかご状の骨格で、心臓、肺、気管、気管支、食道などの保護と呼吸作用にかかわる
⑩ 胸膜腔	腔	肺を包む肺胸膜と、胸壁の内面をおおう壁側胸膜の間をいう。漿液が分泌され、肺が拡張・収縮する際に生じる摩擦を防いでいる
⑪ がいび孔	孔	鼻に左右1つずつ開いている孔のこと
⑫ ふくびくう		鼻腔を形づくる骨に存在する空洞で、前頭洞、上顎洞、篩骨洞、蝶形骨洞の4つの総称
⑬ びちゅうかく		鼻腔を左右に分けている壁
⑭ せいもん		喉頭にあり、声帯ヒダによって狭められた発声器官のこと
⑮ 気管分岐部	気管　部	第6頚椎に始まり、第4〜5胸椎の高さで左右の気管に分かれる部位
⑯ 肺尖		肺の上端部分を指す。肺の底辺部分を肺底とよぶ
⑰ はいもん		左右の肺の内側中央部に位置し、気管支や肺動脈、肺静脈などが出入りする部位
⑱ はいかつ量	量	息をいっぱい吸い込み、そしてできるだけ呼息したときの呼吸量のこと
⑲ きょうしき呼吸	呼吸	肋間筋の運動で胸郭を変形させることで行う呼吸のこと
⑳ ふくしき呼吸	呼吸	横隔膜の上下運動により行われる呼吸のこと

問題4 神経系の用語

問題	解答欄	解説
① <u>脊髄</u>		頸部から仙部に至る脊柱管のなかにある長さ40cm の円柱状の構造物。第1〜2腰椎の高さで終わり、その下方は馬尾となる
② のうかん		中脳、橋、延髄(間脳を含めることもある)からなる。呼吸や循環など生命維持の基本をつかさどる中枢が集まる
③ 脈絡<u>叢</u>	叢	側脳室と第3脳室、第4脳室にあり、脳脊髄液を分泌。「叢」とは草むらの意味があり、血管が草むらのように群がり集まること
④ <u>ししょう</u>下部	下部	間脳を構成する部位の1つ。体温調節や摂食、飲水、睡眠の中枢であり、自律神経の最高中枢。下垂体ホルモンの分泌調整を行う
⑤ 脳梁		左右の大脳半球をつなげる交連線維。大脳縦裂の底部に位置している
⑥ 大脳辺縁<u>系</u>	系	大脳の深部で脳梁を囲む部分で、生命維持に必要な本能的な行動と情動行動の機能をつかさどる
⑦ 正中神経	神経	上腕動脈とともに上腕の内側を肘窩に向かって下行。前腕の屈筋群と母指球の筋を支配。手掌に分布
⑧ <u>きんぴ</u>神経	神経	上腕の3つの屈筋(烏口腕筋、上腕二頭筋、上腕筋)を支配。上腕の皮膚知覚にかかわる
⑨ <u>ざこつ</u>神経	神経	全身で最大の末梢神経。大腿屈筋群を支配する筋枝、総腓骨神経、脛骨神経に分布する
⑩ 滑車神経	神経	眼球を動かす上斜筋を支配する
⑪ 蝸牛神経	神経	聴覚にかかわる神経で、内耳の蝸牛のラセン器につながっている。聴神経ともいう
⑫ 三叉神経	神経	脳神経で最大の神経。橋の外側から出て、眼神経、上顎神経、下顎神経の3枝に分かれ、顔面の皮膚に分布
⑬ <u>めいそう</u>神経	神経	延髄から始まる運動性、知覚性のほかに副交感神経を含んだ混合性神経である
⑭ <u>はんかい</u>神経	神経	喉頭筋を支配、発声にかかわる
⑮ <u>嗅</u>神経	神経	嗅覚にかかわる神経(第Ⅰ脳神経)。鼻腔の上部にある嗅上皮にある嗅細胞から出ている軸索の束
⑯ <u>じりつ</u>神経	神経	意志とは無関係に反射や情動によって内臓機能を調節する機能をもつ。交感神経と副交感神経がある。
⑰ <u>ぜんとう</u>葉	葉	大脳半球の前部に位置する。運動を担う
⑱ <u>そくとう</u>葉	葉	大脳半球の側面で、外側溝の下に位置する。嗅覚、味覚や言語、記憶などを担う
⑲ <u>こうとう</u>葉	葉	大脳半球の後部に位置する。視覚を担う
⑳ <u>とうちょう</u>葉	葉	大脳半球の中心溝の後部、外側溝の上部に位置する。皮膚による感覚や関節の位置・距離感などを識別する深部感覚を担う

問題5 骨格系の用語

問題	解答欄	解説
① 扁平骨	骨	骨2層の緻密質の間に海綿質が存在する板状の骨。頭蓋骨、胸骨、肩甲骨など
② 含気骨	骨	骨の中に空気を含む空洞がある骨。前頭骨、篩骨、上顎骨など
③ 緻密質	質	骨の表層で、骨組織が層板状に配列している骨質
④ 骨芽細胞	細胞	骨形成を行う細胞。胎生期に軟骨が発生し、その組織が破壊され骨芽細胞が出現し、骨芽細胞が置き換わり骨化する
⑤ 靭帯		関節包を補強し、関節運動の方向や範囲を規制し、過度な運動による関節の損傷を防ぐ
⑥ 鞍関節	関節	母指の手根中手関節。関節頭、関節窩が乗馬での鞍のような形をしていて、互いに直角方向に動く。2軸性の運動ができる
⑦ 蝶形骨	骨	頭蓋腔を取り囲む骨の1つ。脳頭蓋は、前頭骨、頭頂骨（2個）、側頭骨（2個）、後頭骨、蝶形骨、篩骨の6種8個からなる
⑧ 篩骨	骨	頭蓋腔を取り囲む骨の1つ。含気骨に分類され、鼻腔を形成している
⑨ きょく突起	突起	椎骨の後端（椎孔と椎弓）が隆起し、突出したもの。椎骨にはこの突起のほか、横突起、上関節突起、下関節突起がある
⑩ 胸骨柄		胸骨は細長く平坦な骨で、胸骨柄、胸骨体、剣状突起からなる。
⑪ ちゅう関節	関節	上腕骨と橈骨、尺骨が互いに関節しあう複関節。腕尺関節、腕橈関節、上橈尺関節の3つが1つの関節包に包まれる
⑫ 大菱形骨	骨	遠位列にある手根骨の1つ。手根骨は舟状骨、月状骨、三角骨、豆状骨、大菱形骨、小菱形骨、有頭骨、有鈎骨の8つ
⑬ 有鈎骨	骨	手根骨の1つ。遠位列にある鈎形（カギがた）をした骨。手根骨の内側に位置する
⑭ 舟状骨	骨	手根骨の1つ。近位列の外側にあり、橈骨と関節。足根骨にも同様の呼称の骨がある
⑮ かん骨	骨	骨盤に左右1対あり、体幹と自由下肢骨を連結する。外面に寛骨臼があり、大腿骨頭がはまり込んで、股関節を形成
⑯ 腸骨稜		腸骨の上縁をさす。腰部の皮下に触れることができる。前端部を上前腸骨棘という
⑰ 踵骨	骨	踵を形成する骨
⑱ 楔状骨	骨	外側楔状骨、中間楔状骨、内側楔状骨の3つがある。楔形（クサビがた）した骨。
⑲ こ関節	関節	寛骨臼と大腿骨頭によって形成される関節
⑳ しつ関節	関節	大腿骨下端（内側顆、外側顆）と脛骨上端部によって形成される関節。関節腔内には交叉する十字靭帯がある

問題6 筋系の用語

問題	解答欄	解説
① 咀嚼筋	筋	咀嚼に関与し、側頭筋、咬筋、内側翼突筋、外側翼突筋からなり、下顎神経の支配を受ける
② 前鋸筋	筋	浅胸部筋群の1つで、前胸部の膨らみをつくる大胸筋、小胸筋、鎖骨下筋とともに腕神経叢の枝の支配を受ける
③ 腹直筋鞘		腹直筋は、正中を走る白線を間にはさみ、筋の途中に3〜4個の腱画をつくり、腹直筋鞘とよばれる鞘状の腱膜でおおわれる
④ 菱形筋	筋	浅背筋には、僧帽筋、広背筋があり、僧帽筋の深層にあるのが肩甲挙筋と菱形筋である
⑤ 腱鞘		手首には多数の腱が通過するため、互いに滑らかに擦れ合うようにできた管状の滑液包のこと。摩擦の軽減やショックを和らげる
⑥ 虫様筋	筋	中手筋の1つ。その他に掌側骨間筋、背側骨間筋があり、尺骨神経支配。ただし、虫様筋の橈側は正中神経支配である
⑦ 大殿筋	筋	腸腰筋と拮抗し、歩行際には両方の筋が交互に働き、大腿を前後に動かす
⑧ 縫工筋	筋	大腿前面の斜めに下内側に走る帯状の長い筋。縫工筋の収縮によって、股関節と膝関節を屈曲させる
⑨ ちょうよう筋	筋	大腰筋、小腰筋、腸骨筋からなる。大腰筋と小腰筋は椎骨から、腸骨筋は腸骨の内面から起こり、3つの筋が合流して大腿骨の小転子に停止
⑩ 腓腹筋	筋	大腿骨下腿から起こりヒラメ筋と合流して踵骨腱（アキレス腱）をつくり、踵骨に停止する
⑪ 咬筋	筋	咀嚼筋の1つで咀嚼に関与する。頬骨弓から起こり下顎角外面（咬筋粗面）に停止する
⑫ きょうさ乳突筋	乳突筋	胸骨と鎖骨から起こり、側頭骨の乳様突起に停止する。副神経の支配を受ける
⑬ 外肋間筋	外 筋	収縮することにより胸郭が前後左右に拡大し、肺も拡大して空気が吸い込まれる。
⑭ そくふく筋	筋	外腹斜筋、内腹斜筋、腹横筋の3層からなる。腰をねじったり、排便の際に腹圧を高める働きをする
⑮ 鼠径靭帯	靭帯	外腹斜筋の停止部の下縁が腱膜となり、上前腸骨棘と恥骨結節の間を結ぶ靭帯。体幹と大腿の境となる
⑯ そうぼう筋	筋	肩甲骨の上下・左右運動をさせる筋。
⑰ さんかく筋	筋	鎖骨と肩甲骨から起こり、肩関節をおおい上腕骨に停止。上腕を上腕を伸展・外転・内転させる働きがある。成人の筋肉内注射の部位として選択されることが多い
⑱ こうはい筋	筋	背部の筋で、上腕を内転・内旋、内後方に引く働きがある
⑲ だいきょう筋	筋	上腕の内転・前方挙上・内旋を行う前胸部の大きな筋
⑳ ちゅうでん筋	筋	骨盤の後面（腸骨）から起こり、大腿骨大転子に停止する。大体の外転にかかわる

問題7 感覚器系の用語

問題	解答欄	解説
① 硝子体		水晶体、眼房水とともに眼球内を構成する器官の1つ。水晶体の後方で、眼球の内腔を埋める透明のゼラチン状の組織
② 虹彩		様体の前方に続く部分で、瞳孔を取り囲んでいる
③ 杆体細胞	細胞	杆体細胞の外節にはロドプシンが含まれ、不足すると夜盲症になる
④ 瞬目反射	反射	目の前に急に物が近づいたり、角膜や眼の周囲に物が触れると反射的に眼瞼が閉じること
⑤ ぜんてい		蝸牛と半器官をつなぐ中央部に位置する。卵形嚢と球形嚢という耳石器がある。平衡覚に関与する
⑥ なんちょう		音が聞こえが悪くなること。音が内耳まで伝わりにくい伝音性と、内耳や中枢に障害がある感音性の2つに分けられる
⑦ 味蕾		舌の粘膜に分布する、味覚の受容器。
⑧ 茸状乳頭	乳頭	味蕾は有郭乳頭と、側面の葉状乳頭に分布する。小児では舌背の茸状乳頭にも存在する
⑨ 爪体		爪の露出している部分をいう。皮膚に埋もれている爪の根元部分を爪根、爪体を乗せている皮膚を爪床という
⑩ たいせい感覚	感覚	皮膚などで感じる触覚、圧覚、痛覚、温・冷覚などの皮膚感覚と、筋などの運動器で受容される位置や運動、振動の状態を感じる深部感覚がある

問題8 内分泌系の用語

問題	解答欄	解説
① 内分泌腺	腺	ホルモンを分泌する腺器官
② 下垂体前葉	前葉	成長ホルモン、卵胞刺激ホルモン、黄体形成ホルモン、プロラクチン、副腎皮質刺激ホルモン、甲状腺刺激ホルモンを分泌
③ 下垂体後葉	下垂体	バソプレシン、オキシトシンを分泌
④ 松果体		間脳の背面に位置し、メラトニンを分泌。サーカディアンリズムに関与。性腺刺激ホルモン分泌を抑制
⑤ 甲状腺		喉頭と気管の移行部で、頸部の前面。サイロキシン、トリヨードサイロニン、カルシトニンを分泌
⑥ じょうひ小体	小体	副甲状腺ともよぶ。甲状腺の背面み左右上下1個ずつある米粒大の器官。パラソルモンを分泌
⑦ ふくじん		腎臓の上に位置する。髄質からはアドレナリンとノルアドレナリンを、皮質からはコルチコステロイドを分泌
⑧ 膵臓		膵液を分泌する外分泌腺と、ホルモンを分泌する内分泌腺がある。グルカゴン、インスリン、ソマトスタチンを分泌する器官
⑨ せいそう		テストステロンという男性ホルモン(アンドロゲン)を分泌する器官
⑩ らんそう		卵胞ホルモン(エストロゲン)と黄体ホルモン(プロゲステロン)を分泌する器官

問題9 消化器系の用語

問題	解答欄	解説
① **口蓋垂**		口蓋の奥に垂れ下がっている部分。口の上側を口蓋とよび、口蓋の前半部を硬口蓋、後半部を軟口蓋という。
② **唾液腺**	腺	唾液を分泌する器官。耳下腺、顎下腺、舌下腺がある。
③ **横隔膜貫通部**	貫通部	食道の狭窄部の1つで、第10胸椎位に位置し、下部食道括約筋がある。起始部(第6頸椎位)、気管分岐部(第4～5胸椎位)
④ **大彎**		胃体下部の彎曲した部分。胃体上部の彎曲部は小彎という
⑤ **噴門部**	部	胃の入り口部分
⑥ **幽門部**	部	胃の出口部分で、十二指腸に続く部分
⑦ **蠕動運動**	運動	食道では、食塊の上下に位置する輪走筋と縦走筋が収縮・弛緩を繰り返し、胃のほうへ食塊を押し出す
⑧ **肛門括約筋**	筋	排便をコントロールする筋で肛門部にある
⑨ **肝鎌状間膜**	膜	肝臓を右葉と左葉に2分する膜
⑩ **胆囊**		肝臓で産生された胆汁を一時的に貯蔵する袋。十二指腸へ胆汁を分泌する
⑪ **嚥下**		食物を認知するところから始まり、食べ物を口腔内に取り込み、咽頭、食道を通り胃に至るまでの過程をいう。
⑫ **顎下腺**	腺	唾液腺の1つ。下顎骨の内側にある。導管は、舌下腺とともに舌下小丘に開いている
⑬ **胃小窩**	胃	胃の粘膜には多数のヒダがみられ、無数のくぼみがある。このくぼみのことをいう。分泌する胃線の開口部である
⑭ **壁細胞**	細胞	胃底腺の上皮細胞にある細胞の1つ。塩酸(胃酸)や内因子(ビタミンB12の吸収に必要な物)を分泌する
⑮ **回盲部**	部	小腸と大腸の移行部を指す。内部に回盲弁(バウヒン弁)があり、大腸からの内容物の逆流を防いでいる
⑯ **腸絨毛**	腸	小腸の粘膜には輪状ヒダがあり、その表面に存在する。
⑰ **刷子縁**		微絨毛が密に形成されている部分。腸絨毛や刷子縁により、小腸の粘膜側の表面積が拡大され、栄養素の吸収が効率よく行われる
⑱ **かんもん**		肝臓の下面で、4葉(右葉、左様、尾状葉、方形葉)に囲まれた部分。固有肝動脈、門脈、胆管、リンパ管、神経が通過する
⑲ **かんしょうよう**		肝臓の直径1～2ミリの六角形状をした多数の肝細胞策から構成される。この構成のことをいう
⑳ **ふく膜**	膜	薄く透明な漿膜で、腹腔内の内臓の表面や腹壁と骨盤壁をおおう膜のことである

問題10 代謝系の用語

問題	解答欄	解説
① 栄養欠乏症	栄養	栄養失調、栄養不足、栄養不良ともよばれ、医学上での問題を栄養欠乏症とよぶ。「日本人の食事摂取基準」の目的の1つである
② 基礎代謝	基礎	呼吸や体温調節など生命を維持するために消費されるエネルギーであり、就寝中も消費される
③ こうそ		体内で起こる化学反応の速度を上げる作用がある触媒で、消化や呼吸、筋肉などの生命活動の関与する
④ かとう		単糖の1つ。フルクトースとよばれる
⑤ かいとう系	系	グルコースを分解してエネルギーをつくり出す最初の反応。酸素を使わずにエネルギーを取り出す方法
⑥ けんき的	的	酸素を利用しないということ。エネルギーの抽出の際は解糖系
⑦ こうき的	的	酸素を利用するということ。ネルギーの抽出の際はTCA（クエン酸）回路
⑧ かくさん		動植物のすべての細胞に含まれる有機化合物で、DNAとRNAを指す。ヌクレオチドがリン酸エステル結合で連なった生体高分子
⑨ 脂溶性ビタミン	性ビタミン	水に溶けにくく脂に溶けやすいビタミン。ビタミンA、D、E、Kなどである
⑩ 水溶性ビタミン	性ビタミン	水に溶けやすいビタミン。ビタミンB群、Cなどがある

問題11 泌尿器系の用語

問題	解答欄	解説
① しきゅうたい		毛細血管の塊のこと。ボウマン嚢と一緒に腎小体を構成する。糸球体から滲み出た液体が原尿となる
② 腎盂		腎臓と尿管の接続部。尿は集合管を経て、腎杯に注ぎ、やがてロート状の腎盂に集まり、腎門から尿管に移動する。
③ 腎錐体		腎臓の構造は外層の皮質と内層の髄質に区分される。髄質は十数個の円錐状の塊に分かれ、腎錐体とよばれる
④ 弓状動脈	動脈	腎門から入った腎動脈は、葉間動脈となって腎柱を進み、皮質と髄質の間弓状動脈となり、皮質に向かう小葉間動脈を出す
⑤ きんい尿細管	尿細管	糸球体から始まる尿細管で、皮質内を紆曲しながら髄質内に入り、ヘンレループの下行脚につながるまでをいう
⑥ えんい尿細管	尿細管	ヘンレループの上行脚から始まる尿細管で、髄質内を進み、皮質内を紆曲しながら集合管につながるまでをいう
⑦ 尿道かつやくきん	尿道	蓄尿と排尿に働く骨格筋。内尿道口は平滑筋性が、尿生殖隔膜を貫く部分は横紋筋性の筋が尿道を輪状に囲んでいる
⑧ 尿管かいこうぶ	尿管	膀胱の内部下方にある2つの孔で、左右の尿管より膀胱内に尿が送られてくる。
⑨ 膀胱		尿をためる筋性の袋。恥骨の後ろに位置し、男性では直腸の前、女性では子宮や腟の前に位置する。容量は約500mL
⑩ 濾過		固体が混ざっている液体や気体から固体を分離する操作。タンパク質以外の血漿成分がボウマン嚢で濾過され、原尿をつくる

問題12 生殖と老化の用語

問題	解答欄	解説
① 卵管采		卵管の末端にあり、卵巣の表面をおおう漏斗状の構造物
② 卵管膨大部	卵管	卵管采に続く卵管の外側2/3の部分。この部分で受精が行われる
③ 絨毛膜	膜	胎盤の胎児側の膜
④ 脱落膜	膜	胎盤の母体側の膜
⑤ 腟円蓋		腟は子宮頸部から続く扁平な管で腟前庭に開口。腟の上端部のことをいう
⑥ ぜんりつ腺	腺	膀胱の下に位置する器官。乳白色の分泌物は精子の運動を促進させる。尿道と射精管が貫く
⑦ 鼠径管	管	腹壁下部で鼠径靭帯の上方を下行する4〜5cmの管で、女性では子宮円索が、男性では精索が通っている
⑧ せいさい管	管	精巣内部に詰まっており、テストステロンを分泌する間質細胞（ライディッヒ細胞）と集団を形成する
⑨ せいそう		陰嚢内に左右1対があり、重さ約10gほどの楕円球状の実質性器官。線維性の白膜でおおわれ、実質内にある曲精細管で精子がつくられる
⑩ 精嚢		男性の膀胱の後面で、精管膨大部の外側に左右1対ある袋状の腺。射精の際、精液の一部としてアルカリ性の分泌物を出す
⑪ 尿道海綿体	尿道	陰茎の腹側にあり、先端が亀頭となっている。尿道海綿体のほぼ中央を尿道が通る
⑫ じゅせい		精子が卵子に侵入することをいう。通常、卵管膨大部で起こり、2細胞期、4細胞期、8細胞期、桑実胚を経て胞胚となり、子宮壁に着床する
⑬ げんすう分裂	分裂	染色体数が半減する細胞分裂
⑭ いでんし		DNA のうち、身体に必要なタンパク質をつくるためのアミノ酸の配列情報が記録された部分。ヒトの場合5万〜10万ほどある。
⑮ じょう染色体	染色体	ヒトの体細胞にある染色体は46本のうち、2つずつ対になっている44本の染色体のこと
⑯ せい染色体	染色体	大きめのX染色体と小さめのY染色体。男性はXY、女性はXXの組み合わせになっている
⑰ はいらん		卵胞刺激ホルモン（FSH）により、卵胞が成熟し、卵母細胞を放出する過程。
⑱ じゅせいらん		精子が卵子を見つけると、精子は酵素を出して卵子の膜を破壊し穴をあける。1個の精子の核のみを取り込み、穴が閉じる
⑲ 二次せいちょう	二次	女子では乳房・乳腺の発育、月経の発来（初潮）、男子では咽頭軟骨の突出、声変わり、ひげの発生などがみられる
⑳ 骨粗鬆症	症	加齢とともにカルシウムの摂取・吸収能が低下し、骨量の減少から骨の脆弱化をきたし状態。閉経後の女性に生じやすい

問題13 解剖総論の用語（身体の断面、体表での方向線、身体の位置、体位）

問題	解答欄	解説
① 矢状面	面	身体を左右に2分する面
② ぜんとう面	面	矢状面に対して直角で、身体を前後に2分する面
③ 正中線	線	身体の中央を2等分する線。身体の前面と後面にある
④ さこつ中線	中線	鎖骨の中央を通る線
⑤ 尺側	側	上肢の内側、小指に近いほう
⑥ 橈側	側	上肢の外側、親指に近いほう
⑦ 脛側	側	下肢の内側
⑧ ひ側	側	下肢の外側
⑨ 吻側	側	消化管では口に近い側を指す（肛門に近い側は肛側）。大脳と間脳では前を吻側、後ろを尾側とよぶ
⑩ はい側	側	身体の後ろ側や、手や足の甲の側を指す
⑪ 掌側	側	手のひらの側。
⑫ てい側	側	足の裏側
⑬ 近位		上肢・下肢において体幹に近い側
⑭ 遠位		上肢・下肢において体幹に遠い側
⑮ 腹臥位	位	腹部を下にして寝た状態（うつ伏せ）。伏臥位ともいう
⑯ 仰臥位	位	腹部を上にして寝た状態（仰向け）。
⑰ 膝胸位	位	四つん這いの状態から頭と胸を床につけ、腰を高く持ち上げ、膝は肩幅ほど離した体位
⑱ 砕石位	位	仰向けの状態から足を広げ、両膝を曲げて胸に近づける体位
⑲ はんざ位	位	上半身を45度程度にあげた体位。ファーラー位ともいう
⑳ 側臥位	位	横向きに寝ている状態

数字で読み解く！数字で見える！ 解剖生理学

以下の空欄に適切な数字を書き入れてみましょう

問題1 体液

○ 体重の約 ① ___ ％が体液。

○ 体重の約 ② ___ ％が細胞内液、約 ③ ___ ％が細胞外液。

問題2 血液

○ 赤血球は直径 ① ___ ～ ___ μm の円盤状の細胞。

○ 赤血球の数は 血液 1 μL 中に約 ② ___ ～ ___ 万個あり、男性は約 ③ ___ 万個、女性は 約 ④ ___ 万個。

○ 赤血球の寿命は、約 ⑤ ___ 日。

○ 白血球の数は、血液 1 μL 中に約 ⑥ ___ ～ ___ 個。

○ 白血球の約 ⑦ ___ ～ ___ ％が好中球。

○ リンパ球は白血球数の約 ⑧ ___ ～ ___ ％を占め、直径 ⑨ ___ ～ ___ μm の細胞。

○ 単球は白血球数の約 ⑩ ___ ～ ___ ％を占め、直径 ⑪ ___ ～ ___ μm の細胞。

○ 血小板は、直径約 ⑫ ___ ～ ___ μm で、血液 1 μL 中に約 ⑬ ___ ～ ___ 万個。

○ 血小板の寿命は、約 ⑭ ___ ～ ___ 日。

問題3 循環器系

○ 心拍数は、成人では安静時約 ① ___ ～ ___ 回/分。

○ 血圧の基準値は、成人では収縮期血圧 ② ___ ～ ___ mmHg、拡張期血圧 ③ ___ ～ ___ mmHg。

○ 大動脈弓から ④ ___ 本の動脈の枝が出る。

○ 臍動脈は、胎児の内腸骨動脈から出た ⑤ ___ 本の血管。

- 喉頭に続き、左右の気管支に分かれるまでの約①＿＿＿＿＿cmの管を気管という。
- 気管支は左右差があり、左気管支：長さ約②＿＿＿＿＿cm、太さ約③＿＿＿＿＿mm、左分岐角度④＿＿＿＿＿°、右気管支：長さ約⑤＿＿＿＿＿cm、太さ約⑥＿＿＿＿＿mm、右分岐角度は⑦＿＿＿＿＿°（右気管支に異物が入りやすい）。
- 肺の構造：右肺は⑧＿＿＿＿＿葉、左肺⑨＿＿＿＿＿葉からなる。
- 成人の呼吸数は⑩＿＿＿＿＿～＿＿＿＿＿回/分。
- 肺活量：成人男性で約⑪＿＿＿＿＿～＿＿＿＿＿L、成人女性で約⑫＿＿＿＿＿～＿＿＿＿＿L。
- 残気量とは、最大努力で呼出しても肺胞内に残る空気の量で、⑬＿＿＿＿＿～＿＿＿＿＿Lである。
- 1回換気量とは、安静時に1回の呼吸で出入りする空気の量で、約⑭＿＿＿＿＿mLである。

問題5 神経系

- 脳神経は①＿＿＿＿＿対、脊髄神経は②＿＿＿＿＿対。
- 脊髄神経は、③＿＿＿＿＿対の頸神経、④＿＿＿＿＿対の胸神経、⑤＿＿＿＿＿対の腰神経、⑥＿＿＿＿＿対の仙骨神経、⑦＿＿＿＿＿対の尾骨神経からなる。
- 脊髄は頸部から仙部に至る、長さ⑧＿＿＿＿＿cmほど円柱状の構造。第⑨＿＿＿＿＿～＿＿＿＿＿腰椎の高さで終わる。

問題6 骨格系

- 脳頭蓋は、頭蓋腔を取り囲む前頭骨（①＿＿＿＿＿個）、頭頂骨（②＿＿＿＿＿個）、側頭骨（③＿＿＿＿＿個）、後頭骨（④＿＿＿＿＿個）、蝶形骨（⑤＿＿＿＿＿個）、篩骨（⑥＿＿＿＿＿個）の6種⑦＿＿＿＿＿個からなる。
- 顔面頭蓋は、鼻骨（⑧＿＿＿＿＿個）、涙骨（⑨＿＿＿＿＿個）、下鼻甲介（⑩＿＿＿＿＿個）、上顎骨（⑪＿＿＿＿＿個）、頬骨（⑫＿＿＿＿＿個）、口蓋骨（⑬＿＿＿＿＿個）、下顎骨（⑭＿＿＿＿＿個）、鋤骨（⑮＿＿＿＿＿個）、舌骨（⑯＿＿＿＿＿個）の9種⑰＿＿＿＿＿個からなる。
- 脊柱は、成人では頸椎⑱＿＿＿＿＿個、胸椎⑲＿＿＿＿＿個、腰椎⑳＿＿＿＿＿個、仙骨㉑＿＿＿＿＿個、尾骨㉒＿＿＿＿＿個からなる。
- 胸郭は、胸椎（㉓＿＿＿＿＿個）、胸骨（㉔＿＿＿＿＿個）、肋骨（㉕＿＿＿＿＿対㉖＿＿＿＿＿個）によって構成されている。

◦ 強膜は、眼球外層の約 ①＿＿＿＿／6を占め、血管がないために白くみえる。

◦ 角膜は、眼球の前方約 ②＿＿＿＿／6を占め、透明のため虹彩や瞳孔が透けてみえる。

◦ 眼房水の圧を眼内圧といい、正常は ③＿＿＿＿～＿＿＿＿mmHgである。

◦ 味覚情報では舌の前方 ④＿＿＿＿／3では顔面神経が、舌の後方 ⑤＿＿＿＿／3は舌咽神経がかかわる。

◦ 味覚のほかに痛みを感受する舌の粘膜は、前方 ⑥＿＿＿＿／3が三叉神経、後方 ⑦＿＿＿＿／3が舌咽神経の支配を受ける。

問題8 消化器系

◦ 食道は、咽頭と胃をつなぐ ①＿＿＿＿cmほどの中空性器官。

◦ 小腸は、幽門部から大腸まで続く ②＿＿＿＿～＿＿＿＿mの管状の気管。

◦ 十二指腸の長さは約 ③＿＿＿＿cmくらいで、幽門部に始まる小腸の始まりの部分。

◦ 大腸の長さは、約 ④＿＿＿＿mの消化管である。

◦ 胆嚢の容量は、約 ⑤＿＿＿＿mLであり、肝臓から送られた胆汁を ⑥＿＿＿＿～＿＿＿＿倍に濃縮。

問題9 代謝系

◦ 基礎代謝は、消費される全エネルギーの約 ①＿＿＿＿～＿＿＿＿％を占める。

◦ 基礎代謝は、成人男性では1日 ②＿＿＿＿kcal、成人女性では ③＿＿＿＿kcal。

◦ TCA回路に入ったアセチルCoAは、CO_2と ④＿＿＿＿分子のHに分解され、⑤＿＿＿＿ATPとH_2Oが産生される。

問題10 泌尿器系

◦ 腎小体と尿細管を合わせたものをネフロンといい、片側の腎臓に約 ①＿＿＿＿万個ある。

◦ 左右の腎臓からは、1日に約 ②＿＿＿＿Lの原尿が産生され、尿として排出されるのは ③＿＿＿＿～＿＿＿＿Lである。

◦ 多尿とは ④＿＿＿＿L以上の尿量で、乏尿とは ⑤＿＿＿＿L以下の尿量のこと。

◦ 尿の比重は ⑥＿＿＿＿～＿＿＿＿、pHはおよそ ⑦＿＿＿＿、固形成分は水 ⑧＿＿＿＿％に対して ⑨＿＿＿＿％。

◦ 尿管は、腎盂から膀胱に尿を運ぶ長さ ⑩＿＿＿＿～＿＿＿＿cm、直径 ⑪＿＿＿＿mmの平滑筋性の管。

◦ 膀胱の容量は、約 ⑫＿＿＿＿mLの筋性の袋。尿量が ⑬＿＿＿＿～＿＿＿＿mLくらいに達すると尿意を感じる。

◦ 尿道の長さは、男性では約 ⑭＿＿＿＿～＿＿＿＿cm、女性では約 ⑮＿＿＿＿～＿＿＿＿cm。

問題11 生殖と成長

○ 卵管は、卵巣から子宮底の外側までの長さで① _____ ～ _____ cmほどの細い管。

○ 子宮は、長さ② _____ cm、幅③ _____ cm、厚さ④ _____ cmの器官。

○ 腟は子宮頸部から続く扁平な、長さ⑤ _____ cmの管。

○ 精巣は、1対の楕円形の直径⑥ _____ ～ _____ cm、重さ約⑦ _____ gの器官。

○ ヒトの染色体は⑧ _____ 本の常染色体と⑨ _____ 本の性染色体からなる。

○ 減数分裂により常染色体⑩ _____ 本＋性染色体X と、常染色体⑪ _____ 本＋性染色体Y の2種類の精子がつくられる。

○ 出生時の体重は約⑫ _____ gで、1歳児では約⑬ _____ 倍となる。

○ 出生時の身長は約⑭ _____ cmで、1歳児では約⑮ _____ 倍、12歳で約⑯ _____ 倍となる。身長は、とくに思春期に性ホルモンの分泌が増えるため大幅な伸長がみられる特徴がある。

○ 出生時の頭囲は約⑰ _____ cmで胸囲よりも大きい。3歳児で成人の約⑱ _____ ％の大きさになり、脳の成長は他の臓器よりも早い。

解 答

⑨嫌気(⑧、⑨は順不同)、⑩ATP、⑪乳酸、⑫アセチルCoA、⑬TCA、⑭二酸化炭素、⑮水(⑭、⑮は順不同)

5 脂肪の代謝 ▶p.103
①リパーゼ、②モノグリセリド、③ミセル、④トリグリセリド、⑤カイロミクロン、⑥リンパ管

6 タンパク質の代謝 ▶p.103
①ペプシン、②トリプシン、③ジペプチド、④アミノペプチダーゼ、⑤アミノ酸、⑥門脈

7 核酸 ▶p.103
①DNA、②RNA(①、②は順不同)、③ヌクレオチド、④タンパク質、⑤メッセンジャー

8 ビタミン・ミネラルの代謝 ▶p.105
①水溶、②脂溶(①、②は順不同)、③B、④C、⑤葉酸、⑥小腸、⑦補酵素、⑧酸化、⑨還元(⑧、⑨は順不同)、⑩鉄、⑪A、⑫D、⑬E、⑭K、⑮肝臓、⑯タンパク質、⑰カルシウム、⑱細胞膜、⑲血液凝固、⑳小腸、㉑骨、㉒歯(㉑、㉒は順不同)、㉓イオン

Chapter13　泌尿器系

1 腎臓 ▶p.106
①後腹膜、②低く、③髄質、④腎門、⑤腎小体、⑥ボウマン嚢、⑦近位尿細管、⑧ヘンレループ(「ヘンレのループ、ヘンレ係蹄」でも可)、⑨ネフロン、⑩腎乳頭、⑪腎盂、⑫輸入細動脈

2 尿の生成と排泄 ▶p.106
①ネフロン、②尿細管、③再吸収、④多尿、⑤乏尿、⑥集合管

3 腎臓のホルモン系 ▶p.108
①バソプレシン、②アルドステロン、③心房性ナトリウム利尿ペプチド(「ANP」でも可)、④パラソルモン、⑤Ⅰ、⑥Ⅱ、⑦赤血球、⑧活性型ビタミンD

4 尿管・膀胱・尿道 ▶p.108
①尿管、②蠕動、③直腸、④500、⑤膀胱三角、⑥150〜300、⑦尿意、⑧副交感、⑨排尿、⑩内尿道括約、⑪下腹、⑫膀胱壁、⑬尿失禁、⑭16〜18、⑮3〜4、⑯尿路

Chapter14　生殖と老化

1 女性の生殖器系 ▶p.110
①卵巣、②子宮、③卵胞、④原始卵胞、⑤排卵、⑥黄体、⑦エストロゲン、⑧子宮底、⑨卵管采、⑩受精、⑪頸部、⑫固有卵巣索、⑬子宮内膜、⑭機能、⑮排卵、⑯減少、⑰腟円蓋、⑱デーデルライン桿、⑲栄養、⑳脱落膜

2 男性の生殖器系 ▶p.112
①精巣、②精子、③テストステロン、④ライディッヒ、⑤曲精細管、⑥精巣上体管、⑦精管、⑧減数、⑨射精管、⑩精嚢、⑪陰茎

3 受精 ▶p.112
①DNA、②卵管膨大部、③桑実胚、④胞胚、⑤着床、⑥常、⑦性、⑧DNA、⑨減数、⑩精巣、⑪卵巣

4 成長と加齢 ▶p.115
①遺伝、②3,000、③1.5、④胸囲、⑤二次性徴、⑥大きい、⑦初潮、⑧上昇、⑨赤血球、⑩弾性、⑪骨粗鬆症、⑫低下、⑬蠕動、⑭前立腺肥大

実践問題　▶p.117

問1　解答2(p.6参照)

問2　解答1(p.6参照)

問3　解答3(p.8参照)
副腎と甲状腺は導管のない内分泌器官である。胸腺はリンパ球を分化・成熟させる器官である。

問4　解答3(p.8、84参照)

問5　解答3(p.10参照)

問6　解答3(p.11参照)
細胞外液では、陽イオンではナトリウム(Na^+)、陰イオンはクロール(Cl^-)、次に重炭酸イオン(HCO_3^-)が多く、0.9%生理食塩液の環境になっている。細胞内液では、陽イオンはカリウムK^+、次いでマグネシウム(Mg^{2+})、カルシウム(Ca^{2+})が多く、陰イオンはリン酸水素(HPO_4^{2-})、次いでタンパク質が多くなっている。

問7　解答3(p.12参照)
体温調節中枢は視床下部にある。体温が低下すると骨格筋が収縮しふるえによって熱を産生する。また、皮膚の血管が収縮して血流が減少する。

問8　解答4(p.12参照)

問9　解答3(p.14参照)

問10　解答5(p.14参照)
血液成分から血球成分を取り除いたものが血漿で、さらに血漿からフィブリノゲンを取り除いたものが血清である。

問11　解答2(p.14参照)

問12　解答1(p.14参照)
ホルモンは血液(血漿)によって運搬されている

（p.86参照）。

問13 解答5（p.14参照）

問14 解答1、3（p.14参照）

問15 解答2（p.14参照）

問16 解答2（p.15参照）
ヘモグロビンは酸素を運搬する。エリスロポエチンは赤血球の産生を促進する（p.108参照）。

問17 解答4（p.15参照）
抗体を産生するのは形質細胞である。浸透圧の調整は電解質によって行われる。酸素の運搬はヘモグロビンである。

問18 解答2（p.17、18、103参照）

問19 解答3（p.18参照）

問20 解答2（p.18参照）
マクロファージは抗原提示細胞として関与する。

問21 解答4（p.18参照）

問22 解答3（p.23参照）
洞結節（洞房結節）→房室結節→ヒス束→プルキンエ線維

問23 解答3（p.23参照）

問24 解答5（p.23参照）
左心室→大動脈（上行大動脈・大動脈弓・下行大動脈）→全身→上・下大静脈→右心房

問25 解答1（p.23参照）

問26 解答4（p.23参照）

問27 解答1（p.23参照）

問28 解答2（p.25参照）

問29 解答3（p.27参照）

問30 解答1（p.27参照）
胎児循環では、右心房に入った血液は心房中隔に開いている卵円孔を通り、左心房に流れる。

問31 解答2（p.28参照）
右肺は3葉、左肺は2葉に分かれている。肺動脈は右心室からの静脈血が流れており、酸素に富んだ血液は肺静脈を通り左心房に送られる（p.23参照）。気管軟骨は馬蹄形で後壁は気管筋（平滑筋）で食道に

接する（p.29参照）。

問32 解答3（p.28参照）

問33 解答3（p.30参照）
静脈血中の二酸化炭素は、ほとんどが水と反応して重炭酸イオンの形で運ばれる。

問34 解答3、4（p.30、60参照）
吸息時には、横隔膜が収縮して下降する（腹式呼吸）。また、外肋間筋の収縮により胸郭が広がる（胸式呼吸）。

問35 解答4（p.32、33参照）

問36 解答2（p.32参照）

問37 解答3（p.34参照）

問38 解答3、4（p.36参照）

問39 解答3、4（p.36参照）

問40 解答1（p.38参照）
小脳には筋の緊張、平衡機能、姿勢反射、随意運動の調整の機能がある。橋は大脳と小脳をつなぐ線維が存在する。延髄には呼吸・心臓・血管運動・嚥下・嘔吐などの中枢がある。

問41 解答4（p.40参照）

問42 解答4（p.43参照）

問43 解答3（p.44参照）
アルブミンは血漿タンパク質、フィブリンはフィブリノゲンが変性したもの、エリスロポエチンは腎臓が分泌するホルモン。

問44 解答5（p.44参照）

問45 解答4（p.45参照）

問46 解答3、5（p.45参照）

問47 解答2（p.46参照）

問48 解答4（p.49参照）

問49 解答3（p.52参照）

問50 解答1（p.57参照）

問51 解答1（p.58参照）

問52 解答2（p.64参照）

問53 解答1 (p.68参照)

問54 解答3 (p.76参照)

問55 解答2 (p.76参照)

問56 解答2 (p.84参照)
筋肉、関節、骨には深部感覚の受容器が存在する。

問57 解答4 (p.87参照)
サイロキシンは甲状腺ホルモンである。テストステロンは性腺ホルモンで精巣から分泌される。バソプレシンは下垂体後葉ホルモンである。

問58 解答4 (p.87、108参照)
エリスロポエチンは腎臓で、アドレナリンは副腎髄質で、成長ホルモンは下垂体前葉で産生される。

問59 解答3 (p.87、90参照)
膵島(ランゲルハンス島)からグルカゴン、インスリン、ソマトスタチンを分泌する。

問60 解答1、5 (p.90、108参照)

問61 解答4 (p.90参照)
副腎皮質刺激ホルモン(ACTH)は副腎皮質に作用し、糖質コルチコイド(コルチゾル)の分泌を促進させる。その結果、糖新生を促し血糖値を上昇させる。

問62 解答3 (p.91参照)
アミラーゼは、デンプンを分解する消化酵素。インスリンは、膵臓のランゲルハンス島で分泌され、血糖値を低下させるホルモン。ペプシンは、胃液に含まれるタンパク質分解酵素。

問63 解答2 (p.92、93参照)

問64 解答1 (p.94参照)

問65 解答3 (p.96、97参照)

問66 解答3 (p.96参照)
体液量の調整は腎臓で行われる。胆汁は胆嚢で貯蔵される。肝臓からホルモンの分泌はない。

問67 解答3 (p.96参照)

問68 解答1 (p.103参照)
ビリルビンは胆汁の色素成分である。

問69 解答1 (p.103参照)
タンパク質はペプシンなどにより、炭水化物はアミラーゼなどよって分解される(p.102、103参照)。

問70 解答3 (p.106、107参照)

問71 解答1 (p.106参照)

問72 解答1 (p.108参照)

問73 解答3 (p.108参照)

問74 解答2 (p.108参照)

問75 解答4 (p.109参照)
骨格筋の代謝産物であるクレアチニンは、糸球体で濾過された後、再吸収されずに尿中に排泄される。

問76 解答4 (p.111参照)

問77 解答1 (p.112参照)

問78 解答4 (p.112参照)

問79 解答3 (p.112参照)

問80 解答3 (p.114参照)
父親の細胞は常染色体44本+性染色体XYであるから、減数分裂によって常染色体22本+性染色体Xと常染色体22本+性染色体Yをもつ2種類の精子がつくられる。

ちょっと難解⁉ 解剖学用語

問題1 細胞、血液、生体の防御機構の用語 ▶別冊p.26
①横紋、②じゅじょうとっき、③しんけいこう、④間質、⑤漿、⑥おかん、⑦かりゅう、⑧好塩基、⑨けっしょう、⑩けっせん、⑪粘、⑫常在、⑬ちょうないさいきんそう、⑭ふしゅ、⑮ひずい、⑯胸腺、⑰免疫、⑱どんしょく、⑲造血幹、⑳えんしょう

問題2 循環器系の用語 ▶別冊p.27
①しんのう、②しんせん、③さんせん、④そうぼう、⑤どうぼうけっせつ、⑥ちゅうかく、⑦腕頭、⑧さこつか、⑨とうこつ、⑩しゃっこつ、⑪ろっかん、⑫ふくくう、⑬だいたい、⑭しっか、⑮けいこつ、⑯怒張、⑰じょうみゃくりゅう、⑱じゅくしゅ、⑲さい、⑳卵円孔

問題3 呼吸器系の用語 ▶別冊p.28
①へんとう、②こうとうがい、③はいほうのう、④じゅうかく、⑤おうかく、⑥けいどうみゃく、⑦ろっかん、⑧ざんき、⑨胸郭、⑩きょうまく、⑪外鼻、⑫副鼻腔、⑬鼻中隔、⑭声門、⑮ぶんき、⑯はいせん、⑰肺門、⑱肺活、⑲胸式、⑳腹式

問題4 神経系の用語 ▶別冊p.29
①せきずい、②脳幹、③みゃくらく、④視床、⑤のうりょう、⑥だいのうへんえん、⑦せいちゅう、⑧筋皮、⑨坐骨、⑩かっしゃ、⑪かぎゅう、⑫さんさ、⑬迷走、⑭反回、⑮きゅう、⑯自律、⑰前頭、⑱側

頭、⑲後頭、⑳頭頂

問題5　骨格系の用語　▶別冊p.30
①へんぺい、②がんき、③ちみつ、④こつが、⑤じんたい、⑥あん、⑦ちょうけい、⑧し、⑨棘、⑩きょうこつへい、⑪肘、⑫だいりょうけい、⑬ゆうこう、⑭しゅうじょう、⑮寛、⑯ちょうこつりょう、⑰しょう、⑱けつじょう、⑲股、⑳膝

問題6　筋系の用語　▶別冊p.31
①そしゃく、②ぜんきょ、③ふくちょくきんしょう、④りょうけい、⑤けんしょう、⑥ちゅうよう、⑦だいでん、⑧ほうこう、⑨腸腰、⑩ひふく、⑪こう、⑫胸鎖、⑬ろっかん、⑭側腹、⑮そけい、⑯僧帽、⑰三角、⑱広背、⑲大胸、⑳中殿

問題7　感覚器系の用語　▶別冊p.32
①しょうしたい、②こうさい、③かんたい、④しゅんもく、⑤前庭、⑥難聴、⑦みらい、⑧じじょう、⑨そうたい、⑩体性

問題8　内分泌系の用語　▶別冊p.32
①ないぶんぴつ、②かすいたい、③こうよう、④しょうかたい、⑤こうじょうせん、⑥上皮、⑦副腎、⑧すいぞう、⑨精巣、⑩卵巣、

問題9　消化器系の用語　▶別冊p.33
①こうがいすい、②だえき、③おうかくまく、④だいわん、⑤ふんもん、⑥ゆうもん、⑦ぜんどう、⑧こうもんかつやく、⑨かんかまじょうかん、⑩たんのう、⑪えんげ、⑫がくか、⑬しょうか、⑭へき、⑮かいもう、⑯じゅうもう、⑰さっしえん、⑱肛門、⑲肝小葉、⑳腹

問題10　代謝系の用語　▶別冊p.34
①けつぼうしょう、②たいしゃ、③酵素、④果糖、⑤解糖、⑥嫌気、⑦好気、⑧核酸、⑨しよう、⑩すいよう

問題11　泌尿器系の用語　▶別冊p.34
①糸球体、②じんう、③じんすいたい、④きゅうじょう、⑤近位、⑥遠位、⑦括約筋、⑧開口部、⑨ぼうこう、⑩ろか

問題12　生殖と老化の用語　▶別冊p.35
①らんかんさい、②ぼうだいぶ、③じゅうもう、④だつらく、⑤ちつえんがい、⑥前立、⑦そけい、⑧精細、⑨精巣、⑩せいのう、⑪かいめんたい、⑫受精、⑬減数、⑭遺伝子、⑮常、⑯性、⑰排卵、⑱受精卵、⑲性徴、⑳こつそしょう

問題13　解剖生理学総論の用語　▶別冊p.36
①しじょう、②前頭、③せいちゅう、④鎖骨、⑤しゃく、⑥とう、⑦けい、⑧腓、⑨ふん、⑩背、⑪しょう、⑫底、⑬きんい、⑭えんい、⑮ふくが、⑯ぎょ

うが、⑰しつきょう、⑱さいせき、⑲半座、⑳そくが

数字で読み解く！　数字で見える！　解剖生理学

問題1　体液　▶別冊p.37
①60、②40、③20

問題2　血液　▶別冊p.37
①7〜8、②370〜570、③500、④430、⑤120、⑥3,500〜9,000、⑦40〜60、⑧18〜50、⑨7〜10、⑩2〜10、⑪12〜20、⑫2〜3、⑬15〜40、⑭7〜8

問題3　循環器系　▶別冊p.37
①60〜90、②120〜129、③80〜84、④3、⑤2

問題4　呼吸器系　▶別冊p.38
①10、②5、③12、④45、⑤3、⑥15、⑦25、⑧3、⑨2、⑩12〜20、⑪3〜4、⑫2〜3、⑬1〜1.5、⑭500

問題5　神経系　▶別冊p.38
①12、②31、③8、④12、⑤5、⑥5、⑦1、⑧40、⑨1〜2

問題6　骨格系　▶別冊p.38
①1、②2、③2、④1、⑤1、⑥1、⑦8、⑧2、⑨2、⑩2、⑪2、⑫2、⑬2、⑭1、⑮1、⑯1、⑰15、⑱7、⑲12、⑳5、㉑1、㉒1、㉓12、㉔1、㉕12、㉖24

問題7　感覚器系　▶別冊p.39
①5、②1、③10〜20、④2、⑤1、⑥2、⑦1

問題8　消化器系　▶別冊p.39
①25、②6〜7、③25、④1.5、⑤70、⑥5〜10

問題9　代謝系　▶別冊p.39
①60〜70、②1,500、③1,200、④8、⑤12

問題10　泌尿器系　▶別冊p.39
①100、②160、③1〜1.5、④2、⑤0.4、⑥1.015〜1.025、⑦6.0、⑧95、⑨5、⑩25〜30、⑪5、⑫500、⑬150〜300、⑭16〜18、⑮3〜4

問題11　生殖と老化　▶別冊p.39
①10〜15、②7、③4、④3、⑤8、⑥4〜5、⑦10、⑧44、⑨2、⑩22、⑪22、⑫3,000、⑬3、⑭50、⑮1.5、⑯3、⑰33、⑱90